耳穴诊断彩色图鉴

ERXUE ZHENDUAN CAISE TUJIAN

编　著 ◎ 黄丽春

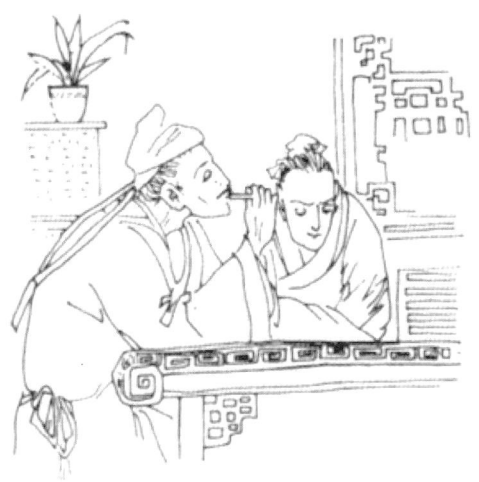

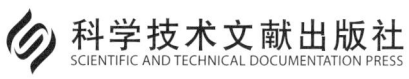

·北京·

（京）新登字130号

内 容 简 介

全书共分十二部分，除第一部分详细介绍了耳穴诊断疾病的原理和规律；其余部分分别介绍了消化系统疾病、心血管系统疾病、呼吸系统疾病、神经系统疾病、内分泌系统疾病等在耳穴反应的规律，及所有独特阳性反应点特征：变色、变形、丘疹、脱屑等，以彩色图片加以说明对照。

本书便于耳穴初学者掌握观耳辨病，学习掌握耳穴诊断学。

科学技术文献出版社是国家科学技术部系统惟一一家中央级综合性科技出版机构，我们所有的努力都是为了使您增长知识和才干。

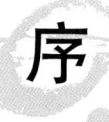

序

Preface

两千年前的《内经》时代，中国针灸工作者就已发现了耳廓与人体各部和内脏在生理、病理和解剖上有相关的联系，而且发现经络是两者联系的桥梁。

中华人民共和国成立后，对耳穴的诊断、治疗开始了大规模的临床实践和实验研究。20世纪50年代是启蒙时代，几乎由上海领先发展，7年内诊治达6万余人次。60年代是耳穴诊断治疗发展时期，除上海外，南京、北京、四川、天津、云南等同时有史无前列的专业性的临床研究，全国各地相继建立了耳穴诊断治疗协作组，使耳穴诊断法逐渐地走向专业化、正规化、系统化。到了70年代，耳穴诊疗法已走上了成长时代，耳穴疗法遍及各大医院及中医院校，未被公认的耳穴大致发展为300余个。80年代耳穴疗法已进入成熟时期。1987年，全国通过了耳穴的标准化方案，而且成立了全国性的耳穴诊断治疗专业委员会，在全国各个省市出现了数位杰出的耳穴专业骨干。到90年代，耳穴诊疗法已发展成为具有完整理论体系的，并被世界公认的耳医学。

黄医师从事与耳穴诊断治疗和教学工作达38载，苦心孤诣。她于1993－1994年被国家选派到古巴教学，传授中医、针灸、耳穴诊治。1994年回国后，中华人民共和国国务院批准她为"享受国家特殊津贴待遇专家"，继古巴讲学后，又以耳穴诊治专家的身份赴南韩讲学。1995年2月来到美国佛罗里达针灸学会讲学，相继走遍美国各州。1997年后，应全美中医公会（AAOM）的邀请，每年为大会进行专题讲座。1998年3次被邀请到葡萄牙、荷兰、瑞士、巴西、加拿大等国家讲学，并出席在葡萄牙里斯本召开的世界美容大会，在大会上做了应用耳穴疗法作美容的专题报告。2004年出席了巴西圣保罗召开的世界中医学术大会，在大会上做了减肥的专题报告。2002年在波多黎各召开的世界耳医学学术大会上，被授予耳医学终身研究成果奖。

黄医师热衷于耳穴的诊断治疗专业，倾注全部的精力于耳穴的诊断和治疗研究、教学工作中，因此她对耳穴疗法有比较独特的理论见解。黄医生于1991年在中国出版了《耳穴诊断治疗学》，1996年在美国出版了

序

英文版的《耳穴诊断治疗学》，这两本书至今仍是耳穴诊断治疗学中较完整、内容极丰富的著作。1999年在美国出版了《耳穴诊断彩色图谱》，2001年在美国出版了《耳穴诊治疗方学》。在中国分别以简体和繁体出版了三本著作：《耳穴诊断治疗学》，《耳穴诊断学》，《耳穴治疗学》。2005年出版了英文版的《耳医学》以及其他八本教材。黄医生至今总共有19本著作问世。

黄丽春医师现为美国佛罗里达州执照医生，国际耳医学研究和培训中心主任，美国全美中医公会（AAOM）中医部学术顾问。

任何学耳穴诊断的医生都能体会到耳穴视诊何其不易，尤其是初学者，要从书中学习察耳辨病，有似海底捞针。黄医生早在多年前就认识到此种教学的困难，她领悟中国俗语所说的"百闻不如一见"，故早胸有成竹，多年来不遗余力，收集了各种疾病在耳廓上所具有的独特反应特征，如变色、变形、丘疹、脱屑、血管充盈等，并收集了大量异常耳廓的形态，加以拍照，约1 000余张，皆为罕见。

此书问世，不仅是耳医学的一个巨创，而且也是耳穴诊疗事业的一个里程碑。我认为有以下几方面的贡献：

- ◆ 扩大了耳穴诊断范围
- ◆ 方便初学者查阅
- ◆ 此书将大大提高耳廓诊断的符合率，对初学者及在职医师大有裨益

黄石定

前言

耳穴诊断法,是祖国传统医学的一部分,早在两千年前,我们的祖先就已经发现了某些疾病和耳部表现的联系。如秦汉时期成书的《黄帝内经》、晋代皇甫谧的《针灸甲乙经》、隋代杨上善的《黄帝内经太素》、唐代孙思邈的《备急千金要方》等,都对耳与健康的关系做过具体的分析。清代汪宏在《望诊遵经》中,还专辟了"望耳诊法提纲"一节,对耳部诊治做了系统地论述。

近代由于广大耳穴工作者的积极研究,大量实践,临床总结,发展很快。耳穴诊治法已成为一门具有独立理论的中医分支学科,耳穴诊断治疗法现已普遍应用于临床。耳穴治疗法不仅能够诊断疾病、治疗疾病、预防疾病,还能美容、抗衰老、戒烟、戒酒、减肥。用耳穴戒毒已被美国政府确认为一种有效的疗法。

耳穴诊断法正在被广大针灸、耳针工作者所接受并深入开展。各式各样的耳穴电测仪也已研制。耳穴可以用来探测疾病、判断疾病部位、应用于临床诊断及鉴别诊断,同时也可作为临床治疗取穴的一种有效手段。根据笔者38年来从事耳穴诊断的临床实践、研究总结,认为耳穴诊断法(包括耳穴视诊、耳穴触诊、耳穴电测法)在临床诊断中,不仅对急性病症、慢性病症、慢性病急性发作有诊断价值,而且对于既往史、外伤史、遗传病史及肿瘤的诊断更有其重要的参考意义。

目前一般人认为"西医诊病"、"中医辨证",两法互不融合,而耳穴诊疗,包括了中西医结合的重要含义。耳穴诊断是以解剖学、胚胎学为基础,以遗传学、免疫学、神经体液学、生理学、病理形态学、临床症状学为依据,所形成的综合系列法,是一门医学专科。笔者在耳穴诊断中运用了:一视(视诊法);二触(触诊法:包括指摸法、探测法、压痕法、压痛法);三测听(用耳穴探测仪的仪表、灯光、声音的变化);四辨证(用中西医结合的理论,穴位的功能,相应部位的反应和临床经验)的综合系列诊断法。这种诊断法既符合现代西医的物理诊断:即"视、触、叩、听",又符合中医"望、闻、问、切"的辨证理论。耳穴综合系列诊断法,既操作简便,又方便运用,在临床上有很大的诊断参考价值。这

前 言

种诊断方法，更完善充实及发展了中医的诊断方法，非常值得推广，以及深入研究造福于人类。

笔者在中国曾针对各种专科病种到专科医院和专科病房，对疾病在耳穴的反应规律进行研究。近几年在美国、加拿大、南美以及欧洲各国对于不同人种的耳廓进行了深入观察。根据对人体耳穴反应疾病规律的观察，收集摄制了各种病种在耳穴的反应规律的照片，编制成此图谱。但愿这部耳穴诊断彩色图谱对耳医学、针灸专业工作者有指导意义！

由于人体是极为复杂的有机体，又由于耳廓是以弯曲不平软骨做支架，有些疾病在耳穴上的反应不易暴露，难以摄制，因此此图谱仅供临床耳穴诊断时参考。

本图谱摄制制作中，得到耳穴专业工作者的大力支持。中国台湾的陈飞鹏医生和美国的Justin Fontanini医生提供了多年收集的耳穴照片；许正明、林雅穗两位医生也给予热忱支持；此书得到针灸专家William Huang精心指导；朱燕申博士努力编排制作在此一并感谢。

黄丽春

目录　Contents

概　论　1

耳穴诊疗的历史　2
耳与经络的关系　3
治疗方法　4
正常耳廓　5
长耳垂　6
耳廓的大小与遗传有关　6
耳与脏腑健康的关系　7
耳毛与肾　8
耳医学诊断疾病的依据　8
相应部位　9
变色：红色　11
变色：暗红色　11
变色：白色　12
变色：褐色　12
变色：灰色　13
隆起：结节状　13
隆起：串珠状　14
隆起：条索状　14
隆起：条片状　15
隆起：片状　15
凹陷：点状　16
凹陷：片状　16
凹陷：线状（沟）　17
水肿　17
丘疹　18
脱屑　18
血管充盈：条段状　19
血管充盈：放射状　19
血管充盈：中断　20

内科消化系统疾病　21

腹泻　22
便秘　23
肠功能紊乱　24
腹胀　24
急性阑尾炎　25
慢性阑尾炎　26
阑尾切除　26
结肠息肉　27
结肠癌　28
肝炎　30
肝肿大　30
肝硬化　32
脂肪肝　33
慢性胆囊炎　33
阻塞性胆管炎　34
慢性胆道感染　35
胆囊结节　35
胰腺炎　36
脾肿大　37
脂肪代谢障碍　38
内脏中毒反应（吸毒）　39

消化不良	40
食管炎	40
裂孔疝	41
食道肿瘤	42
贲门疾病	42
贲门炎	43
贲门肿瘤	43
急性胃炎	44
浅表性胃炎	44
慢性胃炎	45
慢性胃炎急性发作	46
萎缩性胃炎	46
肥厚性胃炎	47
胃溃疡	47
胃癌	48
胃部肿瘤	49
十二指肠溃疡	51
十二指肠溃疡（静止期）	51
十二指肠溃疡病史	52
十二指肠炎	53
十二指肠病遗传史	55
局限性肠炎	56
溃疡性结肠炎	56

内科心血管系统疾病　57

正常心区	58
非正常心区	58
心律不齐	59
心动过缓	61
心动过速	62
冠心病	63

风湿性心脏病	64
心肌炎	65
肺心病	65
心力衰竭	66
心脏扩大	66
心肌梗死	68
脑出血	68
脑动脉供血不足	69
低血压沟	69
心律不齐沟	71
脑动脉硬化沟	72

内科呼吸系统疾病　73

气管炎	74
支气管炎	75
支气管炎（吸毒）	76
支气管扩张	77
肺气肿	78
肺炎（吸毒）	78
肺炎	79
支气管哮喘	80
肺结核	80
肺癌	81
肺肿瘤	81
呼吸系统中毒反应	82

内科神经系统疾病　83

聪明棘	84
脑清晰线	85

前头痛	87	甲状腺功能亢进／眼球突出症	108
前后头痛	88	脑垂体	108
后头痛	89	脑垂体瘤	109
顶头痛	90		
全头痛	90		
偏头痛	91	**外科运动系统疾病**	**110**
头晕	91	肥大性脊椎炎	111
神经衰弱：入睡慢	92	脊椎炎	111
神经衰弱：浅睡眠	93	脊椎侧弯	112
多梦	94	肥大性脊柱炎	112
忧郁／焦虑／紧张	95	颈椎病	113
		颈椎病术后形态改变	117
		胸椎病变	118
内科泌尿系统疾病	**96**	胸椎外伤	118
肾小球炎	97	胸椎骨质增生	119
肾结石	97	胸腰椎外伤史	120
肾盂肾炎	98	腰骶椎即右下肢外伤史	120
肾功能减退（吸毒）	99	腰椎外伤史	121
膀胱炎	99	骶髂关节炎	121
前列腺肥大	100	腰肌劳损	122
前列腺癌	101	急性腰痛	123
尿路感染	101	慢性腰痛	124
尿频	102	腰腿痛	125
睾丸炎	103	髋关节痛	125
		下肢外伤	126
		坐骨神经痛	127
内科内分泌系统疾病	**104**	膝关节痛	128
糖尿病	105	膝关节软骨损伤	130
严重糖尿病	106	膝关节炎	131
甲状腺功能亢进	107	膝关节外伤史	131
甲状腺癌	107	距小腿关节外伤	132
		距小腿关节痛	132

距小腿关节肿	133
足底痛	133
足跟痛	134
下肢静脉曲张	134
下肢水肿	135
外伤史	136
网球肘	137
腕管综合征	137
肩关节周围炎	138
肩关节炎	138
肩背肌纤维炎	139
痛风	140
坐骨神经痛／颈椎病	141
腰痛	142
痔疮	142

妇科疾病 144

子宫内膜炎	145
子宫内膜增生	146
子宫肌瘤	147
子宫多发性肌瘤	148
盆腔炎	149
盆腔炎／盆腔肿瘤	150
宫颈炎	151
宫颈糜烂	153
白带	154
附件炎	155
输卵管炎	156
卵巢囊肿	158
卵巢炎	159
乳腺癌	160

乳腺癌手术瘢痕	161
乳房肿瘤	162
乳房纤维瘤	162
月经前期	164
月经期	165
月经后期	166
妇科三角	167

皮肤科疾病 168

过敏性皮肤病	169
皮肤干燥症	171
皮炎	171
神经性皮炎	172
湿疹	173
鱼鳞癣	174
牛皮癣	175
脂溢性皮炎	176
外耳道皮炎	177
荨麻疹	177
过敏体质	178
瘢痕体质	179
肛门瘙痒	179
外阴瘙痒	180

五官科疾病 181

屈光不正	182
近视	182
远视	183
散光	184

近视加散光	184
远视加散光	186
眼睑过敏	186
突眼症	187
鼻炎	187
过敏性鼻炎	188
肥大性鼻炎	188
副鼻窦炎	189
咽喉炎	189
喉切除	190
鼓膜内陷	190
中耳炎	191
听力减退	191
耳鸣／听力减退	192
口腔炎	193
口腔溃疡	194
急性牙周炎	194
急性牙周病	195
牙周病	195
牙周炎	196
颞下颌关节综合征	197
颌面部外伤史	199
缺齿	199
缺下齿沟	200
缺上、下齿沟	200
缺上齿沟	201
腮腺肿瘤	201

耳廓形态与变异　202

三角形耳垂	203
方形耳垂	203
圆厚耳垂	204
圆薄耳垂	204
小耳垂	205
畸形耳垂	205
耳甲艇分隔	206
耳轮棘	206
耳甲艇畸形	207
耳甲腔畸形	207
耳轮脚延长与对耳轮融合	208
双三角窝	208
耳轮脚延长	209
耳屏双峰	209
耳屏单峰	210
耳屏双峰（上小、下大）	210
无耳轮结节	211
耳轮结节	211
双耳轮结节	212
耳廓外伤	212
耳轮与对耳轮融合	213
耳甲腔不正常隆起	213
非特异性耳轮软骨膜炎	214
漏管	214
痣	215
血管痣	216
色素痣	216
疣	217
耳柱	218

附录：耳穴的分布规律　219

概 论

耳穴诊疗的历史
耳与经络的关系
治疗方法
正常耳廓
长耳垂
耳廓的大小与遗传有关
耳与脏腑健康的关系
耳毛与肾
耳医学诊断疾病的依据
相应部位

变色：红色
变色：暗红色
变色：白色
变色：褐色
变色：灰色
隆起：结节状
隆起：串珠状
隆起：条索状
隆起：条片状
隆起：片状

凹陷：点状
凹陷：片状
凹陷：线状（沟）
水肿
丘疹
脱屑
血管充盈：条段状
血管充盈：放射状
血管充盈：中断

耳穴诊疗的历史

耳穴诊疗在中国有悠久的历史，至今已有3000多年的应用历史。《黄帝内经》记载有"视耳好恶，以知其性"。历代以来的其他医学著作亦多有耳穴疗法相关的记载。

经过几千年的发展，耳医学已经成为一门具有独立理论的诊断和治疗的中医分支学科。

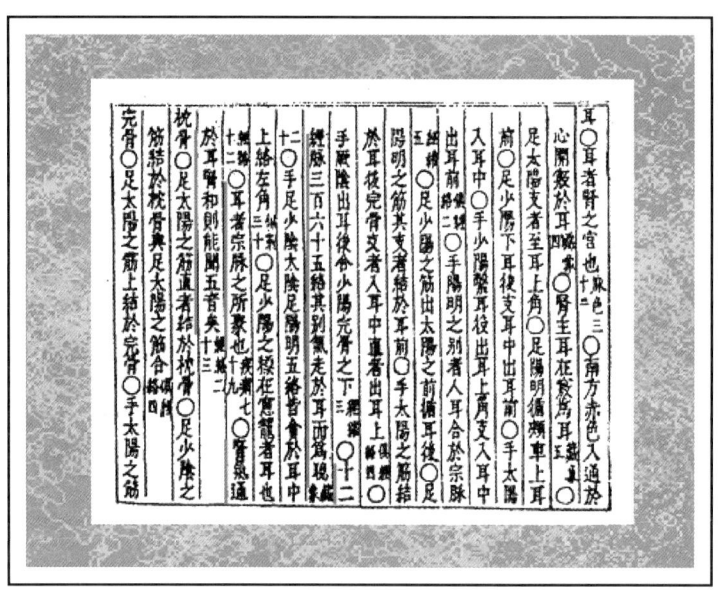

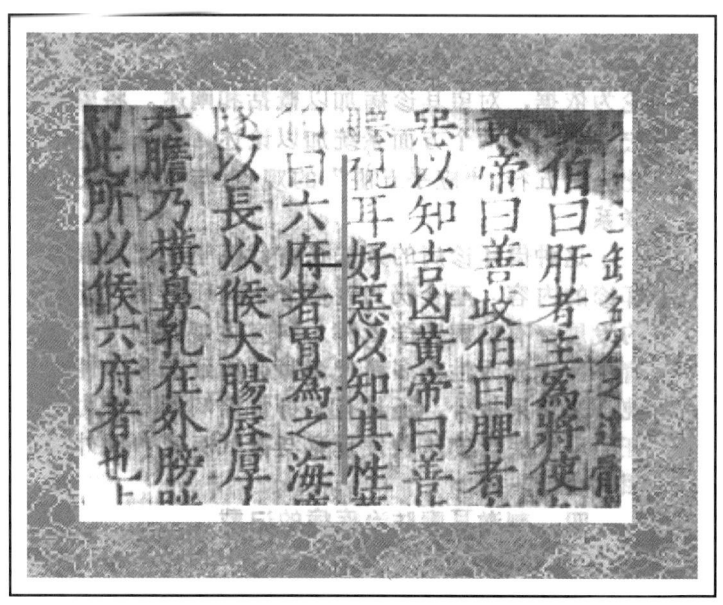

耳与经络的关系

《灵枢·邪气藏府病形》记载"十二经脉,三百六十五络,其血气皆上于面而走空窍。"《灵枢·口问》记载有"耳者,宗脉之所聚也。"

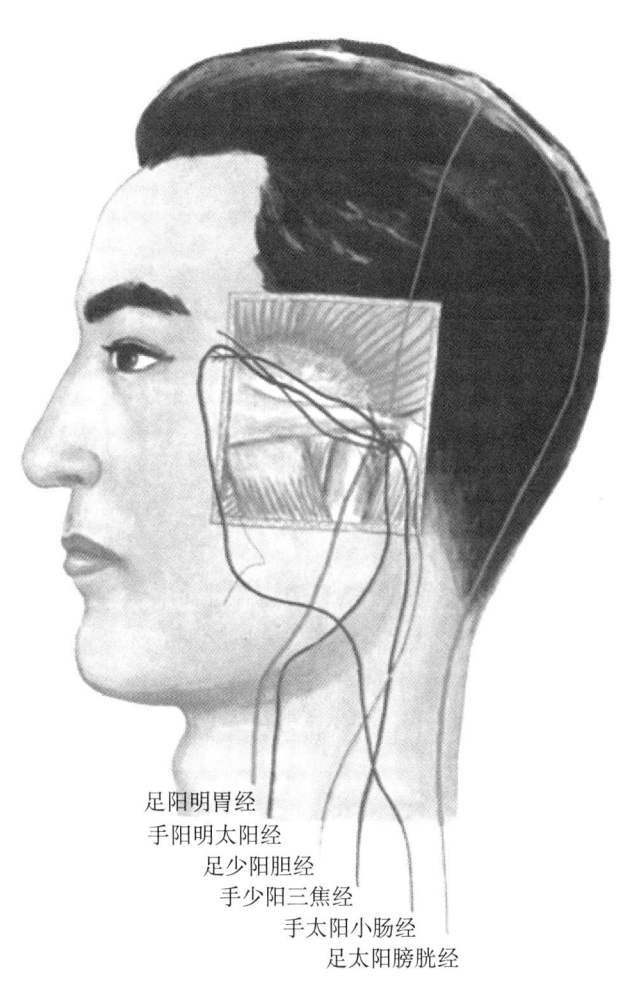

足阳明胃经
手阳明太阳经
足少阳胆经
手少阳三焦经
手太阳小肠经
足太阳膀胱经

治疗方法

耳针诊疗经过不断地发展和创新,先后产生了几种不同的治疗方法,包括:

1. 针刺(毫针法、电针法、埋针法、水针法、光针法)
2. 温灸(艾灸、艾绒、灯心草、线香等)
3. 吹药法(细竹管、鹅翎管或特殊吹药器具等)
4. 放血法
5. 按摩

还有压籽法和磁疗法等。

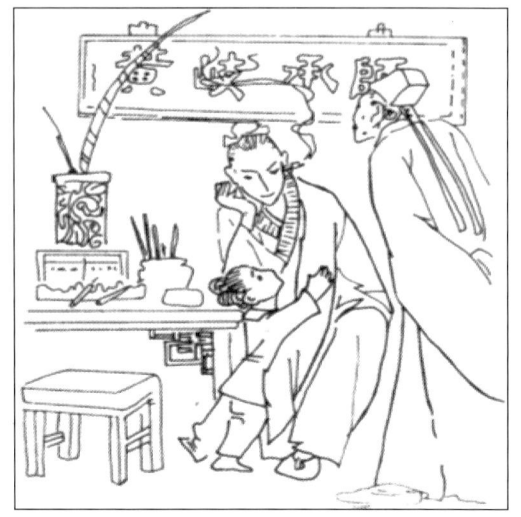

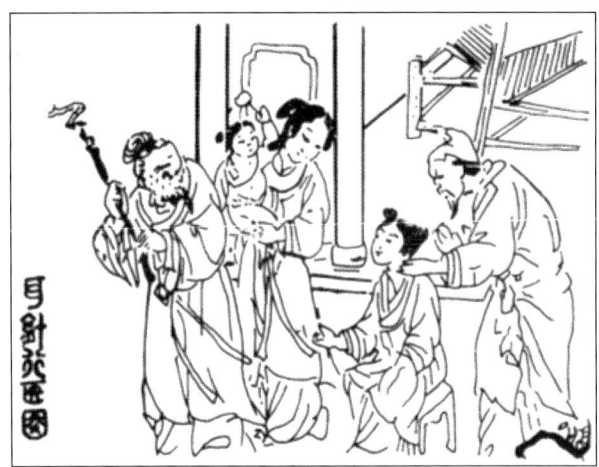

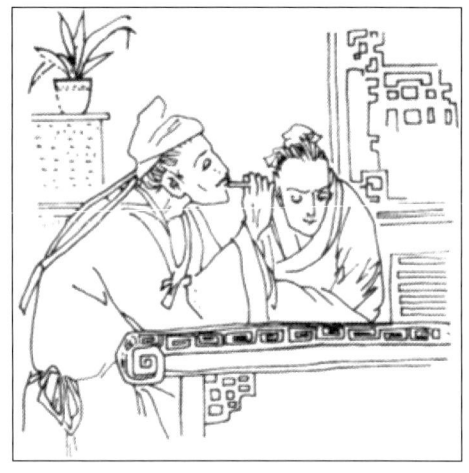

正常耳廓

耳廓的正常位置位于头部两侧,耳廓上缘齐眉,下缘平口裂。

耳垂与耳廓的比例与人的健康长寿有一定的相关性。根据观察总结了以下表格:

长寿耳	普通耳	短寿耳
1/3	1/4	1/5

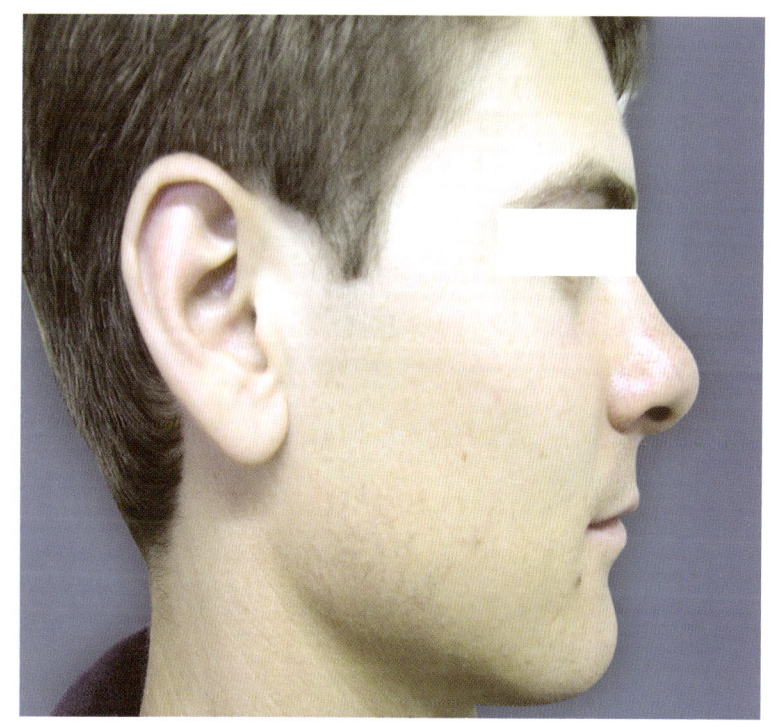

长耳垂

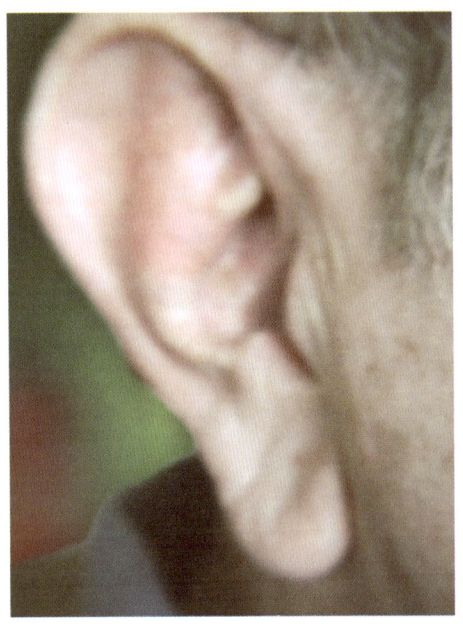
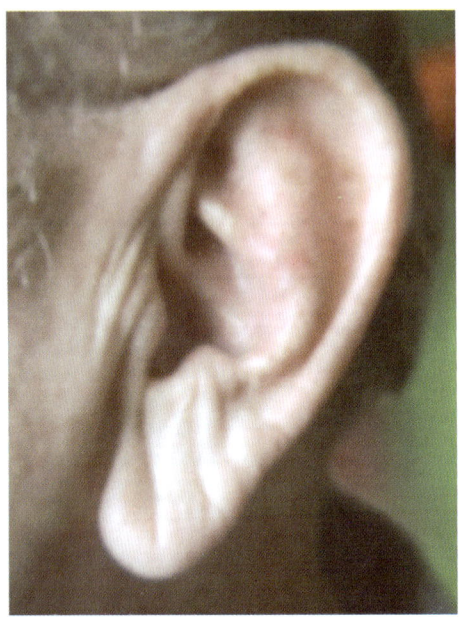

耳垂长于耳廓的1/3

耳廓的大小与遗传有关

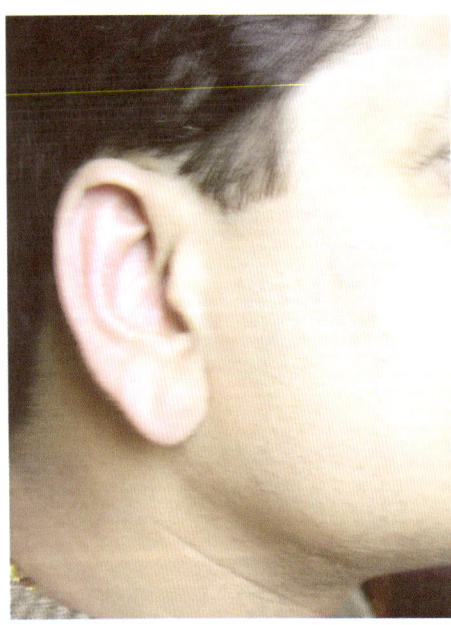
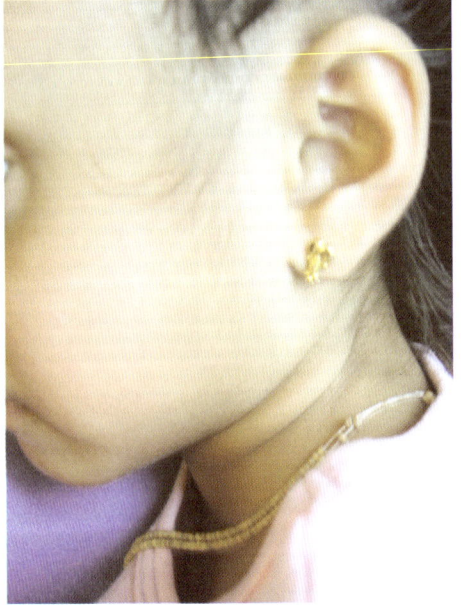

耳廓的大小与遗传有关，子女的耳垂与父亲或母亲的耳垂形状相似

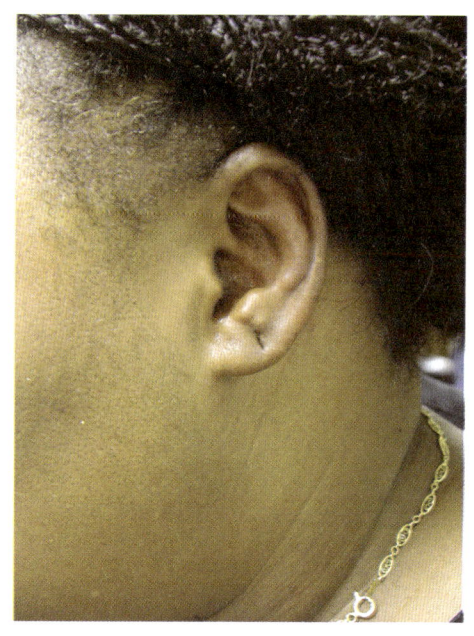
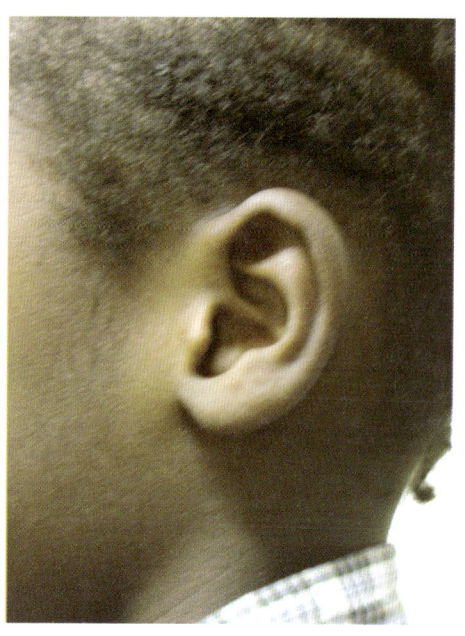

耳廓的大小与遗传有关，子女的耳垂与父亲或母亲的耳垂形状相似

耳与脏腑健康的关系

古代医学者已经注意到，内脏器官的健康状况可以通过耳朵来判断（如王肯堂的《证治准绳》）。

耳厚且硬则肾功能强
耳薄且软则肾功能弱

1. 位置

耳轮色红者生　　4. 颜色　耳朵　2. 大小　　耳小者肾小
耳轮色黄，黑，蓝者死　　　　　　　　　　耳大者肾大

3. 形状

耳轮白薄或黑薄说明肾功能异常
耳异型则肾异型

耳毛与肾

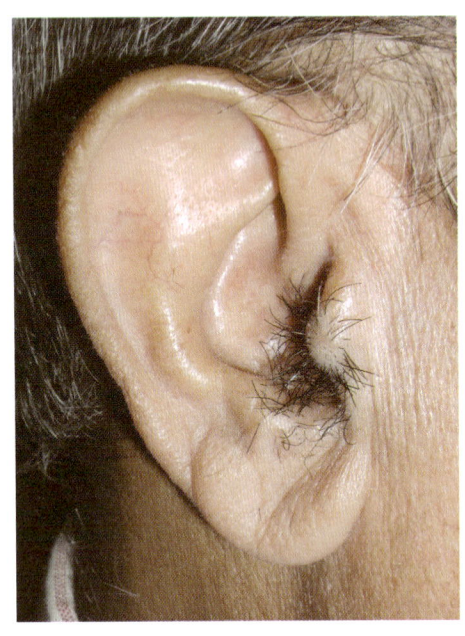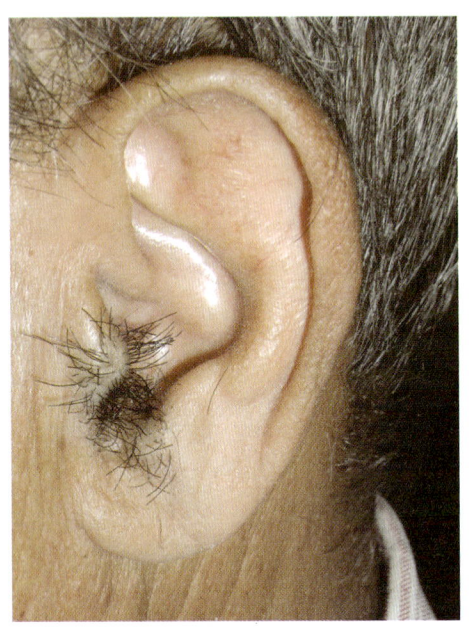

耳廓内肾上腺、内分泌、三焦、皮质下、促性腺激素点丛毛旺盛，说明肾壮

耳医学诊断疾病的依据

耳廓是人体的重要组成部分，具有独特局部反应整体全部信息的微观世界。当人体患病时，耳穴与疾病相关的部位上会出现各种各样的阳性反应。耳穴阳性反应，可反映现在的主要疾病、病程的不同时期、过去的疾病、既往史及即将可能发生的疾病。耳穴的阳性反应点，可随着疾病的发生、发展、转归而改变。耳穴诊断最基本依据是病理形态学的改变。

阳性反应点在相应部位上的反应包括：

一、变色

红色、暗红、白色、暗灰、褐色

二、变形

Ⅰ．隆起：串珠、结节、条索、条片、片状

Ⅱ．凹陷：点状、片状、线状

三、水肿

四、丘疹

五、脱屑

六、血管充盈：条状、不规则、放射状、充盈、主干走形中断

相应部位

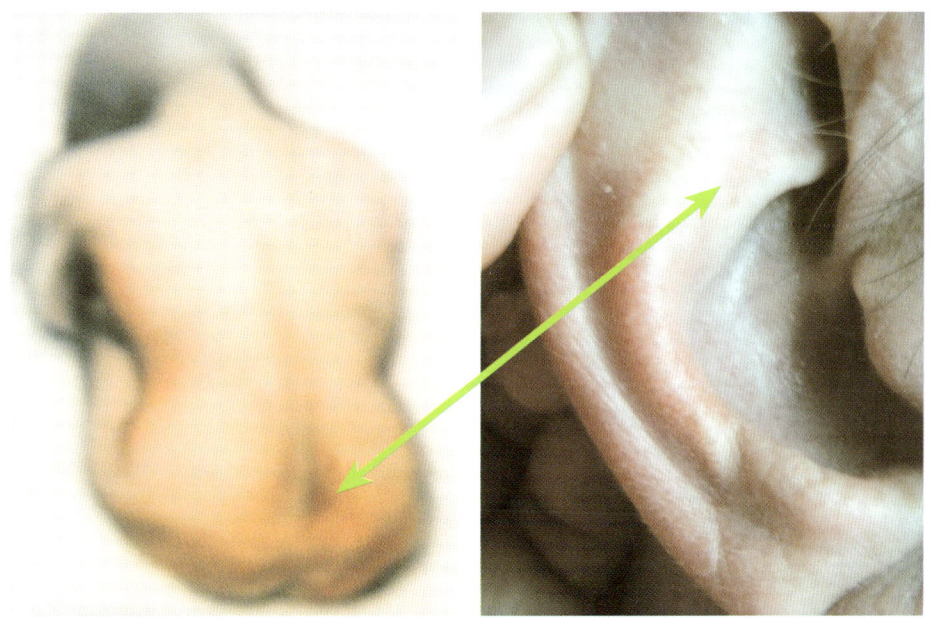

当人体某一部位有病时，在耳朵的相应部位上会产生阳性反应

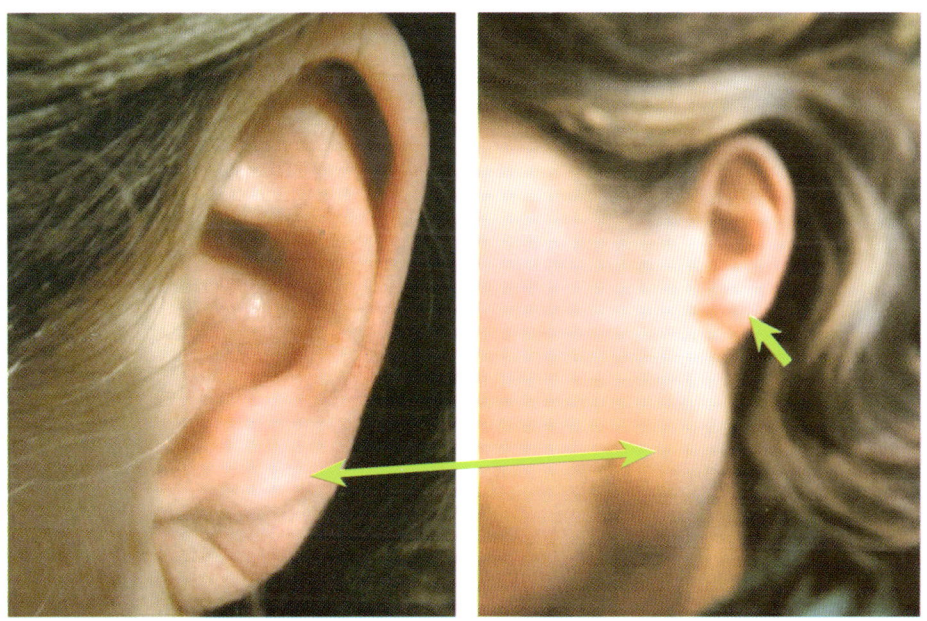

当人体某一部位有病时，在耳朵的相应部位上会产生阳性反应

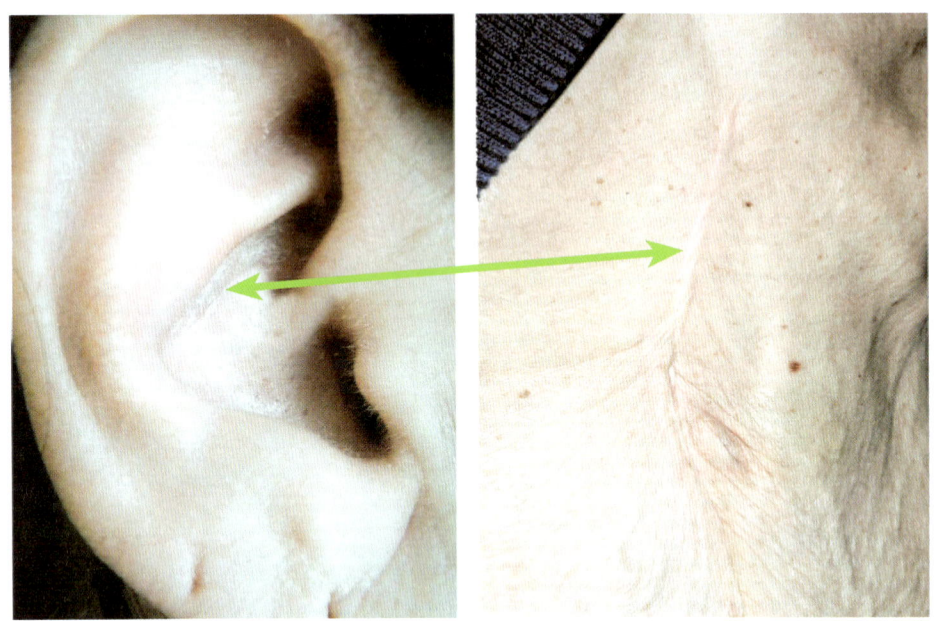

当人体某一部位有病时，在耳朵的相应部位上会产生阳性反应

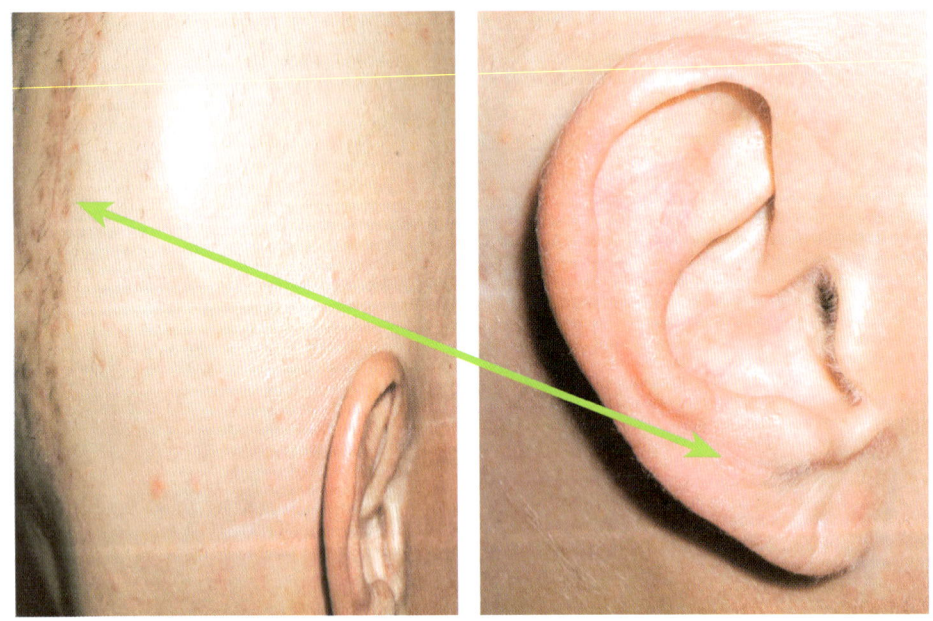

当人体某一部位有病时，在耳朵的相应部位上会产生阳性反应

变色：红色

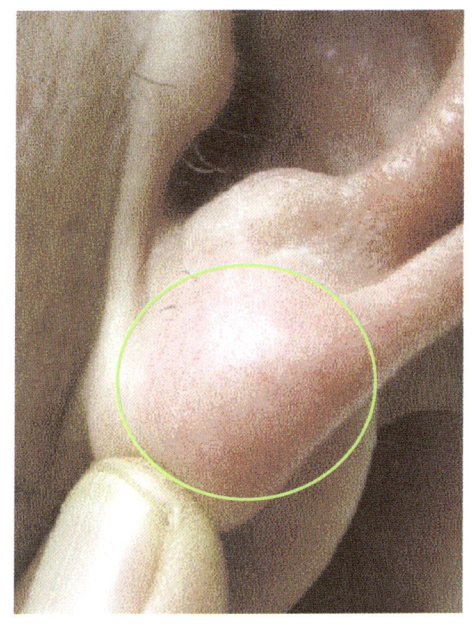
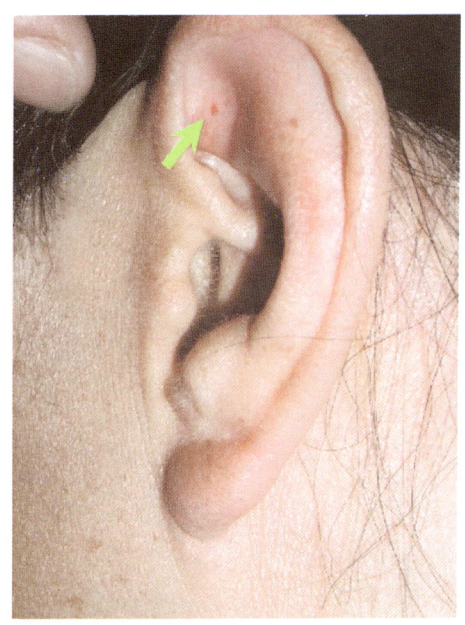

诊断：急性病、慢性病急性发作等

变色：暗红色

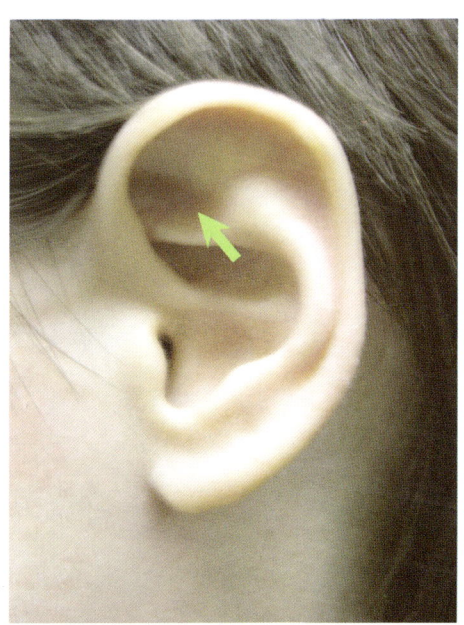
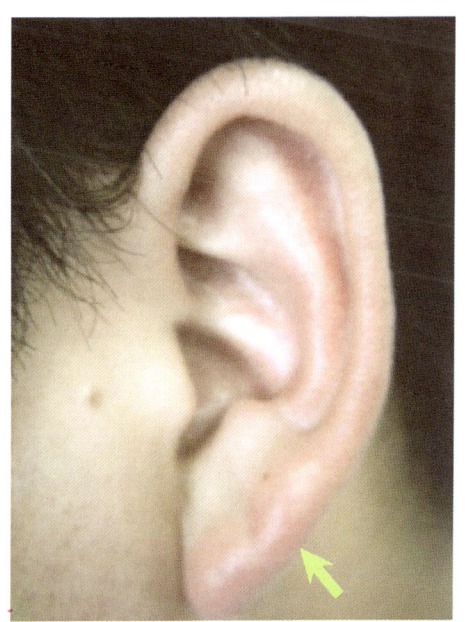

诊断：疾病恢复期、月经后期等

变色：白色

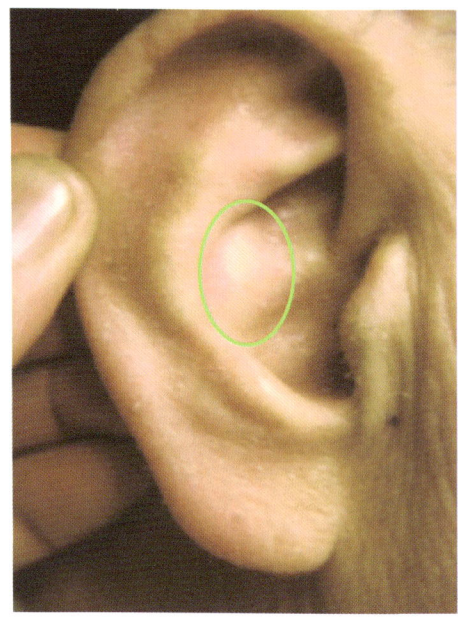
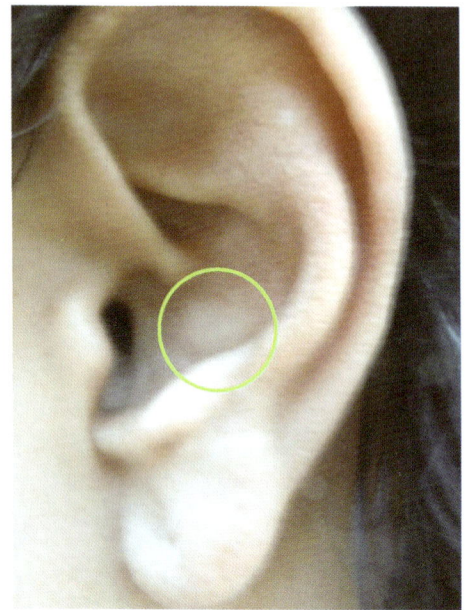

诊断：慢性病等

变色：褐色

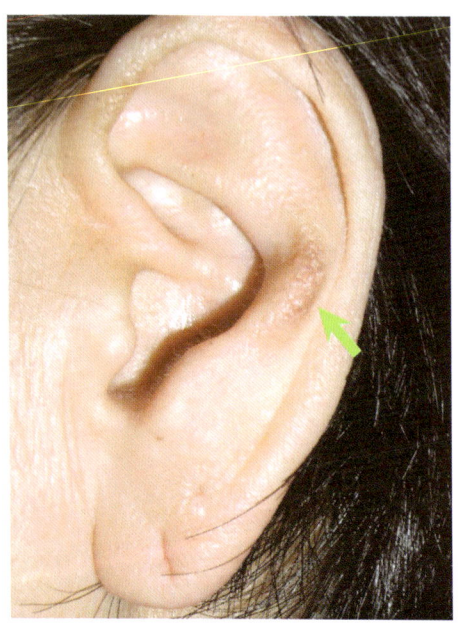
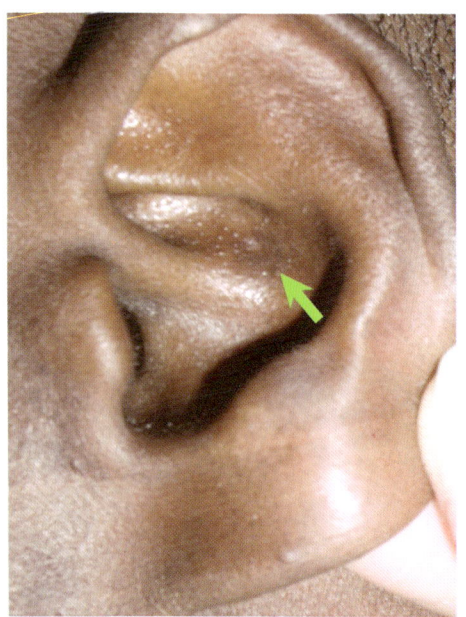

诊断：慢性病、既往史等

变色：灰色

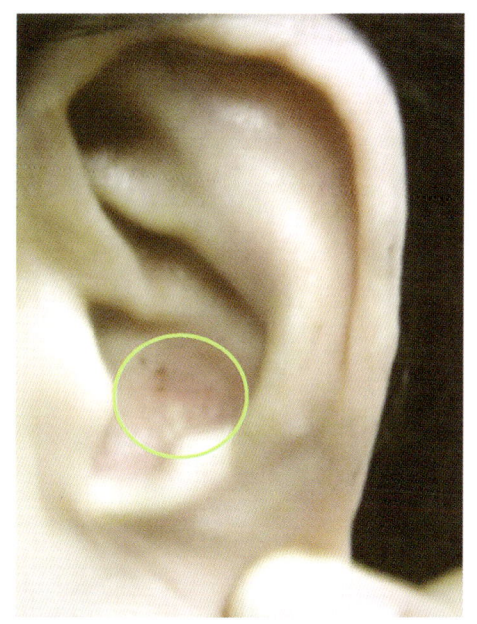
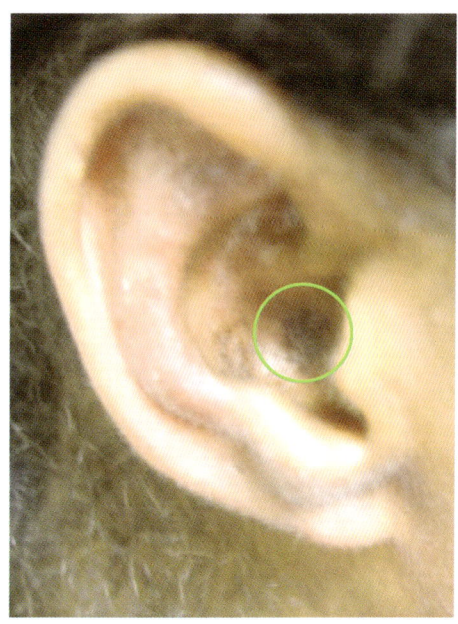

诊断：肿瘤、癌症、内脏器官中毒等

隆起：结节状

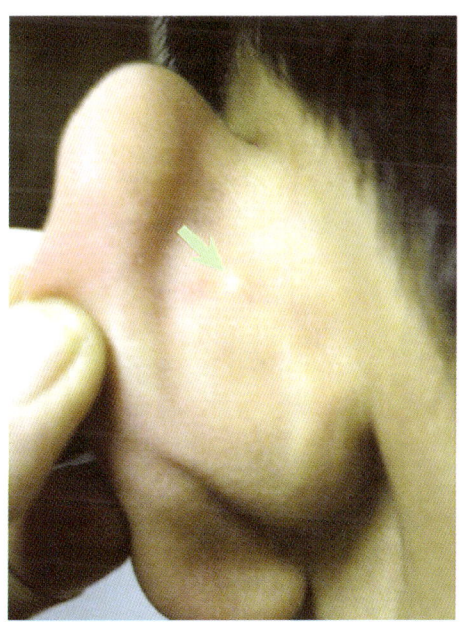
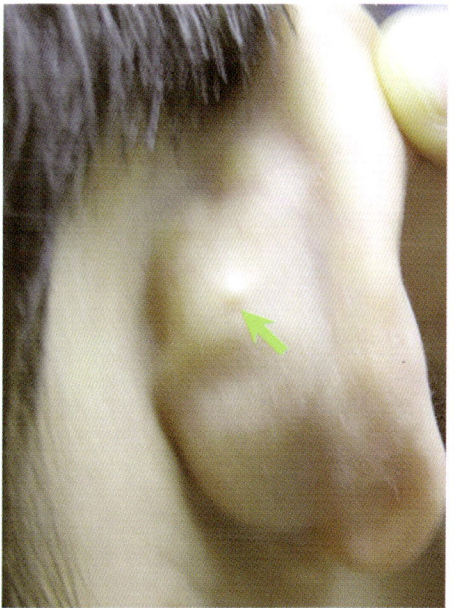

诊断：慢性病、遗传病、肿瘤、痔疮、痛风等

隆起：串珠状

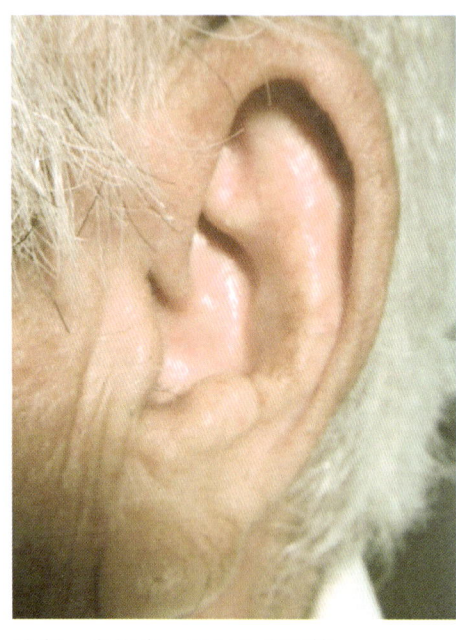 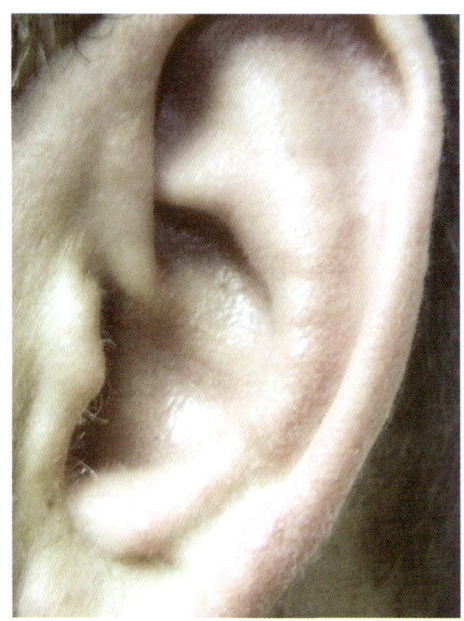

诊断：脊椎病、退行性病变等

隆起：条索状

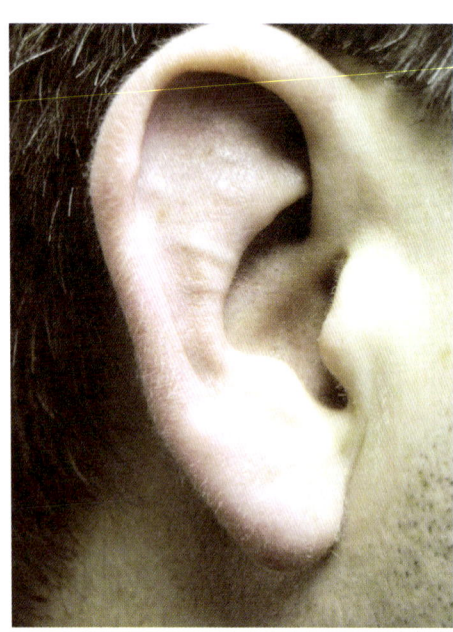 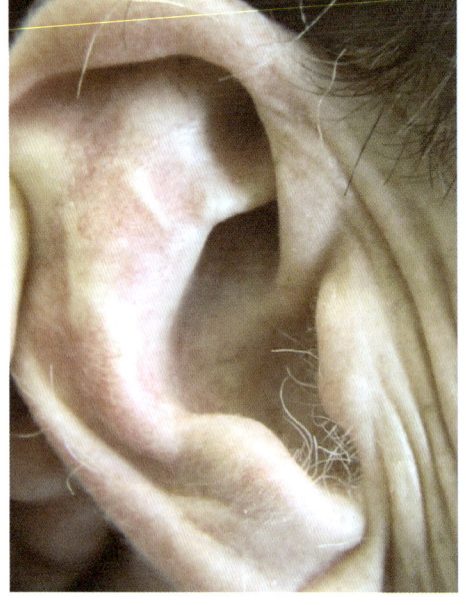

诊断：外伤、骨质增生等

隆起：条片状

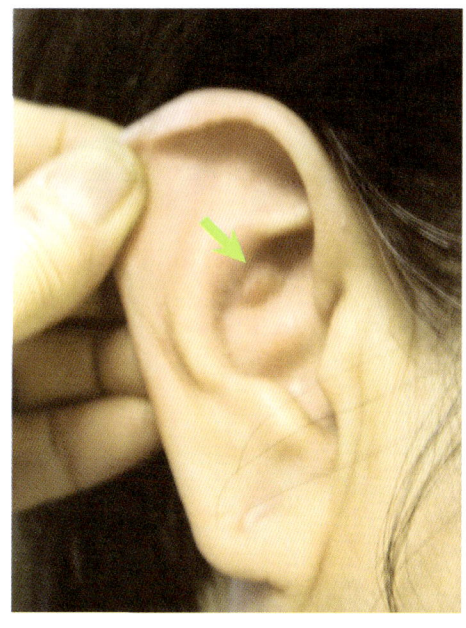 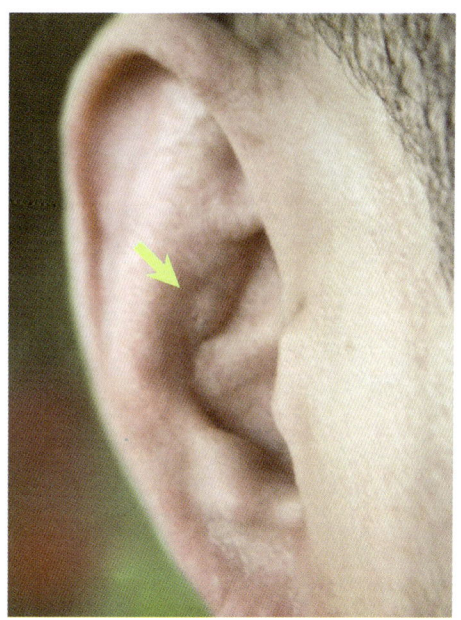

诊断：慢性器质性病变等

 隆起：片状

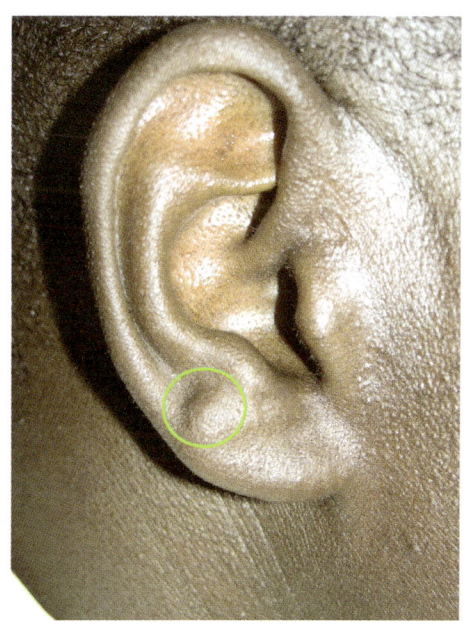 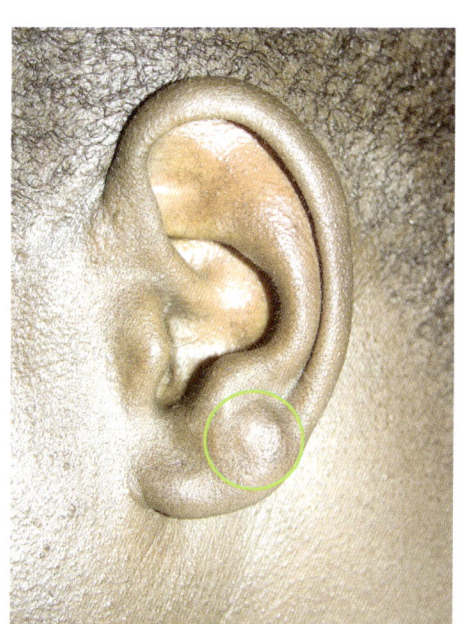

诊断：炎症、慢性器质性病变、肿胀等

凹陷：点状

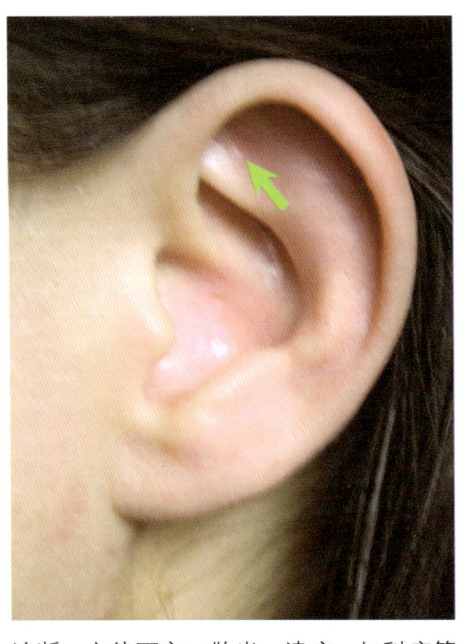
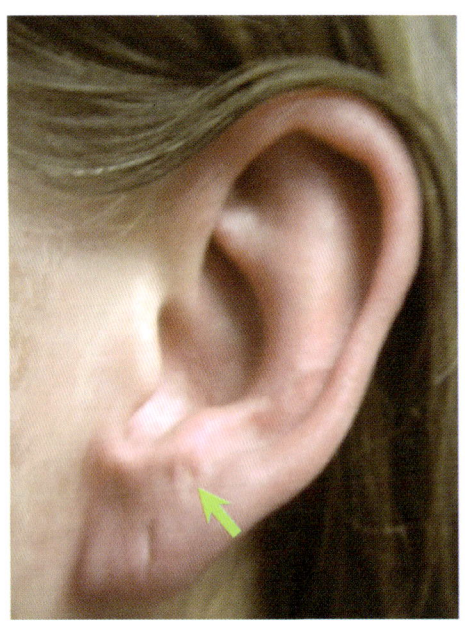

诊断：心律不齐、散光、溃疡、妇科病等

凹陷：片状

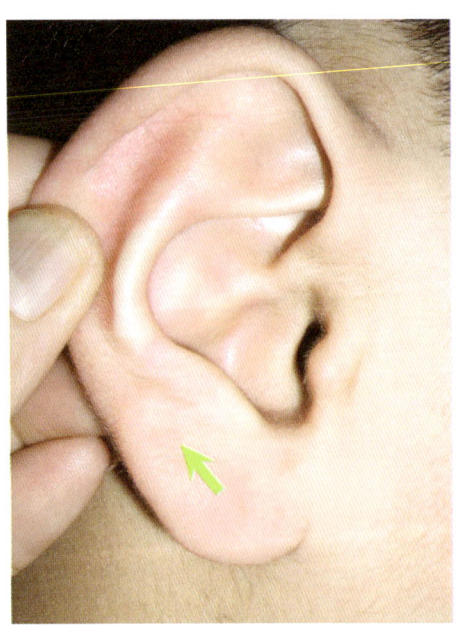
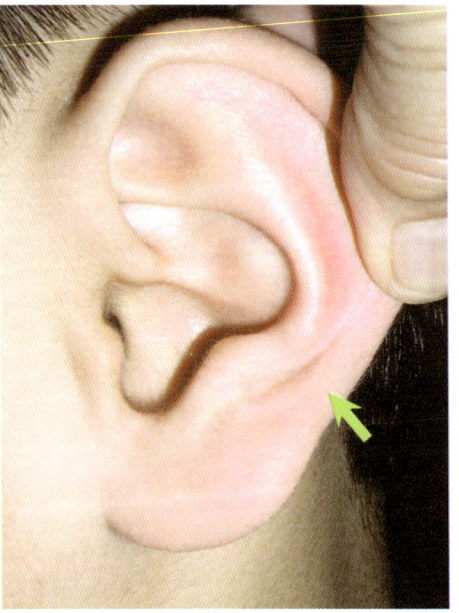

诊断：炎症、缺齿等

凹陷：线状（沟）

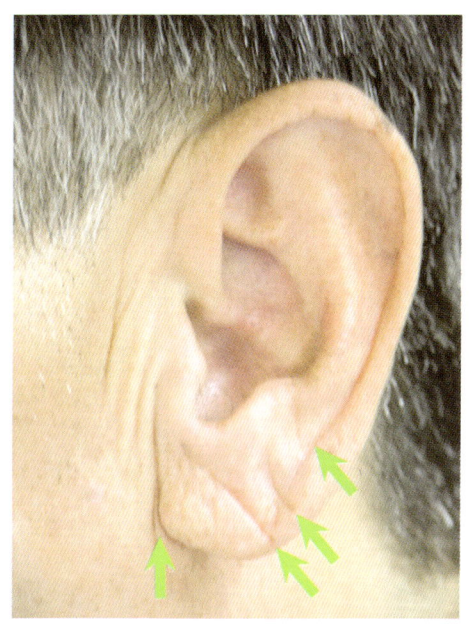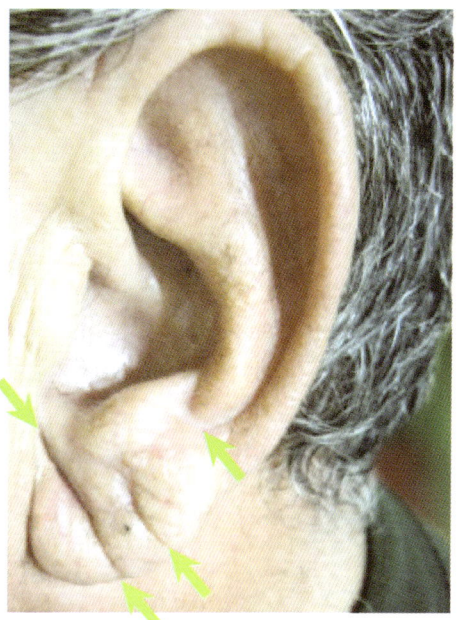

诊断：低血压、心律不齐、冠心病、缺齿、耳鸣、听力下降等

水 肿

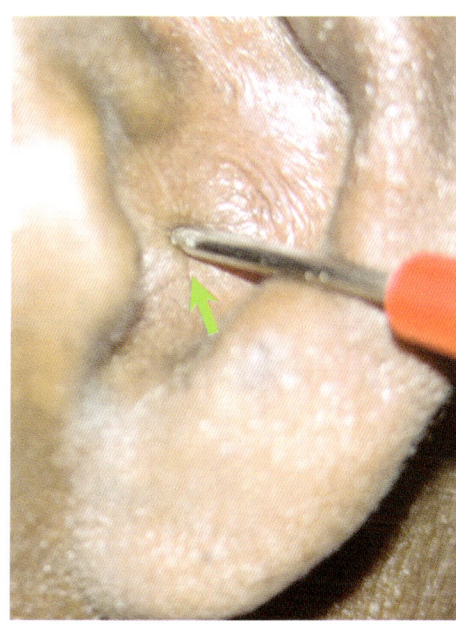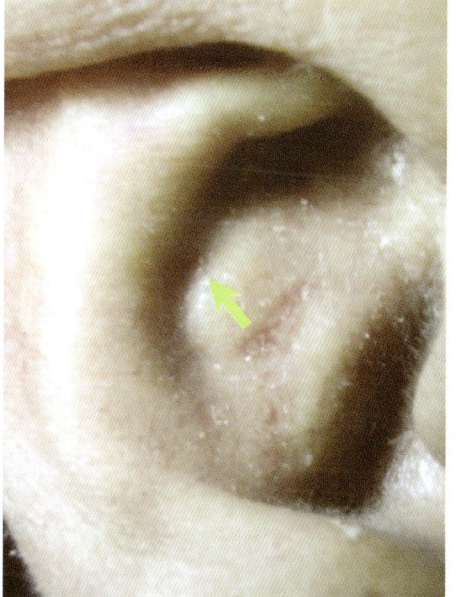

诊断：慢性器质性病变、心脏病、糖尿病、肾病等

丘 疹

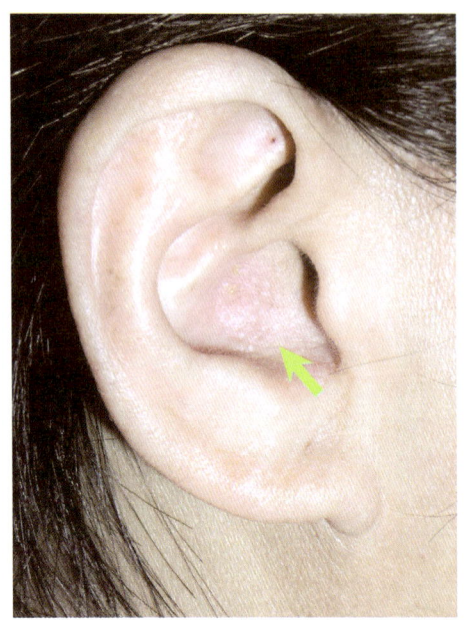 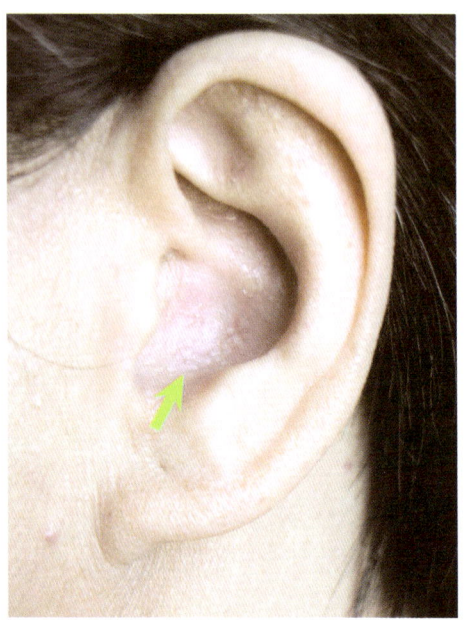

诊断：皮肤病、慢性炎症等

脱 屑

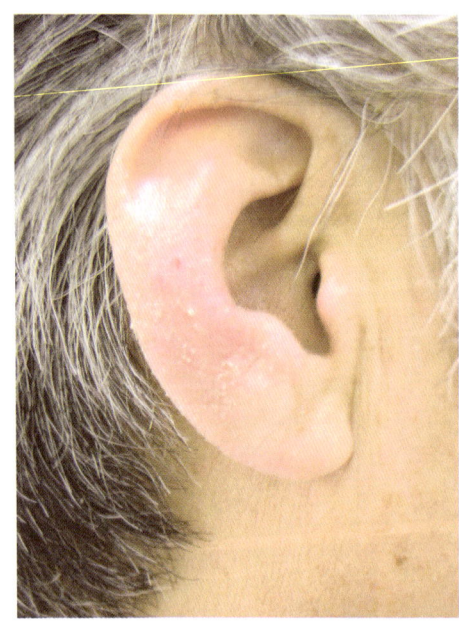 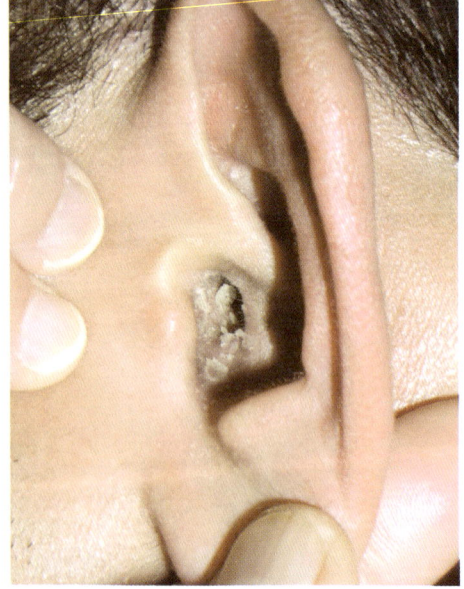

诊断：皮肤病等

血管充盈：条段状

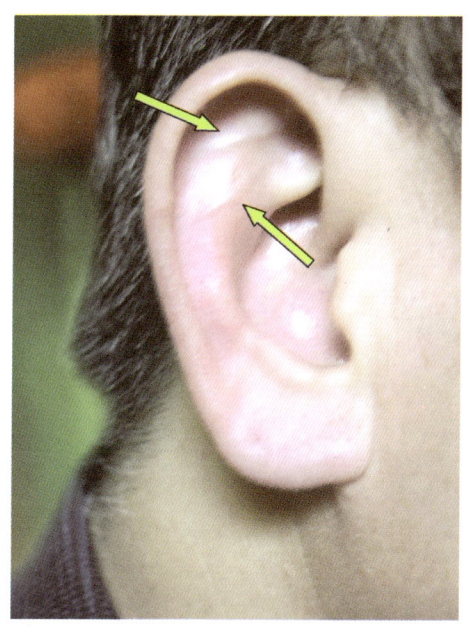
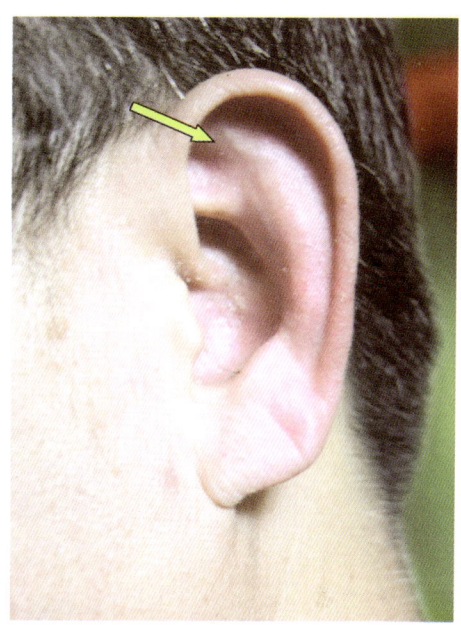

诊断：急性病、炎症、痛症、心肌梗死、血管病

血管充盈：放射状

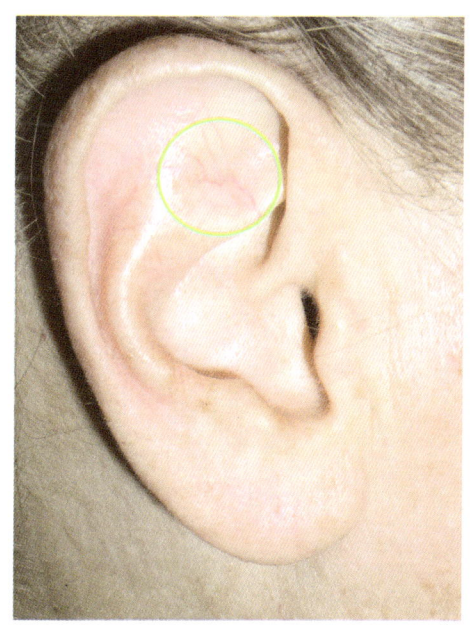
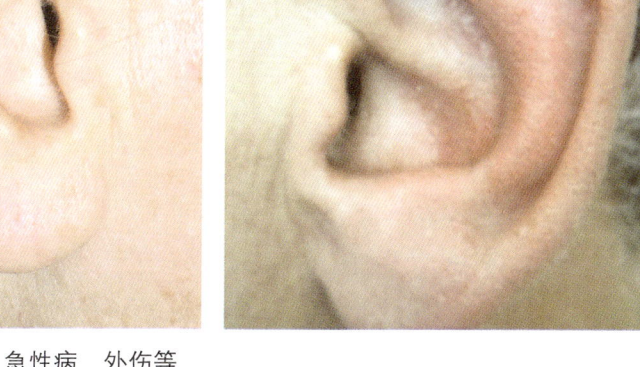

诊断：血管病、痛症、急性病、外伤等

血管充盈：中断

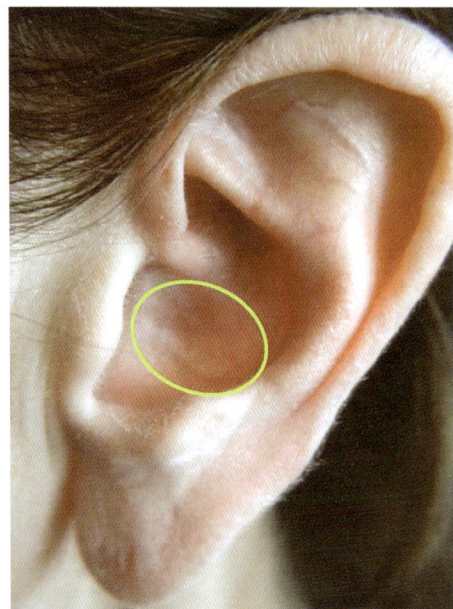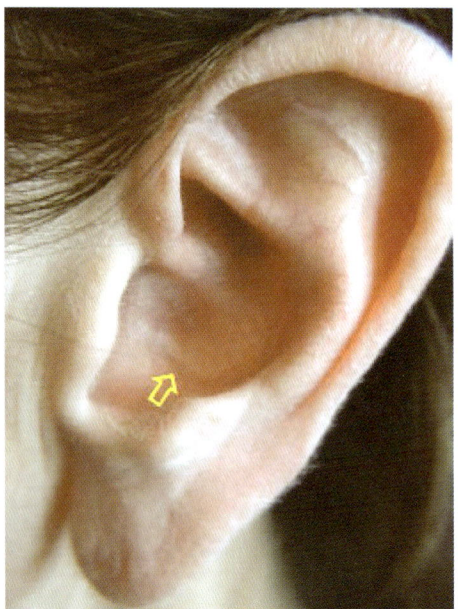

诊断：心肌梗死

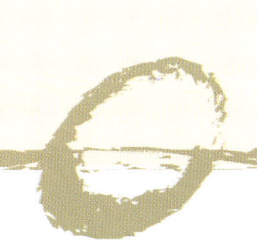

内科消化系统疾病

腹泻	慢性胆道感染	慢性胃炎
便秘	胆囊结节	慢性胃炎急性发作
肠功能紊乱	胰腺炎	萎缩性胃炎
腹胀	脾肿大	肥厚性胃炎
急性阑尾炎	脂肪代谢障碍	胃溃疡
慢性阑尾炎	内脏中毒反应（吸毒）	胃癌
阑尾切除	消化不良	胃部肿瘤
结肠息肉	食管炎	十二指肠溃疡
结肠癌	裂孔疝	十二指肠溃疡（静止期）
肝炎	食道肿瘤	十二指肠溃疡病史
肝肿大	贲门疾病	十二指肠炎
肝硬化	贲门炎	十二指肠病遗传史
脂肪肝	贲门肿瘤	局限性肠炎
慢性胆囊炎	急性胃炎	溃疡性结肠炎
阻塞性胆管炎	浅表性胃炎	

腹泻

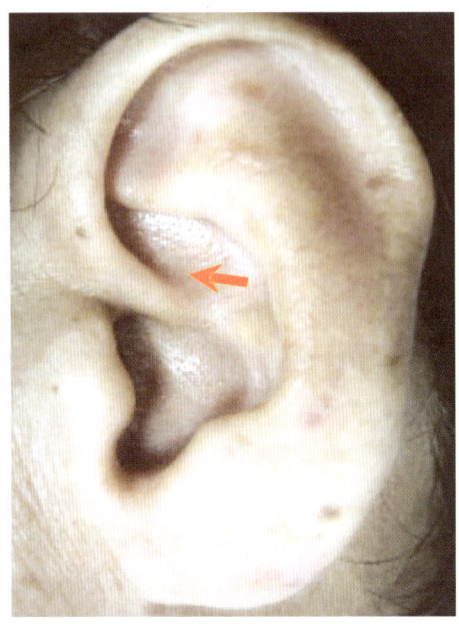

大肠、乙状结肠区：片红凹陷

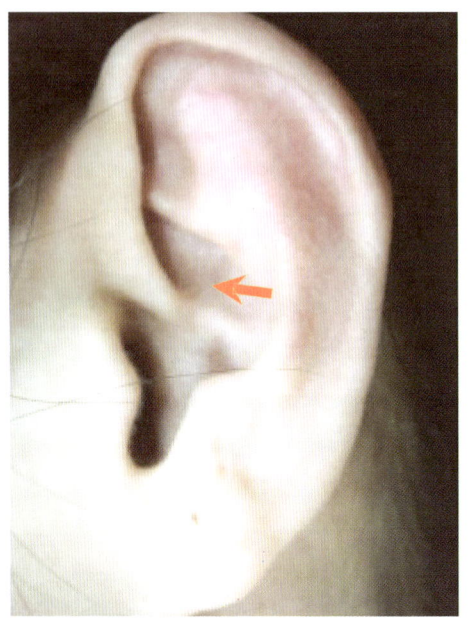

大肠、乙状结肠区：片红凹陷

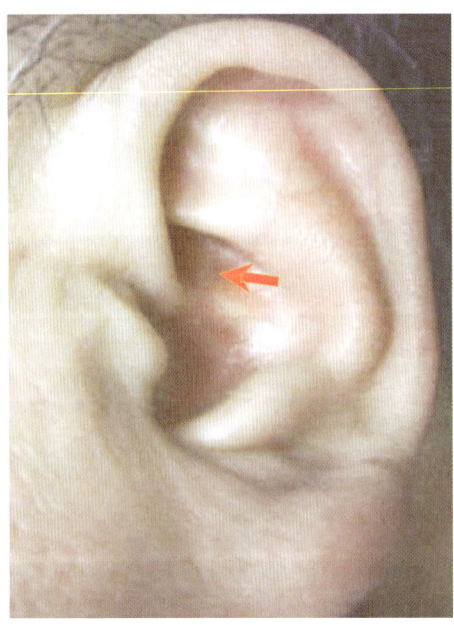

大、小肠区、乙状结肠区：充血凹陷

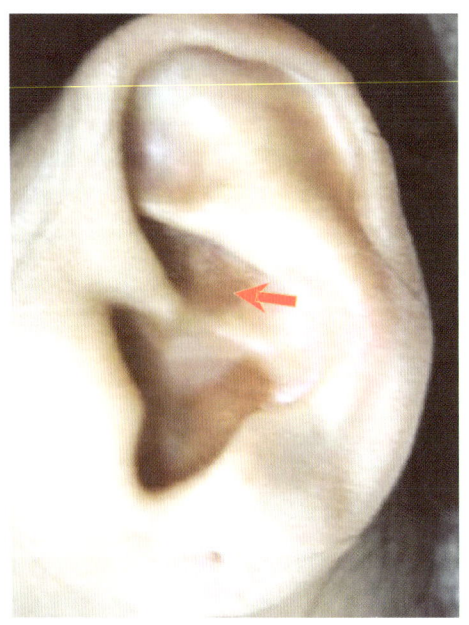

大、小肠区、乙状结肠区：充血凹陷

便 秘

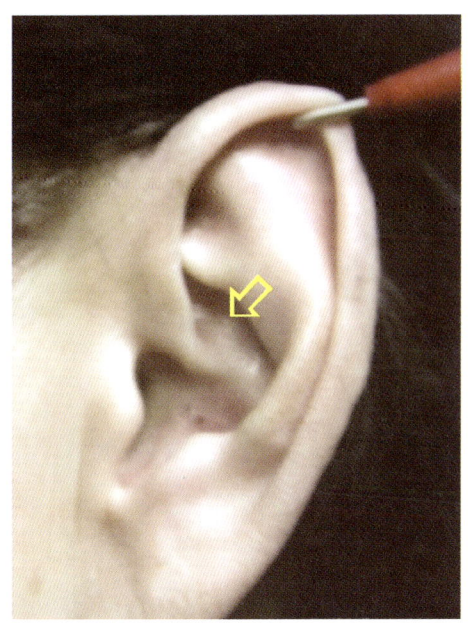
乙状结肠、大肠区：呈白色片状隆起

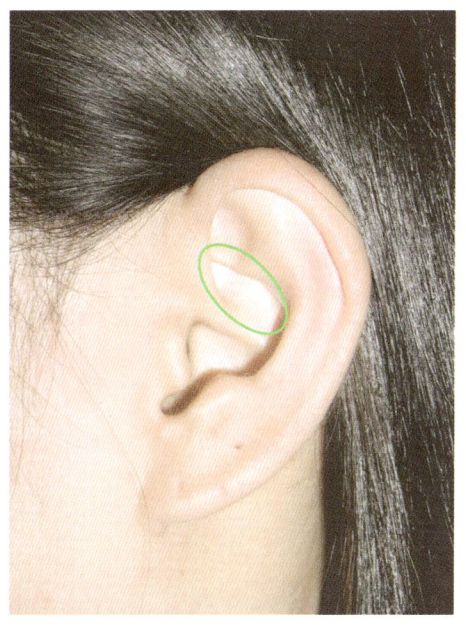
乙状结肠、大肠区：呈白色片状隆起

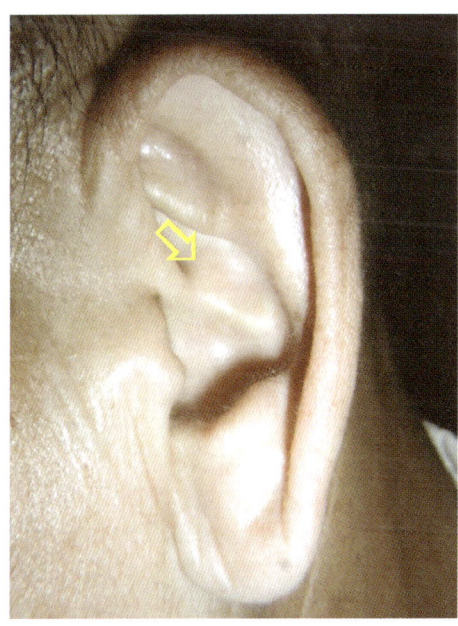
乙状结肠、大肠区：呈白色片状隆起

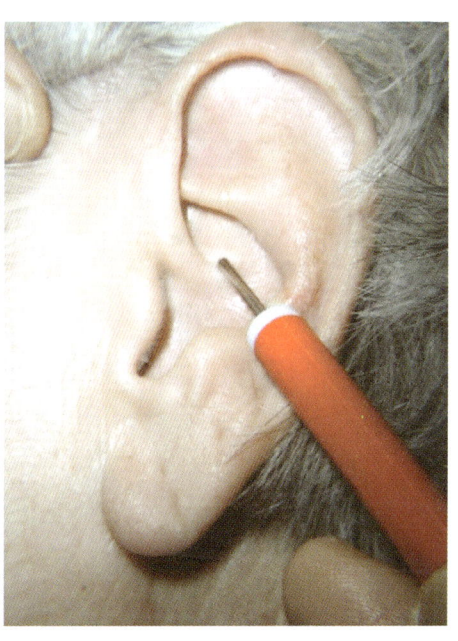
乙状结肠、大肠区：呈白色片状隆起

肠功能紊乱

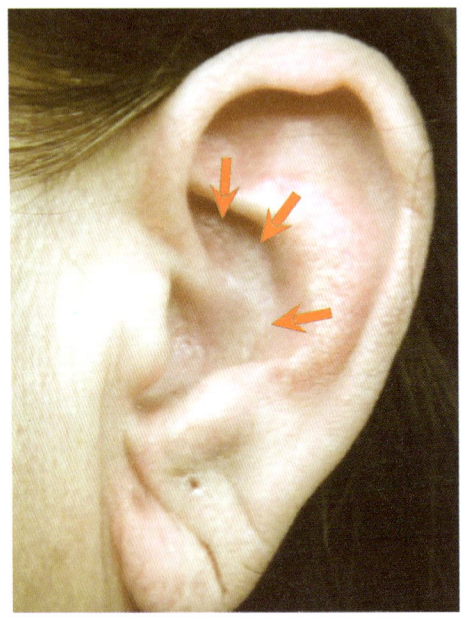

脾、小肠穴：肿胀　大肠区：片红凹陷

腹　胀

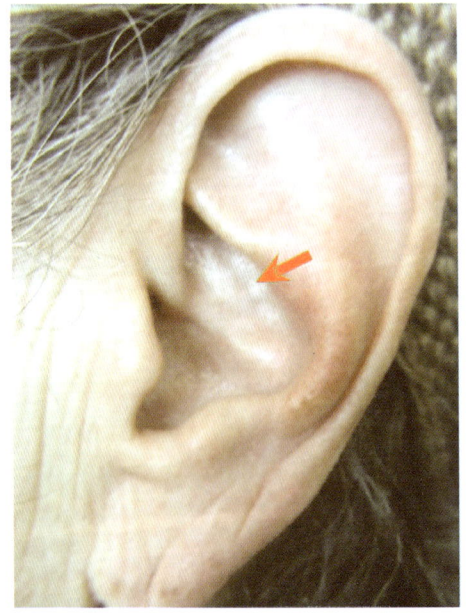

腹胀区：片状肿胀

内科消化系统疾病

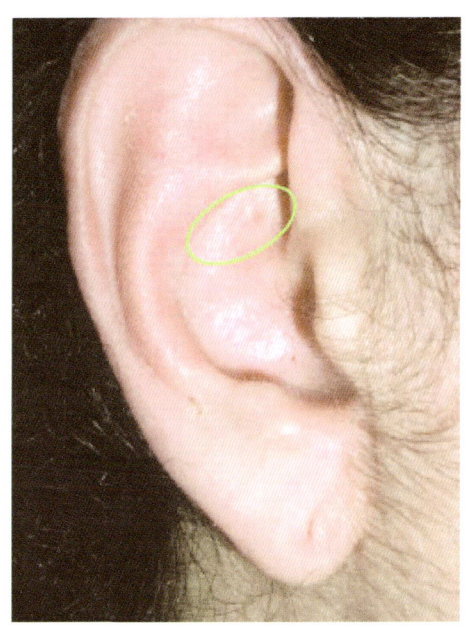
腹胀区：片状肿胀，触之压痕

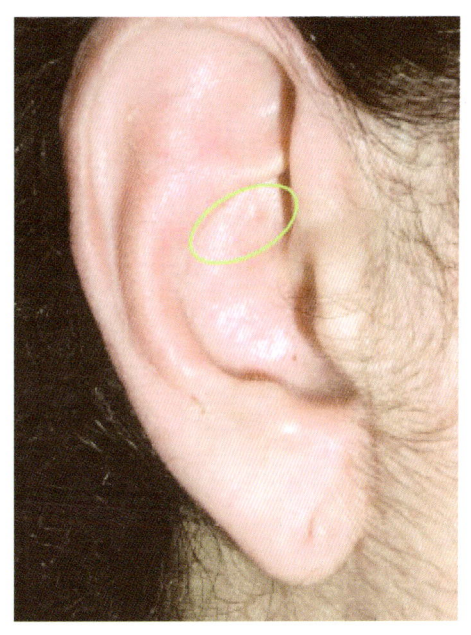
腹胀区：片状肿胀，触之压痕

急性阑尾炎

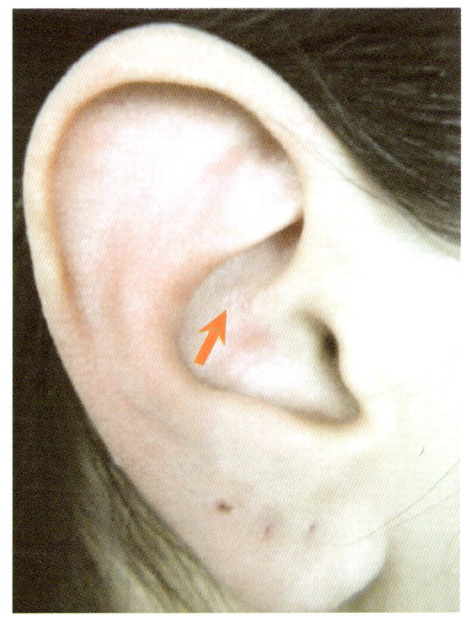
阑尾穴：红色片状肿胀

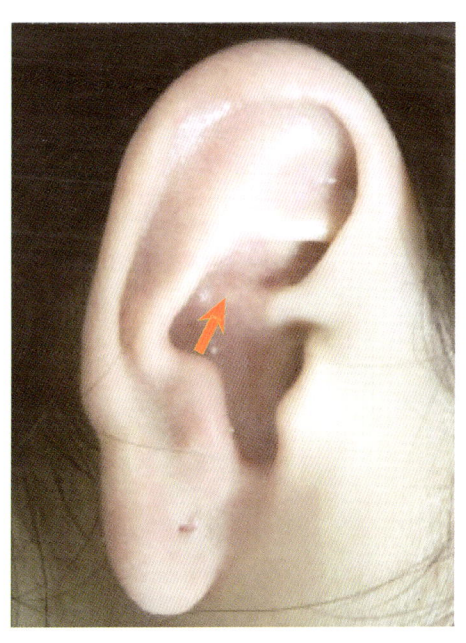
阑尾穴：红色片状肿胀

慢性阑尾炎

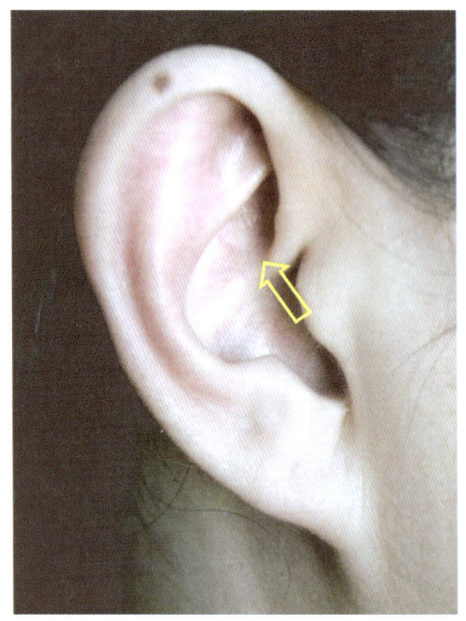

阑尾穴：片状白色肿胀

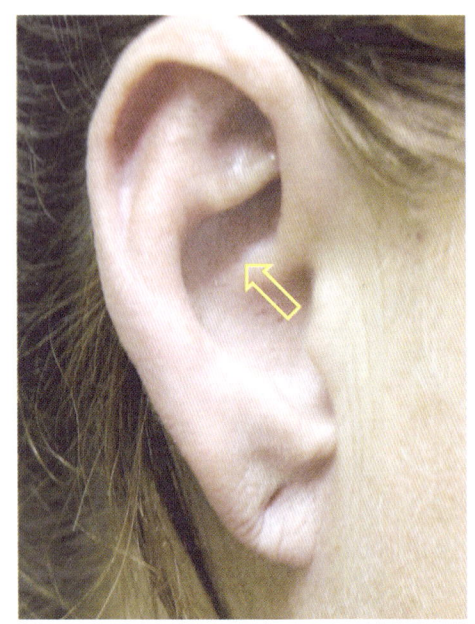

阑尾穴：片状白色肿胀

阑尾切除

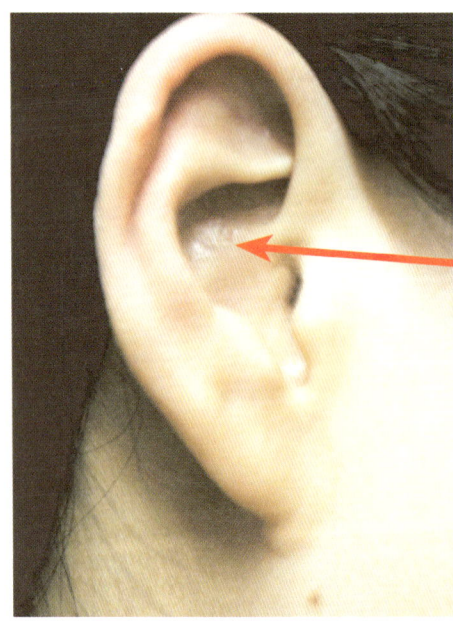
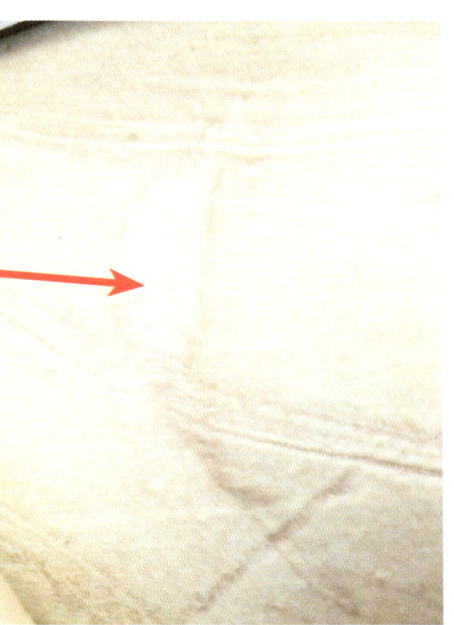

阑尾穴：可见腹部阑尾手术瘢痕

结肠息肉

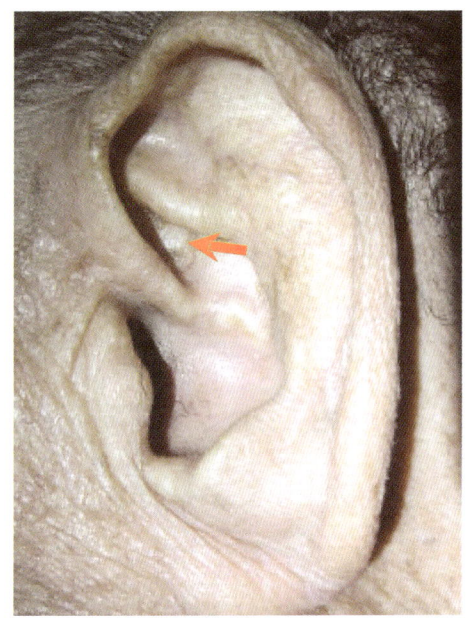

结肠区：有数目不等的结节

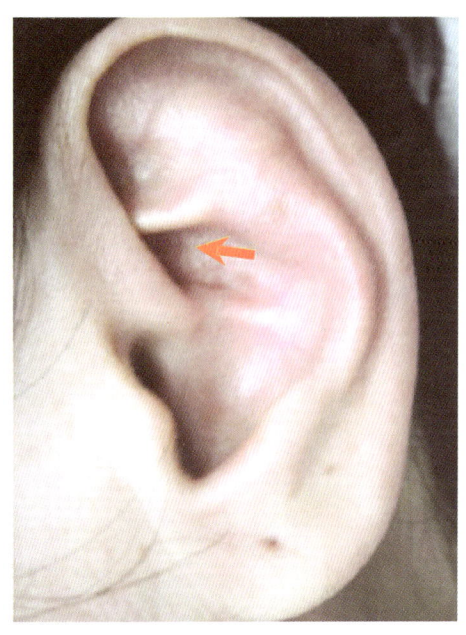

结肠区：有数目不等的结节

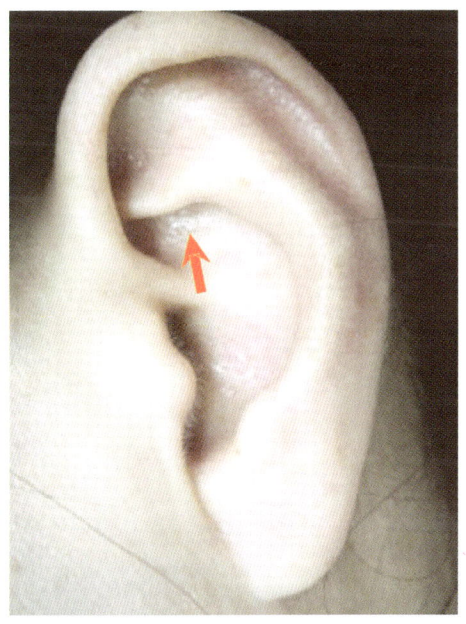

结肠区：有数目不等的结节

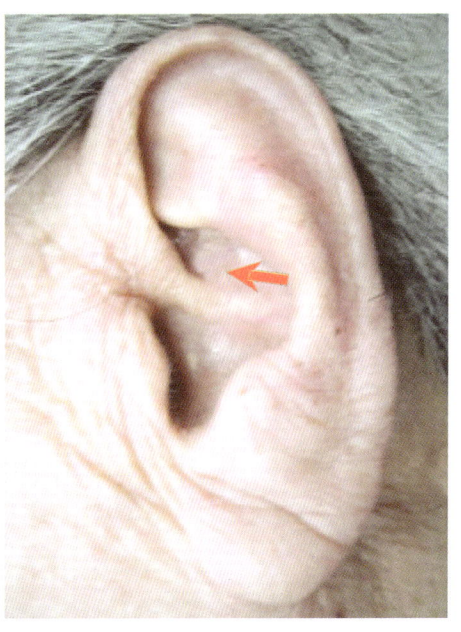

结肠区：有数目不等的结节

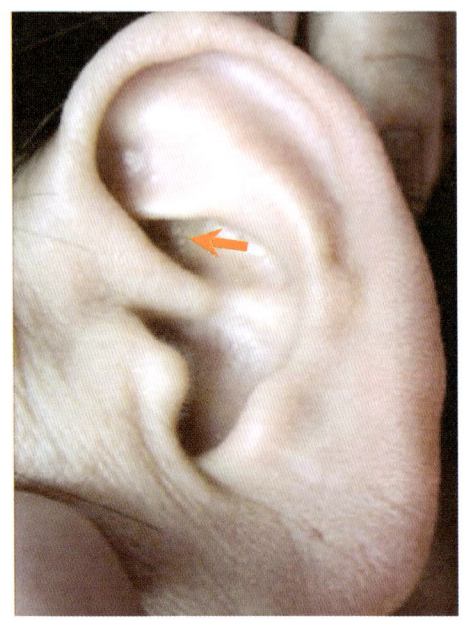 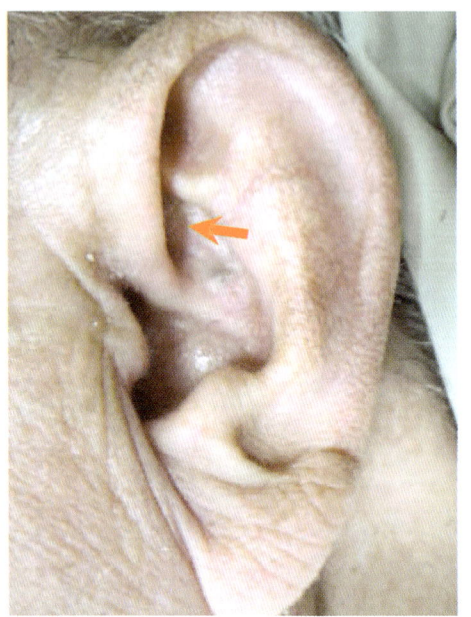

结肠区：有数目不等的结节　　　　　结肠区：有数目不等的结节

结肠癌

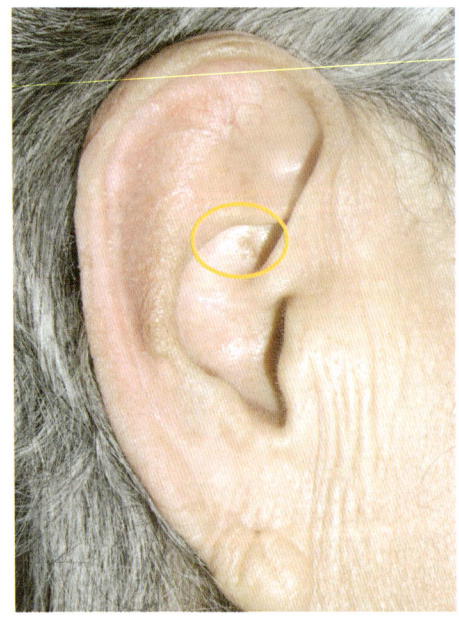 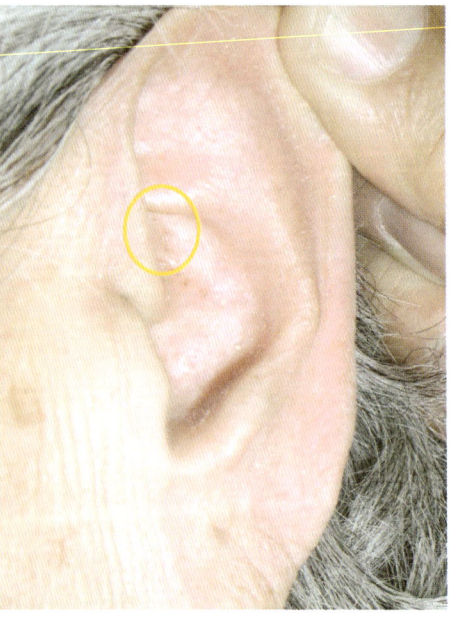

结肠区：暗褐色结节　　　　　　　　结肠区：暗褐色结节

内科消化系统疾病

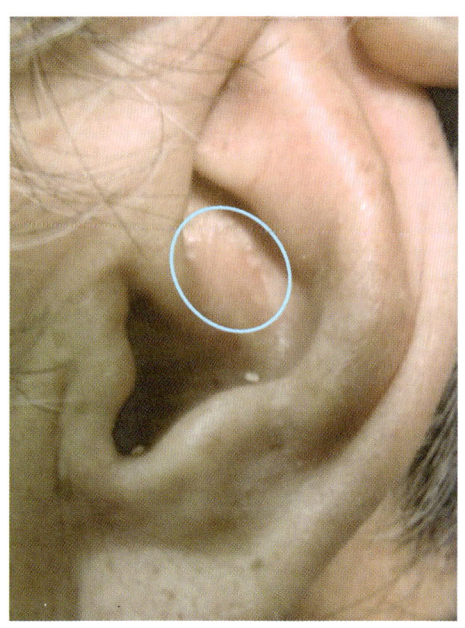

结肠区：不规则结节

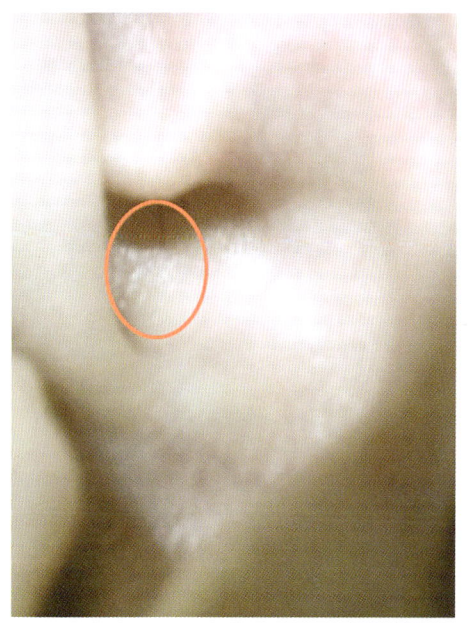

结肠区：不规则结节

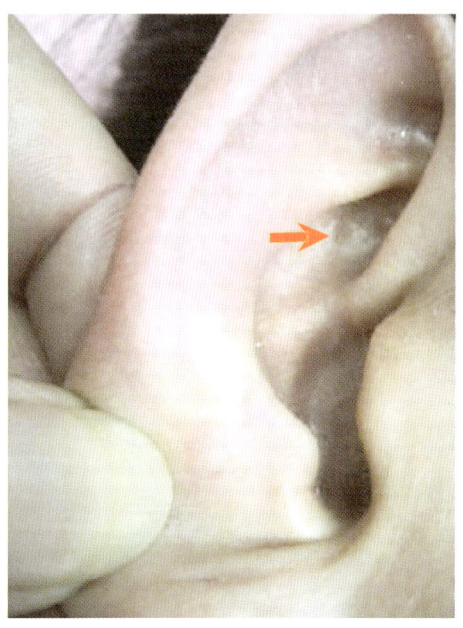

结肠区：肿块

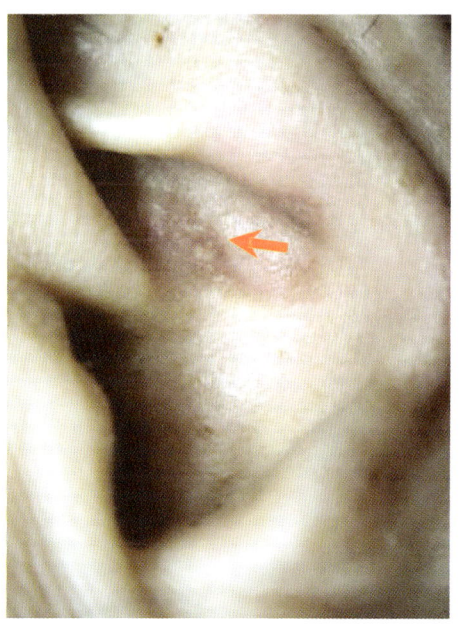

结肠区：结节

肝炎

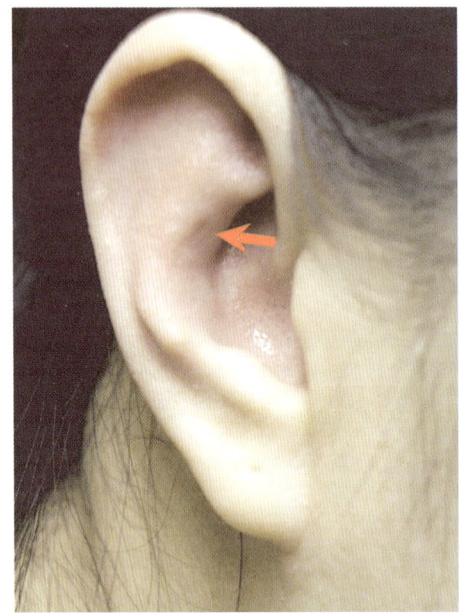

肝区：肿胀，触之压痕

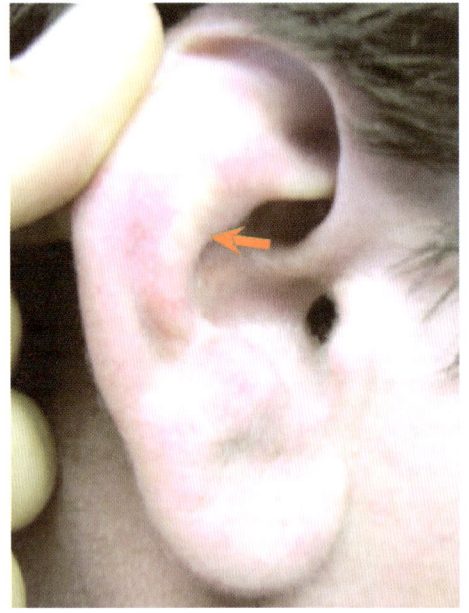

肝区：红肿

肝肿大

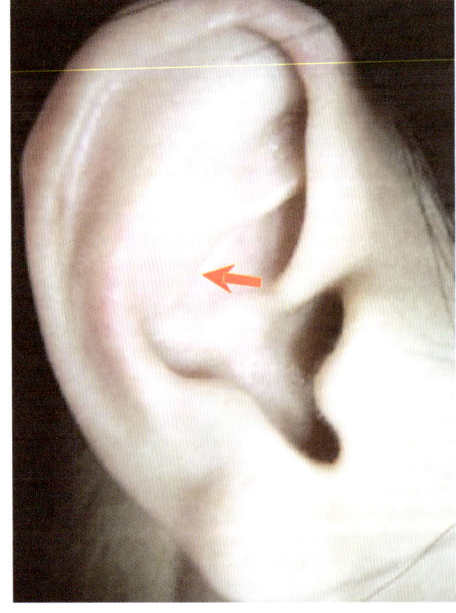

肝肿大区：白色隆起

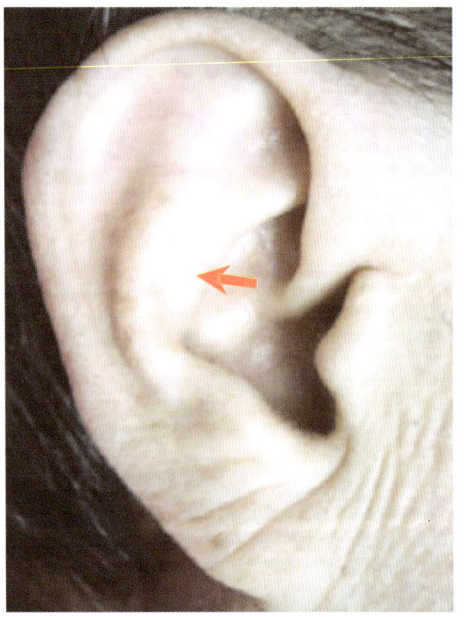

肝肿大区：白色隆起

内科消化系统疾病

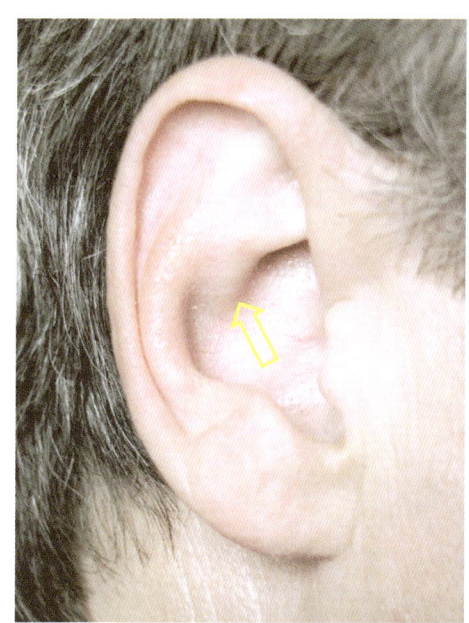

肝肿大区：白色隆起

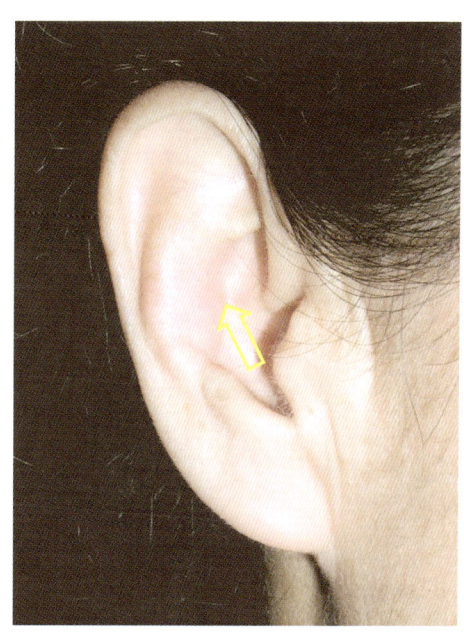

肝肿大区：白色隆起

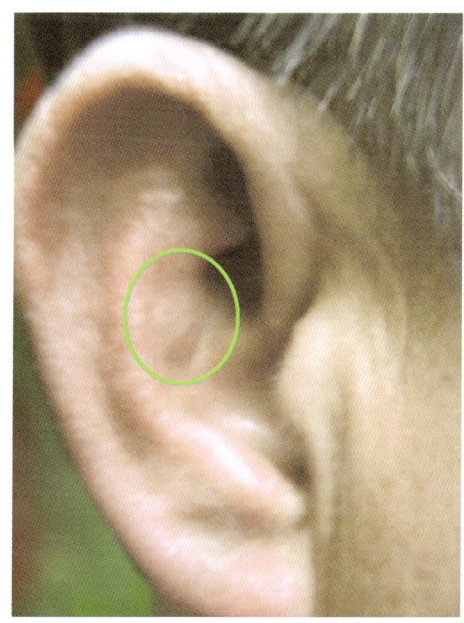

肝肿大区：白色隆起

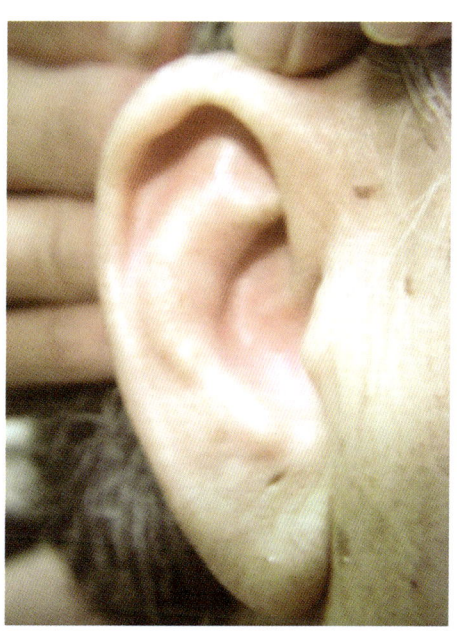

肝肿大区：白色隆起

肝硬化

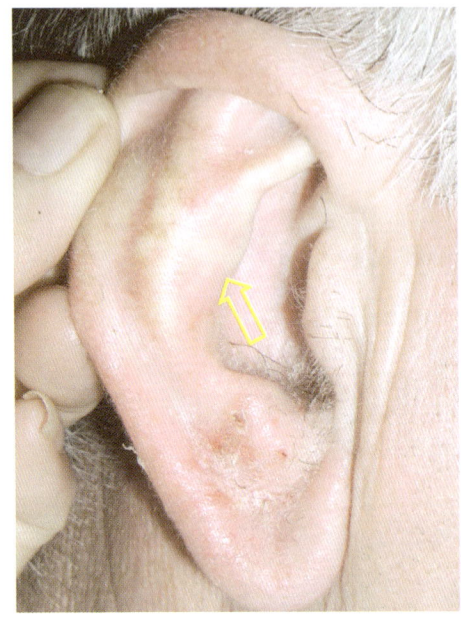

肝肿大区：隆起中间可见白色硬结

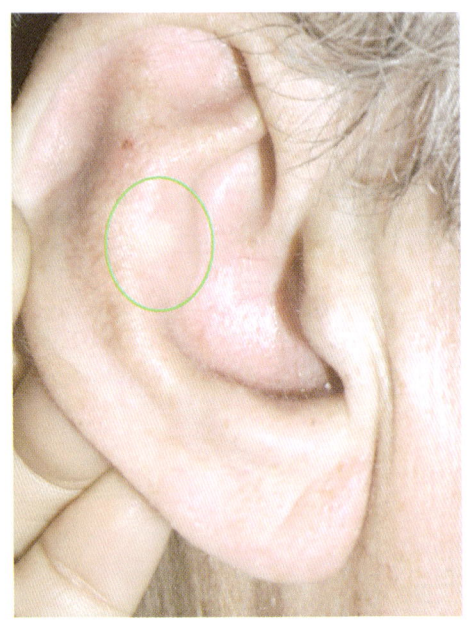

肝肿大区：隆起中间可见白色硬结

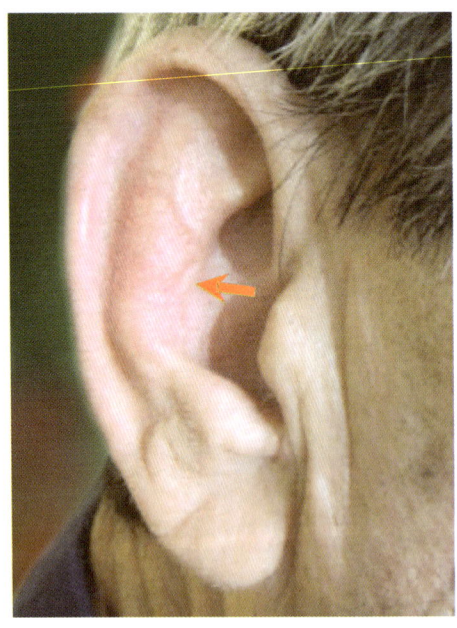

肝区：右耳肿胀，触之小硬结

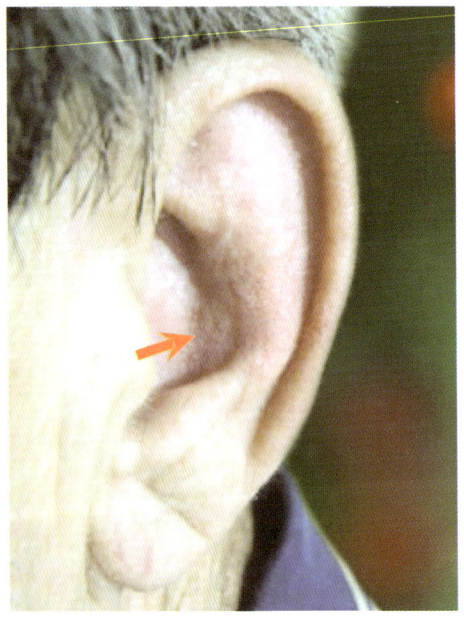

肝区：左耳肿大

脂肪肝

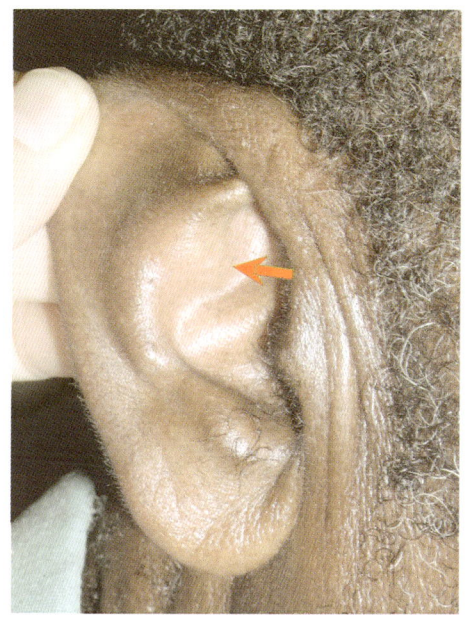
肝区：肿大隆起色泽正常，触之质软

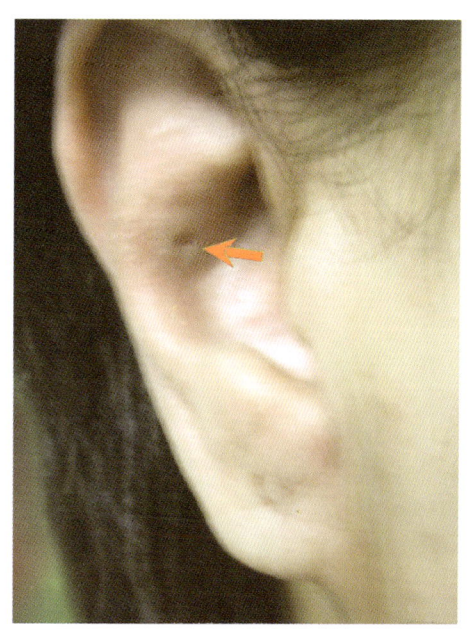
肝区：肿大隆起色泽正常，触之质软

慢性胆囊炎

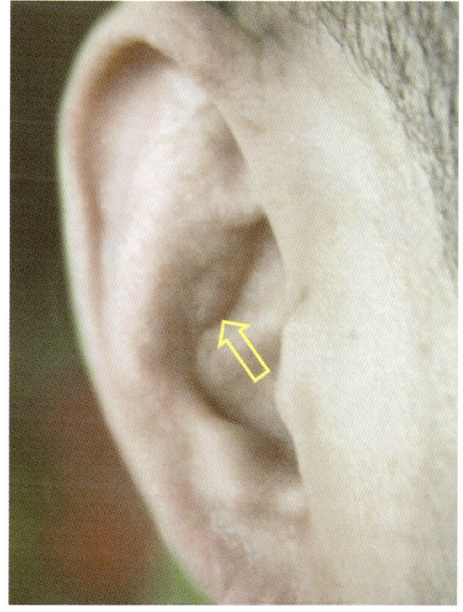
胆囊穴：肿大

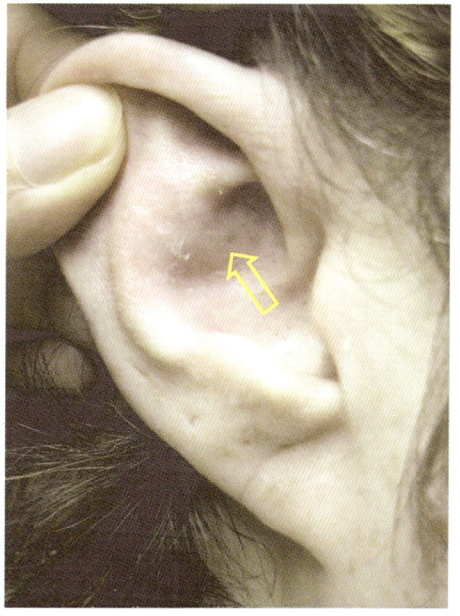
胆囊穴：肿大

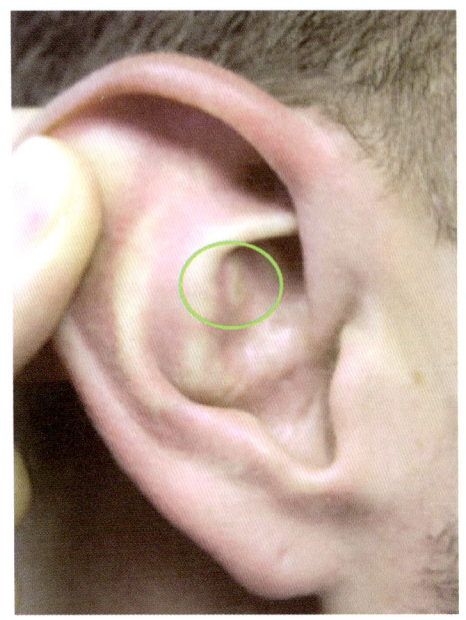
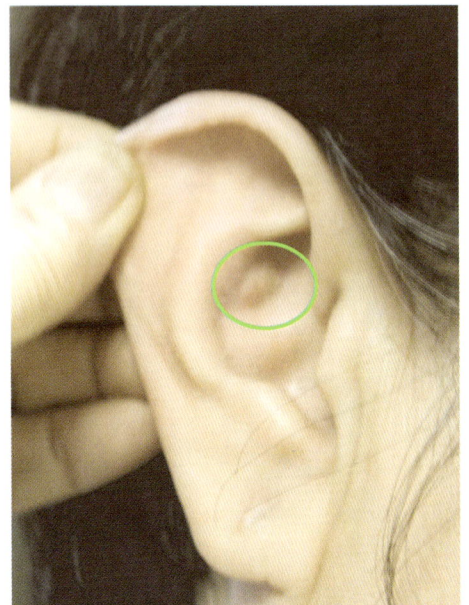

胆区：肿胀　　　　　　　　　　　胆区：肿胀

阻塞性胆管炎

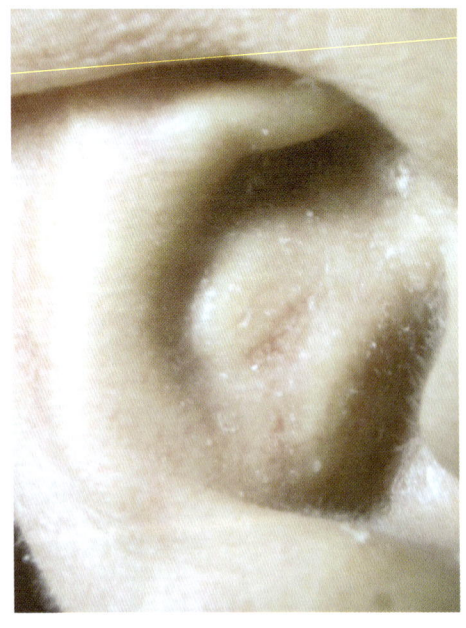

胆道:色黄肿胀　十二指肠、胃区：充血

慢性胆道感染

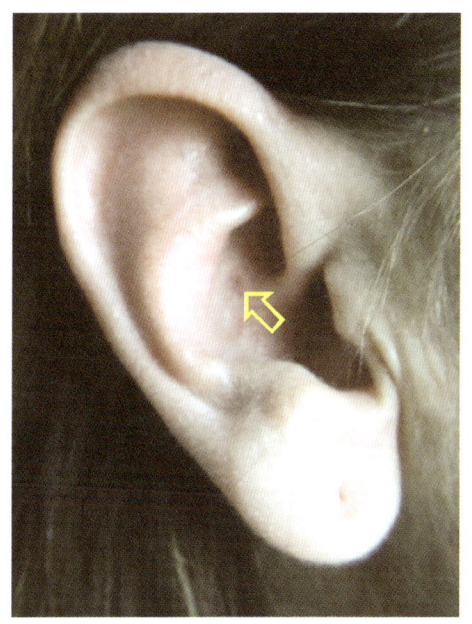

胆道区：片状肿胀，压痕

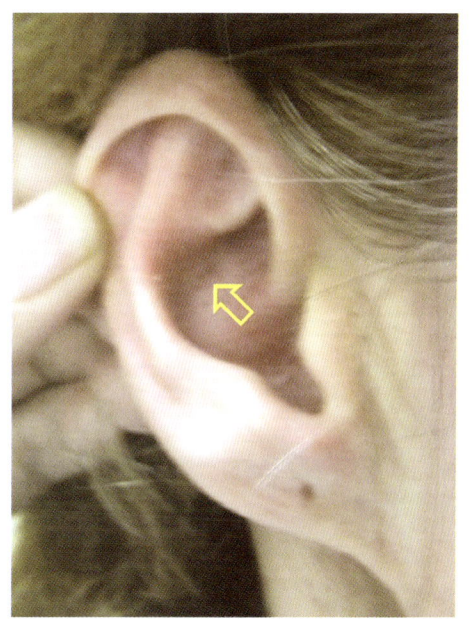

胆道区：片状肿胀，压痕

胆囊结节

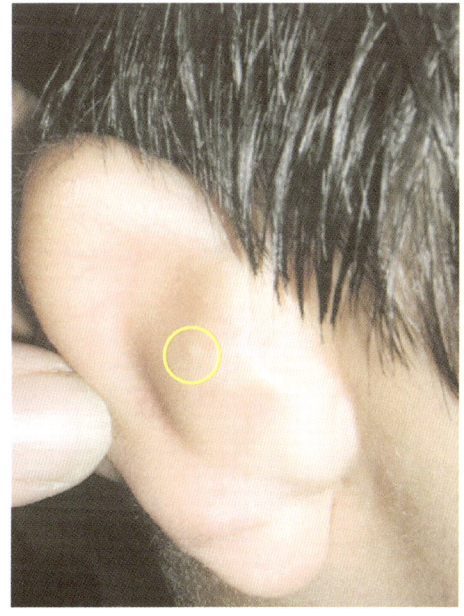

耳背胆囊结节，多见于遗传病

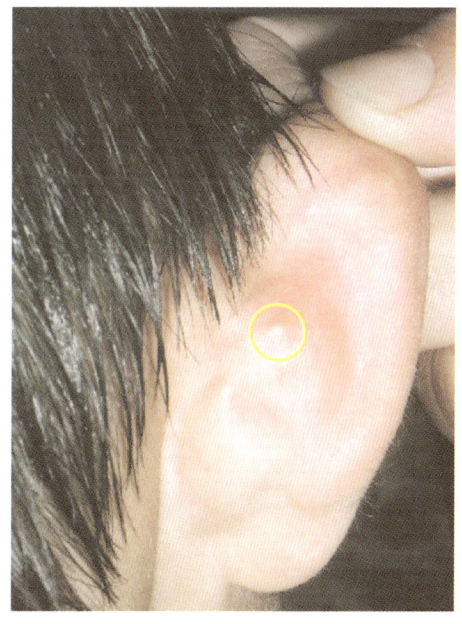

耳背胆囊结节，多见于遗传病

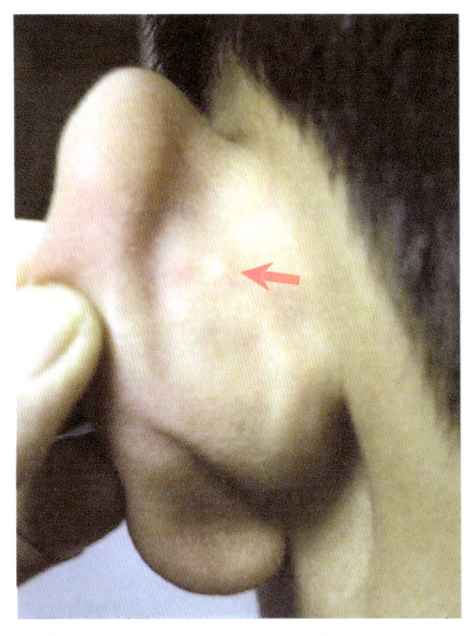
耳背胆囊结节,多见于遗传病

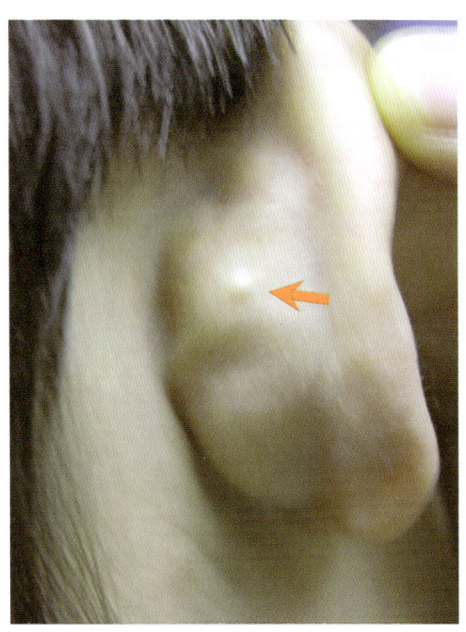
耳背胆囊结节,多见于遗传病

胰腺炎

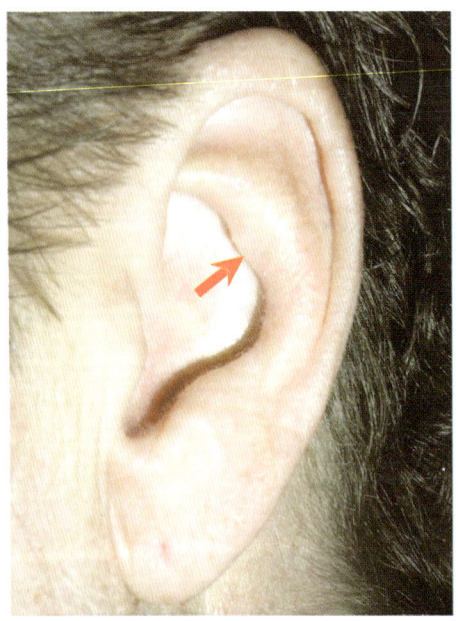
胰腺:肿胀

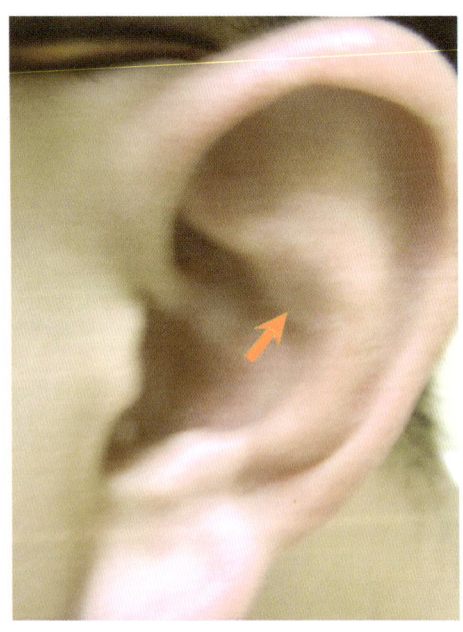
胰腺:肿胀

脾肿大

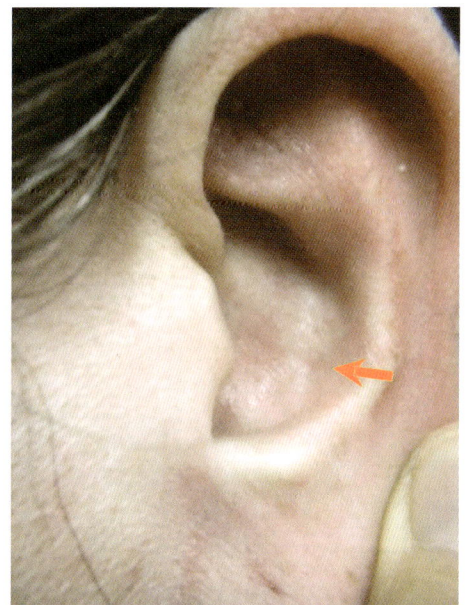
脾区：肿胀压痕

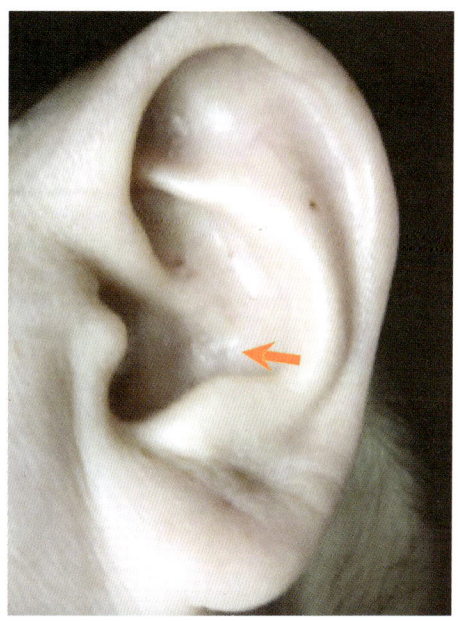
脾区：肿胀压痕

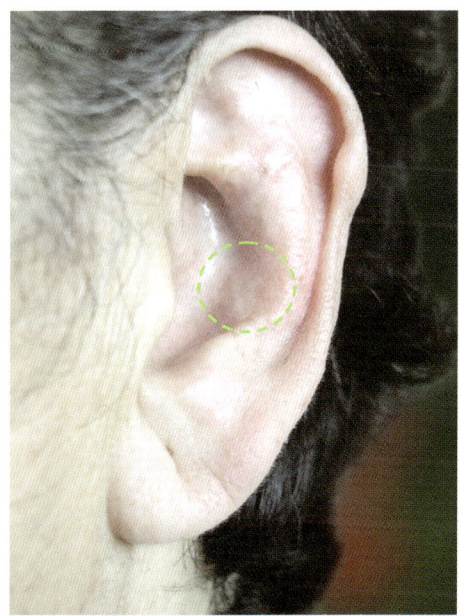
脾区：肿大，质硬

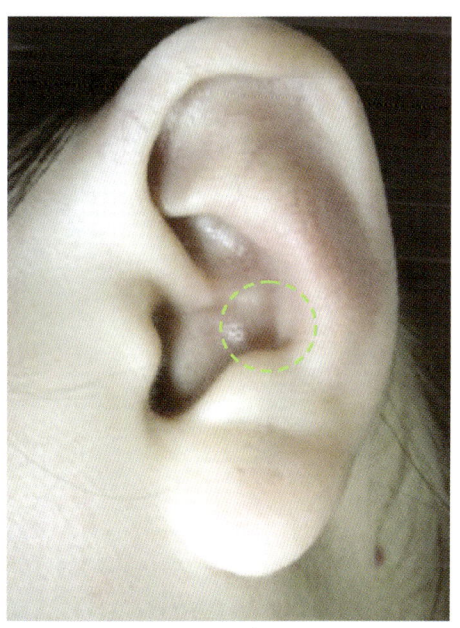
脾区：肿大，质硬

脂肪代谢障碍

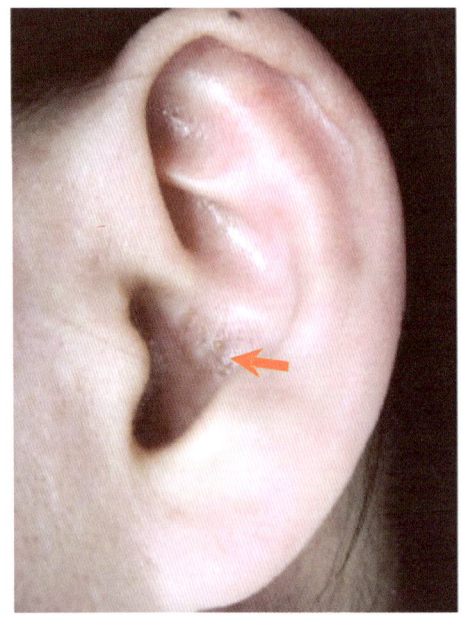

耳甲腔内数目不等的白色脂溢结节

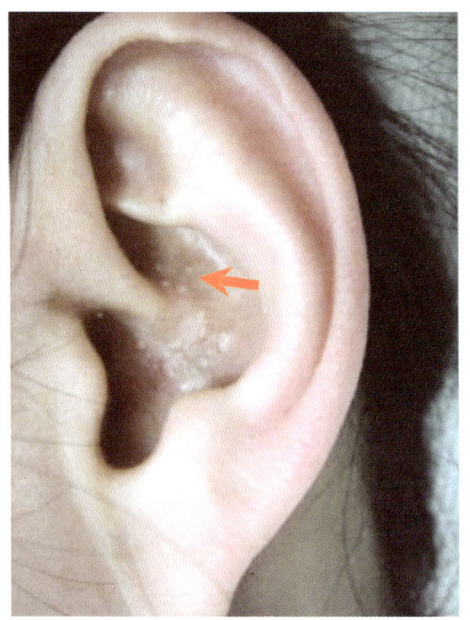

胃区、小肠、脾区：脂溢结节

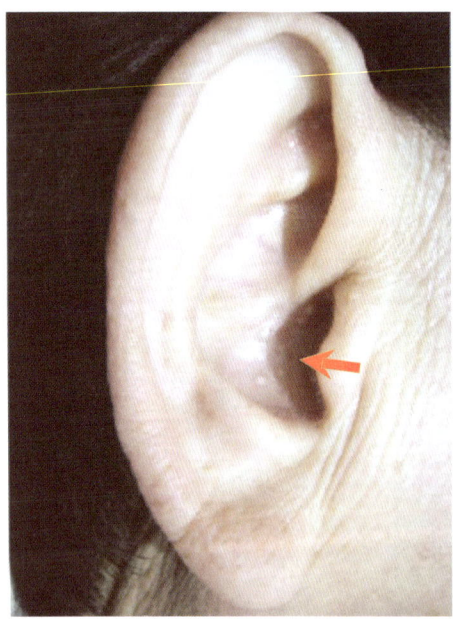

消化道：多个脂溢结节

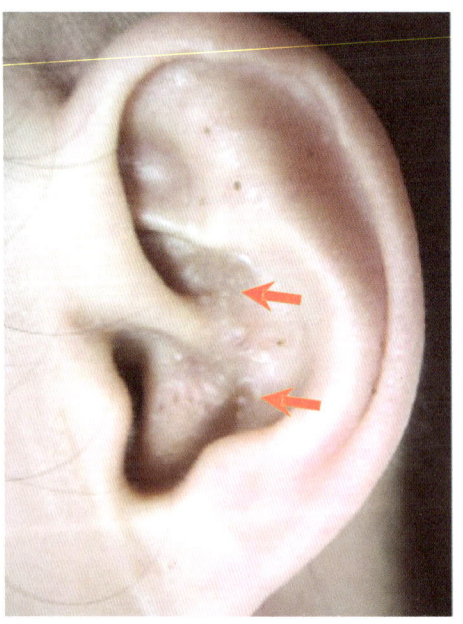

消化道：脂溢性丘疹

内脏中毒反应（吸毒）

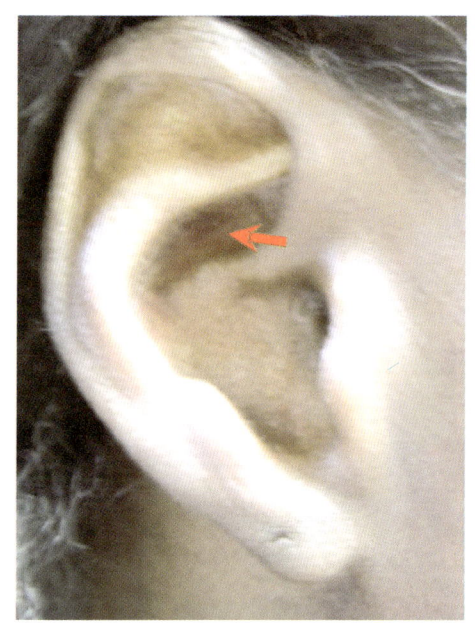

消化道、大肠、胸：暗灰色

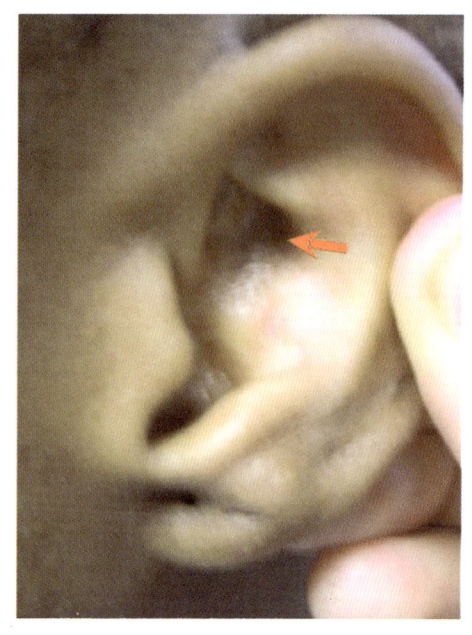

消化道：呈暗灰色

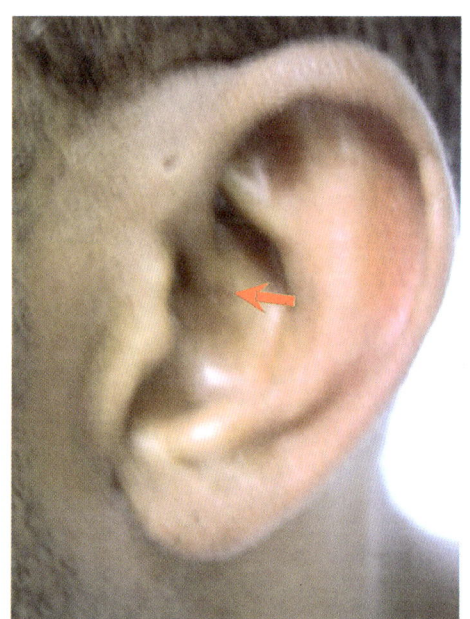

胸腔、腹胀：呈暗灰色

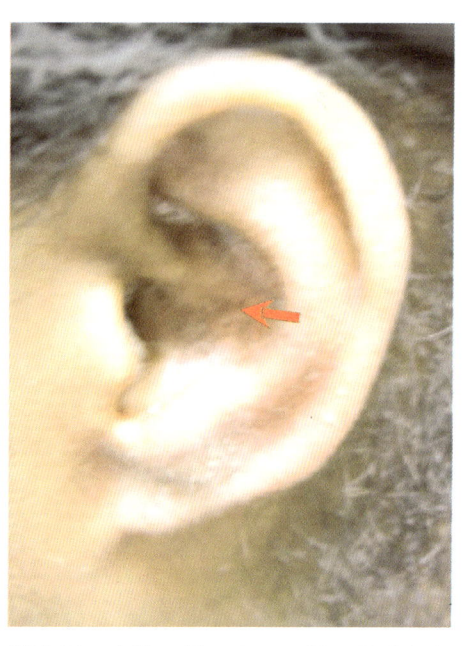

消化道、食管、胃、大肠、肾：呈暗灰色

消化不良

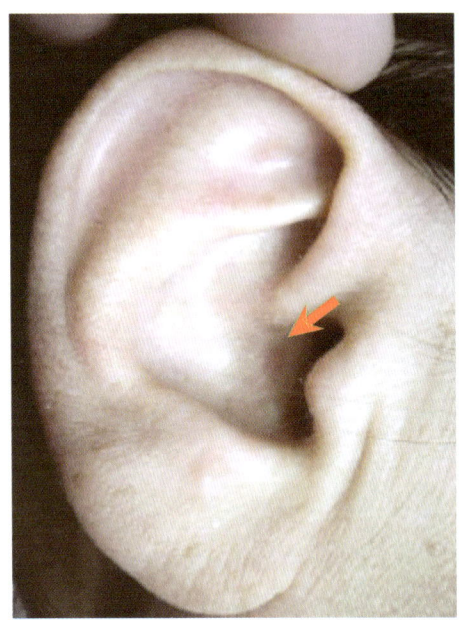

口区：皮肤不光泽，有数目不等的丘疹

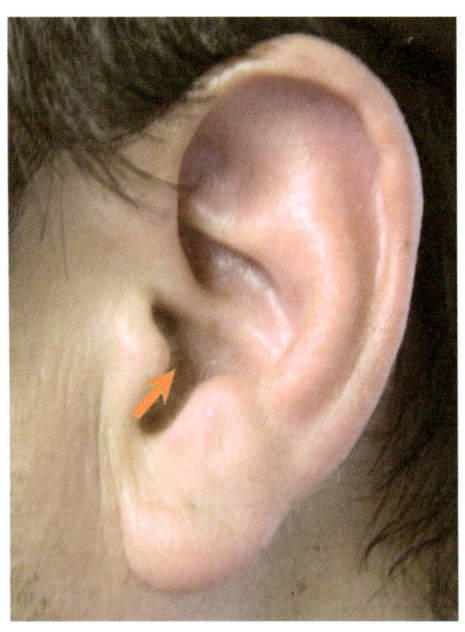

口区：皮肤不光泽，有数目不等的丘疹

食管炎

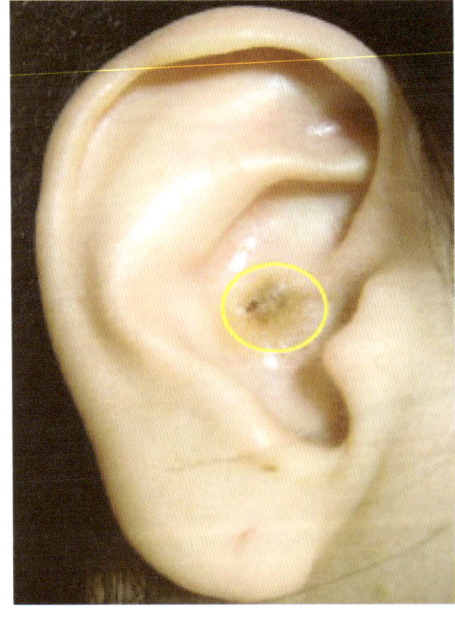

食管区：呈褐色瘢痕样改变

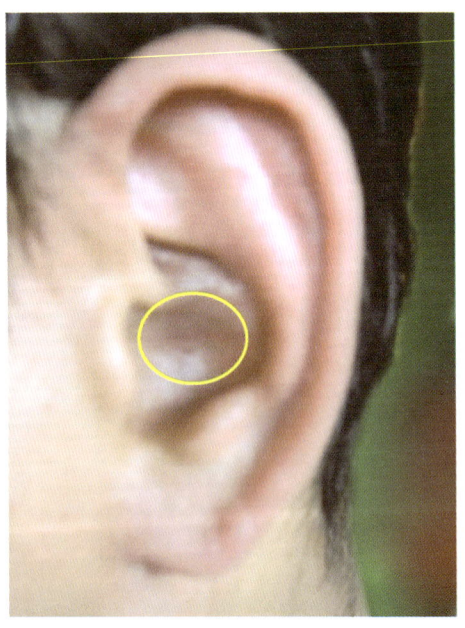

食管区：充血红润，可见凹陷

内科消化系统疾病

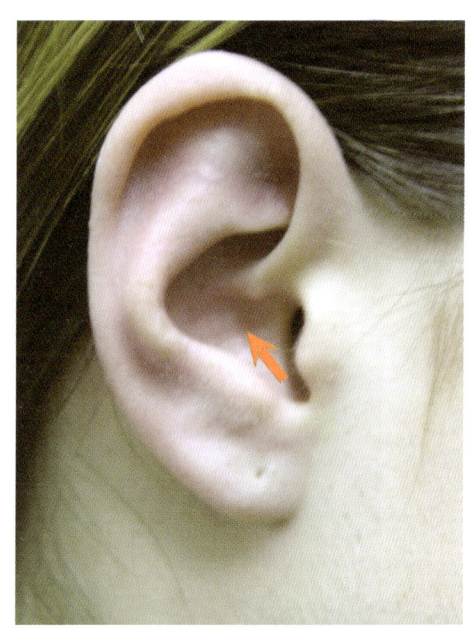
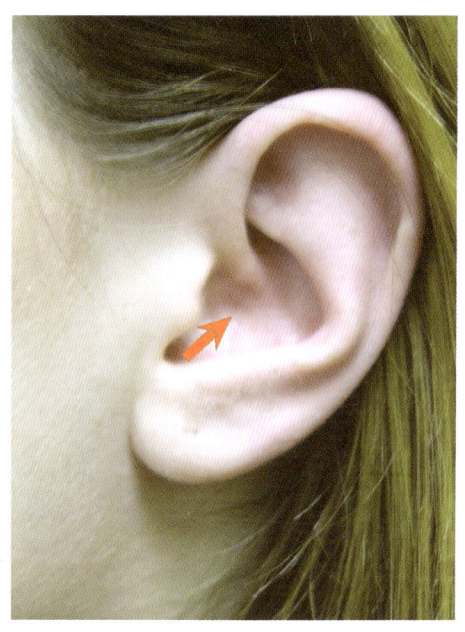

食管区：充血红润，可见凹陷　　　　食管区：充血红润，可见凹陷

裂孔疝

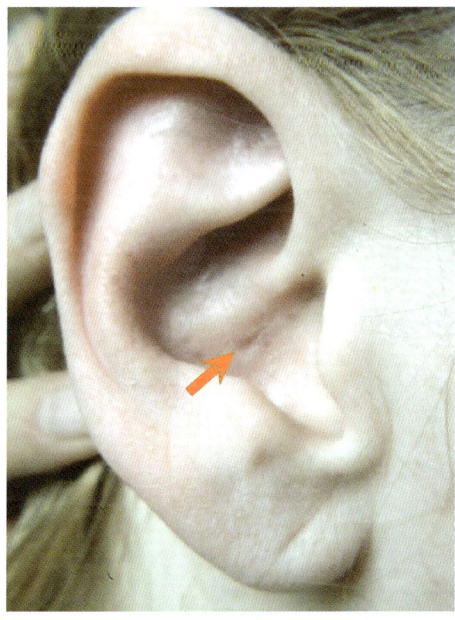
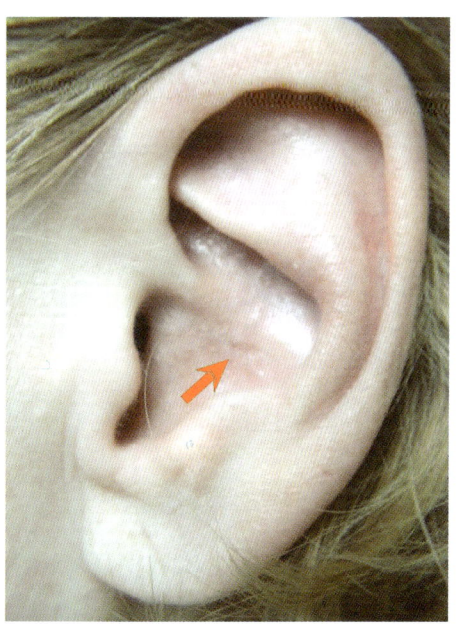

食管与贲门：可见缺损凹陷　　　　食管与贲门：可见缺损凹陷

食道肿瘤

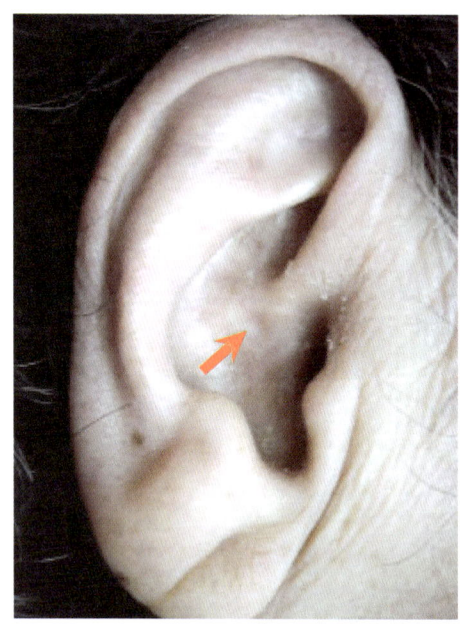

食管：肿块，触之压痕

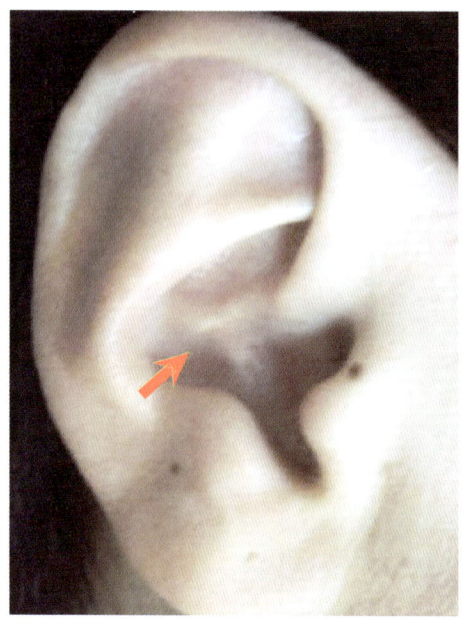

食管：可见白色结节

贲门疾病

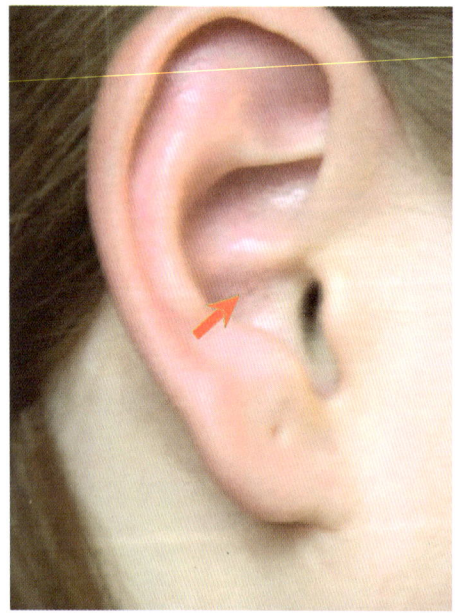

贲门穴：红润不平坦　诊断：反酸

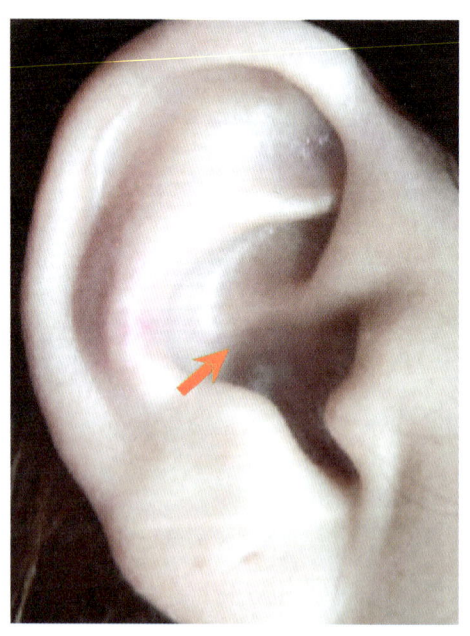

贲门穴：红润不平坦　诊断：反酸

内科消化系统疾病

贲门炎

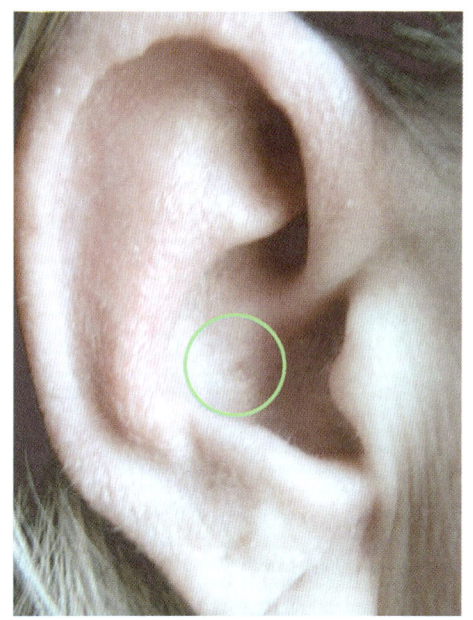

贲门穴：水肿，压痕

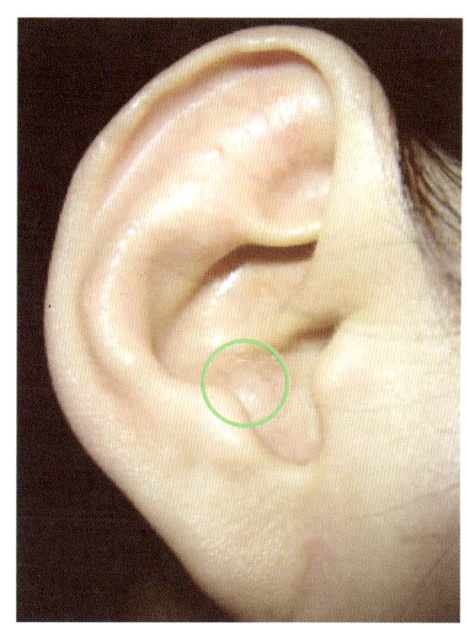

贲门穴：凹陷，脱屑

贲门肿瘤

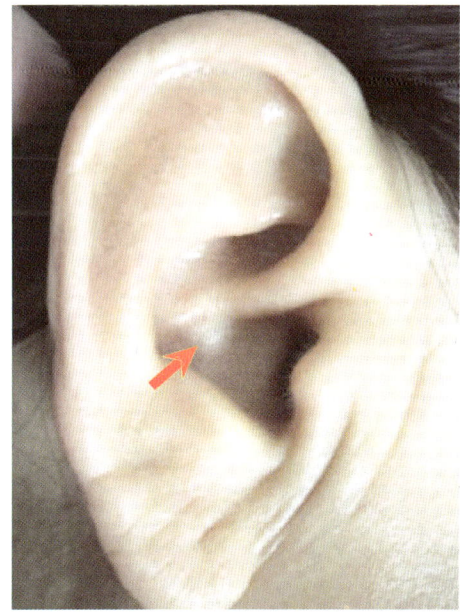

贲门穴：白色结节状隆起

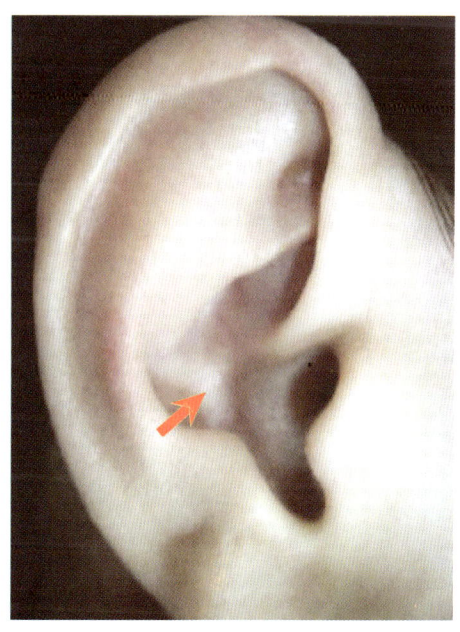

贲门穴：白色结节状隆起

急性胃炎

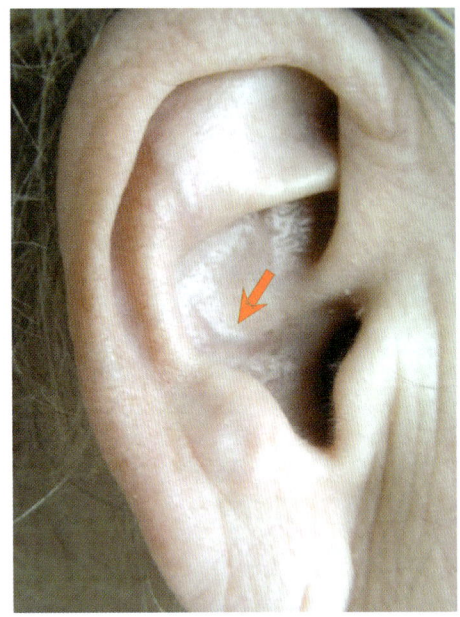

胃区：可见毛细血管扩张

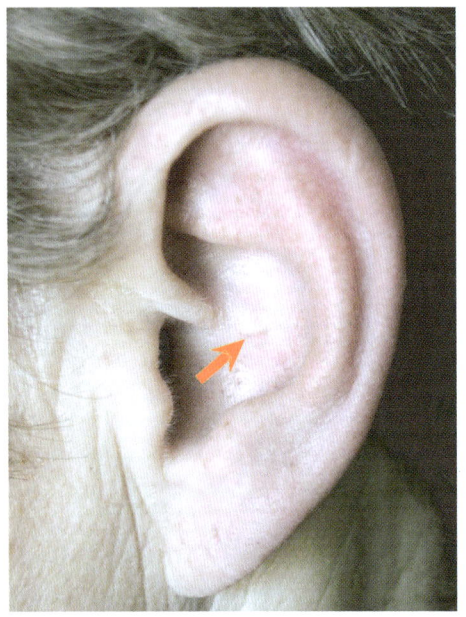

胃区：可见毛细血管扩张

浅表性胃炎

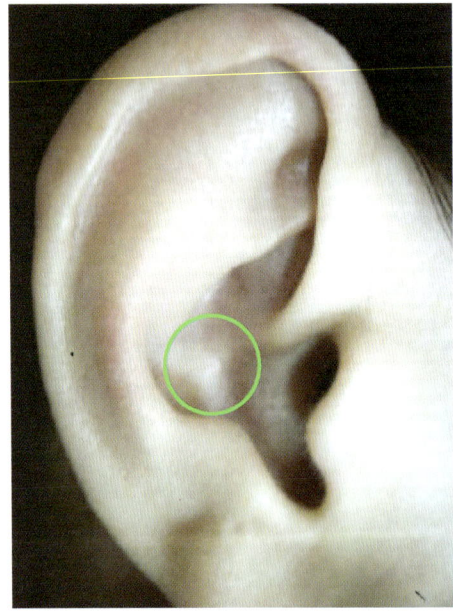

胃区：片状白色隆起

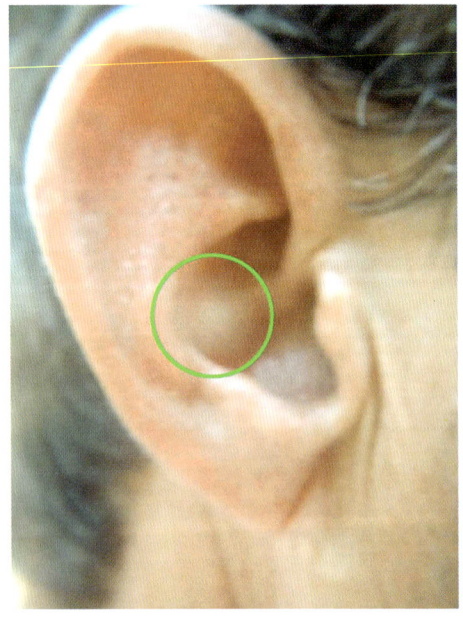

胃区：片状白色隆起

内科消化系统疾病

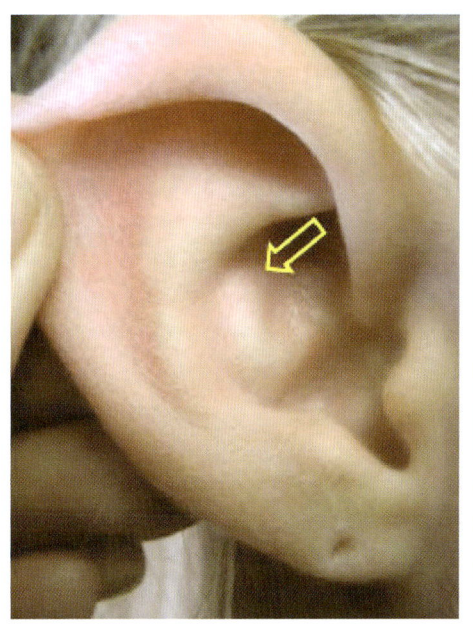

胃区：片状白色隆起

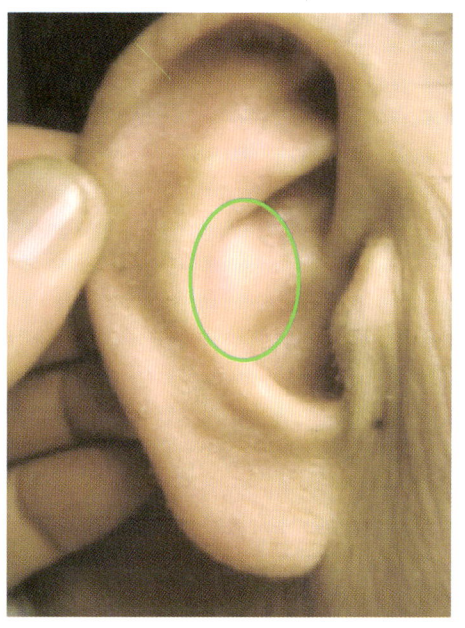

胃区：片状白色隆起

慢性胃炎

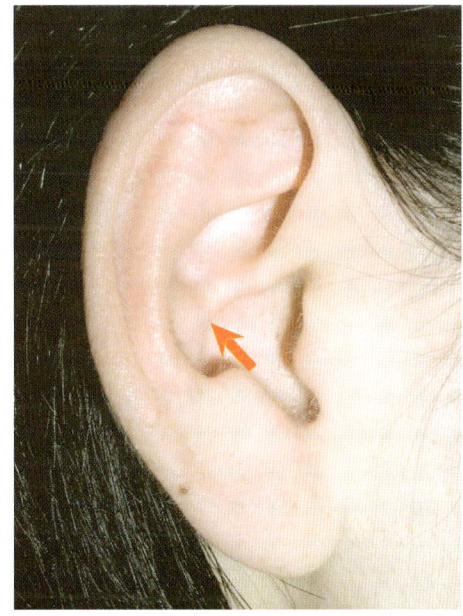

胃区：片状隆起

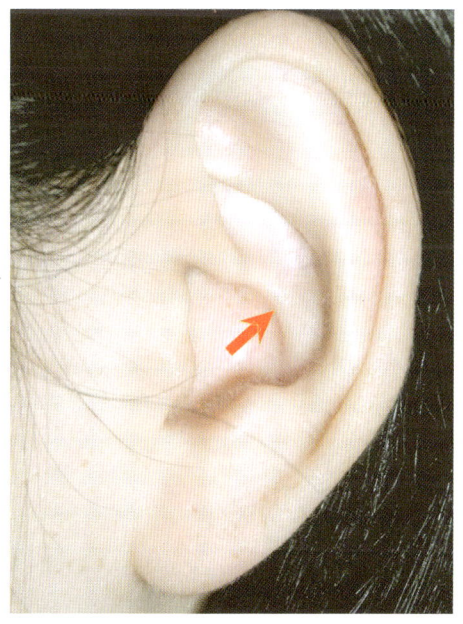

胃区：片状隆起

慢性胃炎急性发作

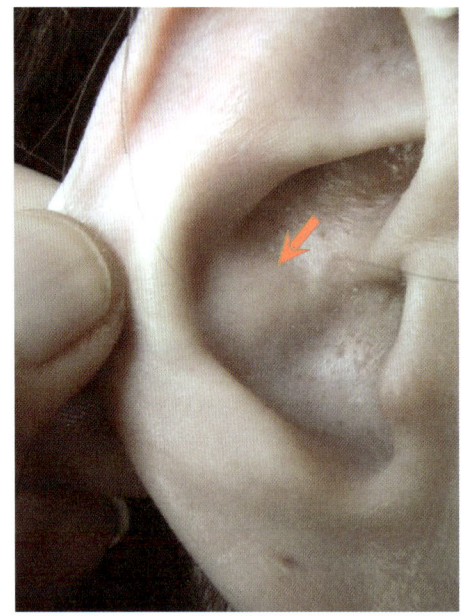

胃区：片状白色隆起，伴有红色

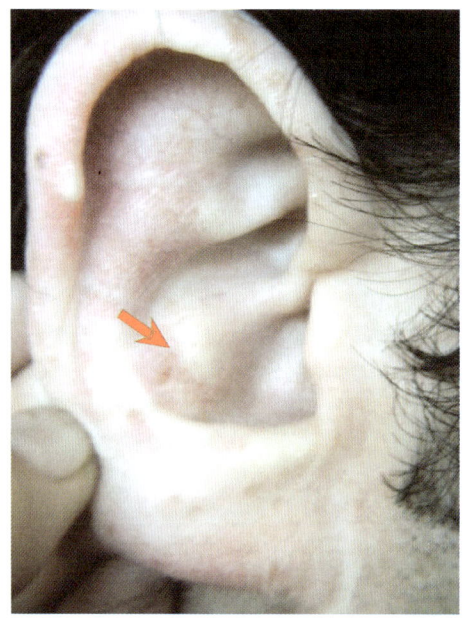

胃区：片状白色隆起，伴有红色

萎缩性胃炎

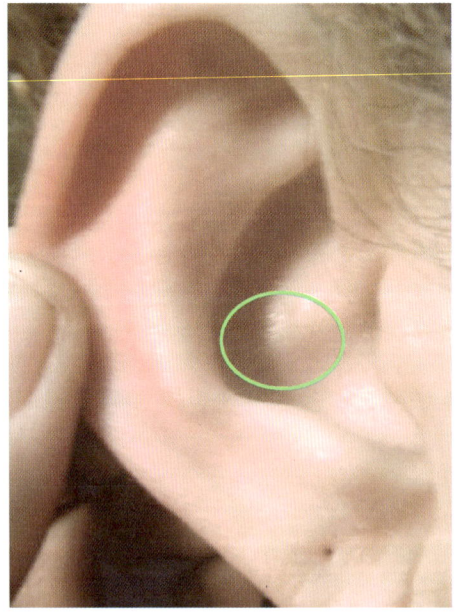

胃区：低凹，似瘢痕样改变

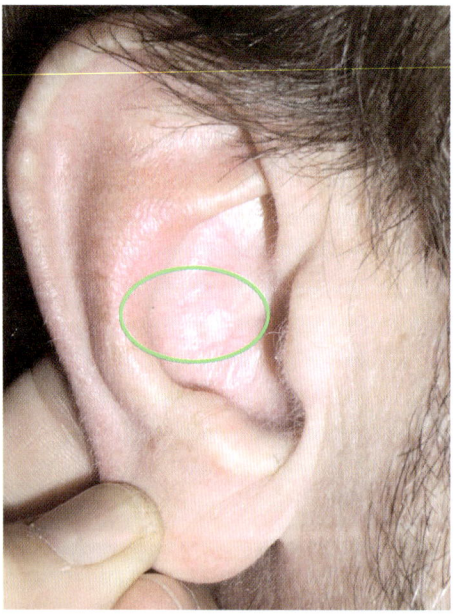

胃区：低凹，似瘢痕样改变

肥厚性胃炎

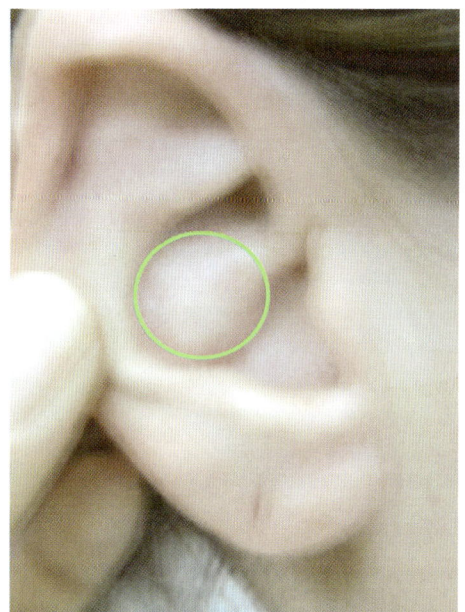

胃区：大片白色增厚

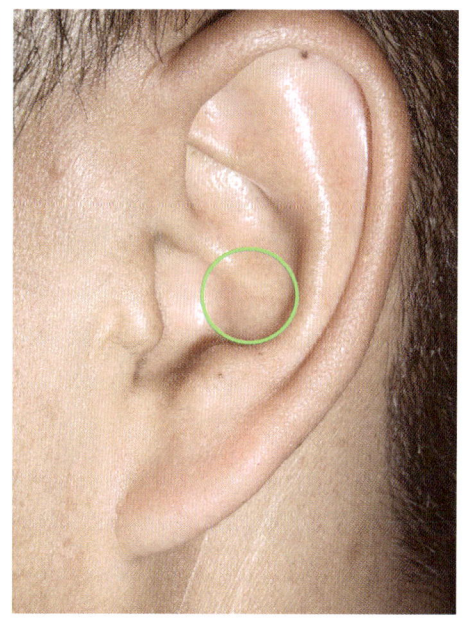

胃区：大片白色增厚

胃溃疡

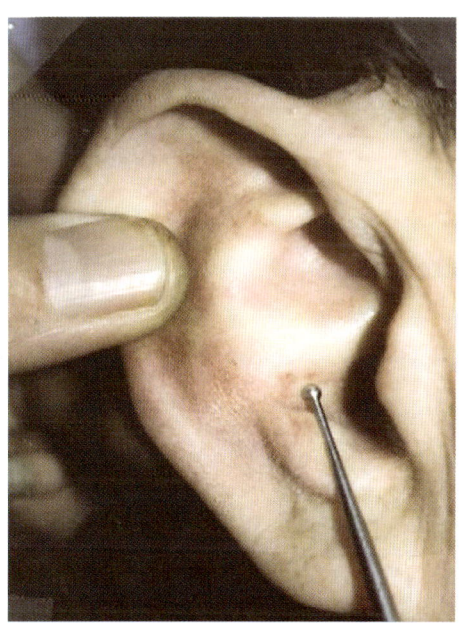

胃小弯处：呈点状红色凹陷

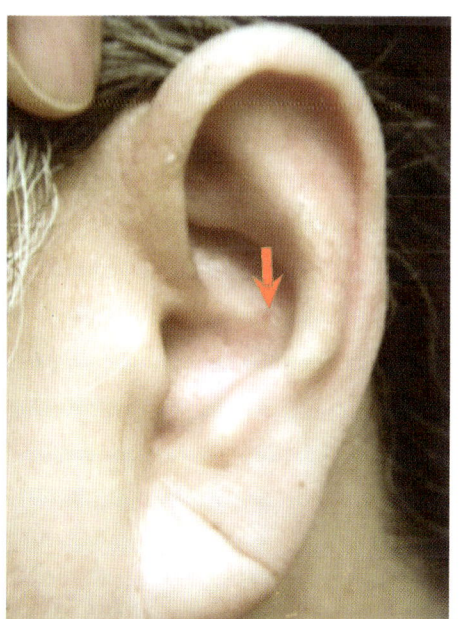

胃小弯处：呈点状红色凹陷

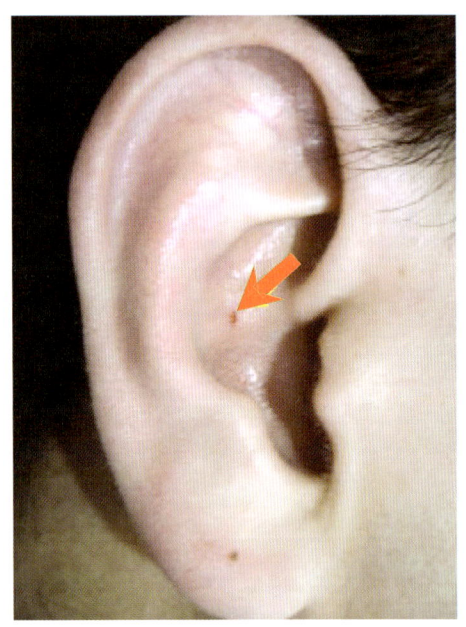 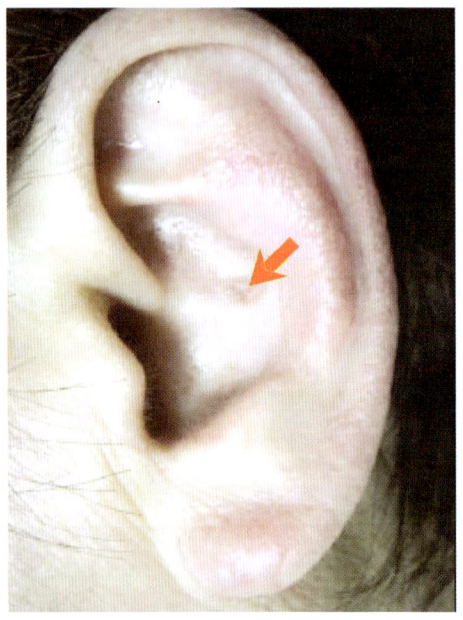

胃小弯处：呈点状红色凹陷　　胃幽门窦部：褐色瘢痕

胃 癌

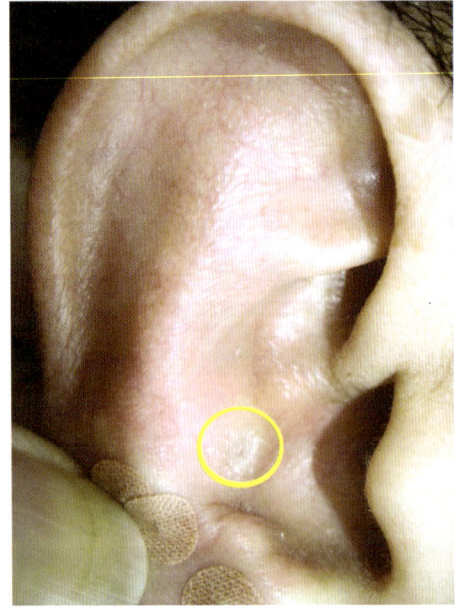 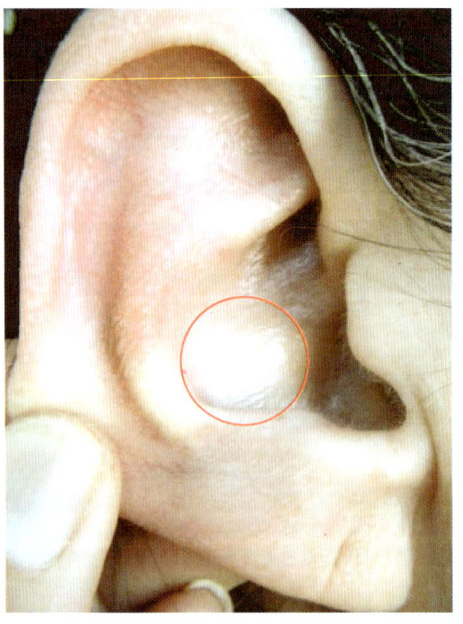

胃区：白色不规则肿块　　胃区：白色不规则结节，周围呈褐色

内科消化系统疾病

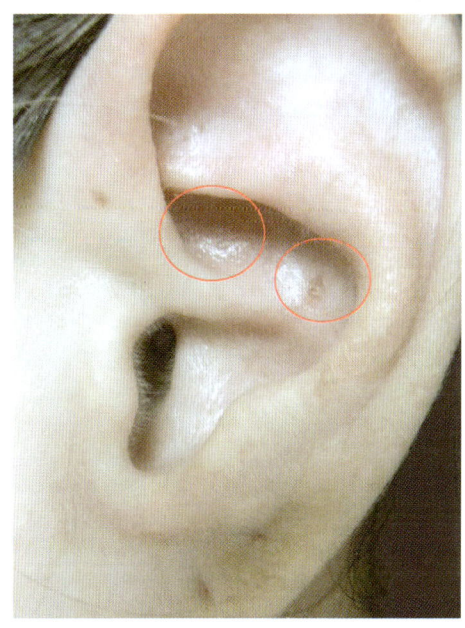

胃及结肠区：结节，色暗

胃部肿瘤

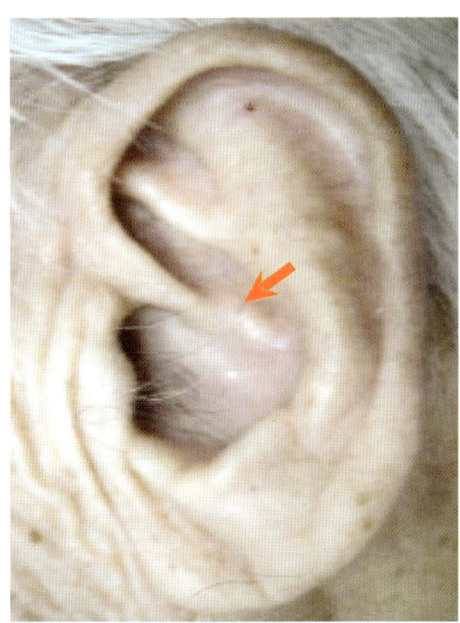

胃区：白色肿块

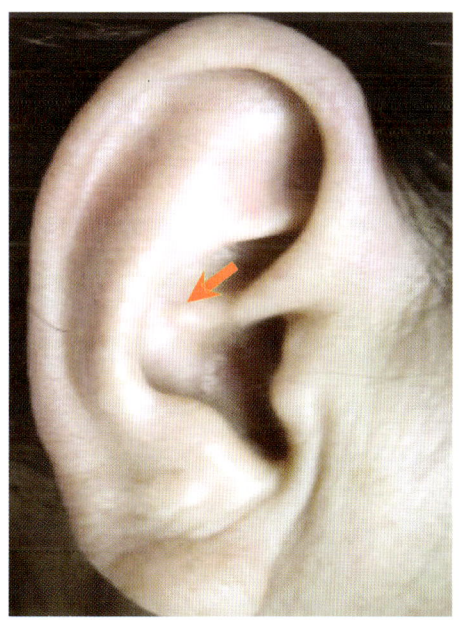

胃区：小圆形结节

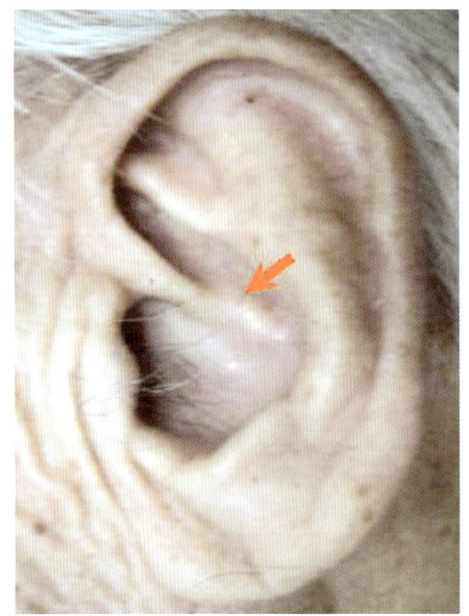

胃区：白色肿块

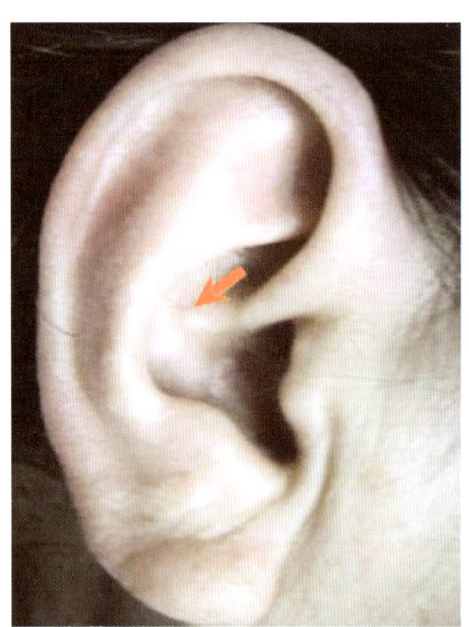

胃区：小圆形结节

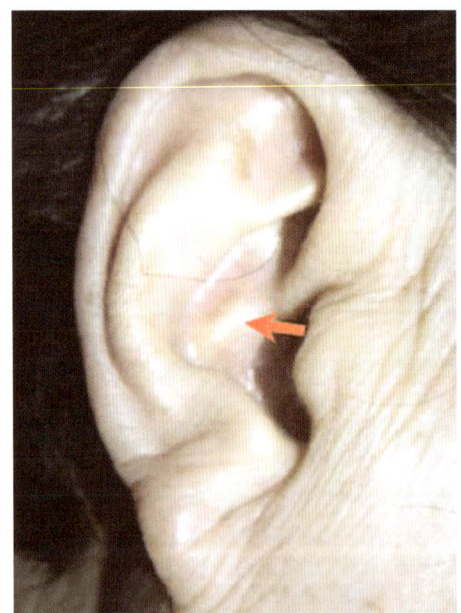

胃区：白色肿块

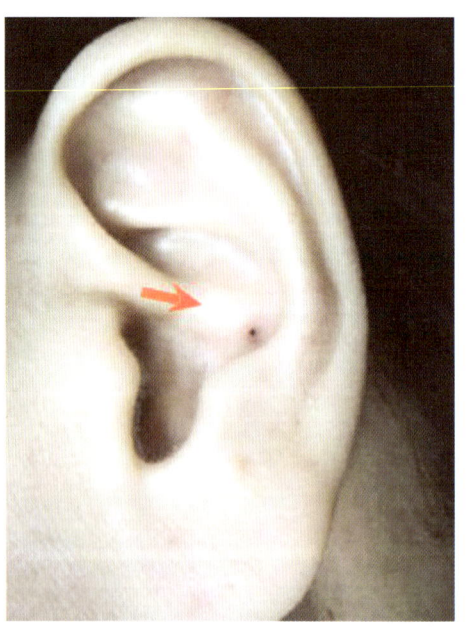

胃区：小圆形结节

十二指肠溃疡

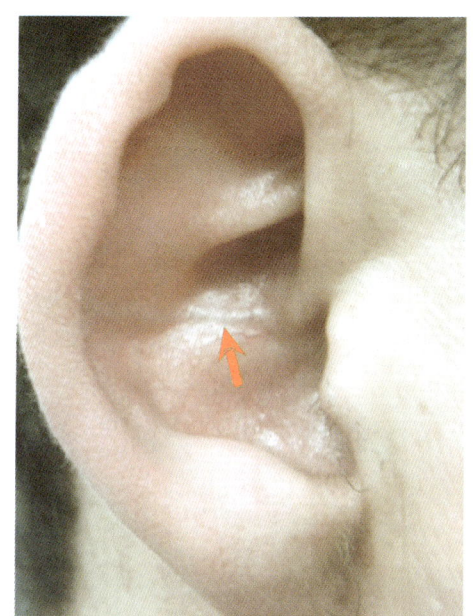

十二指肠区：毛细血管扩张

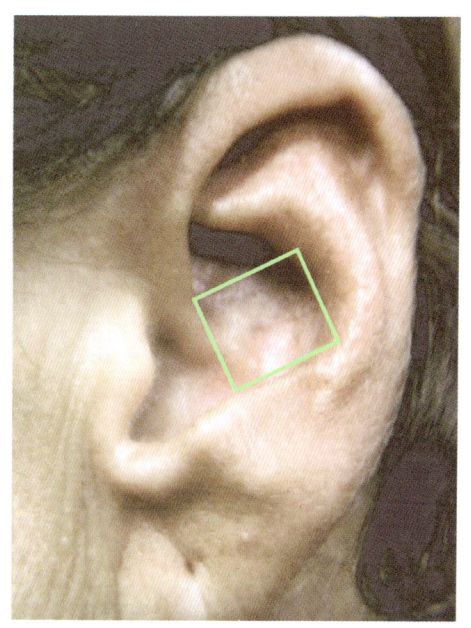

十二指肠区：红色凹陷

十二指肠溃疡（静止期）

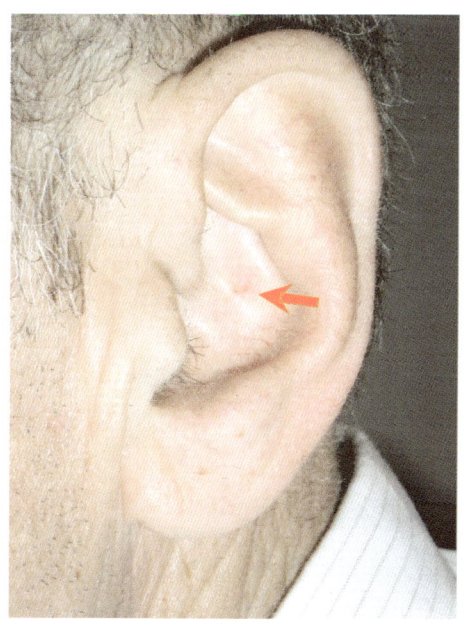

十二指肠区：呈点状暗红色凹陷

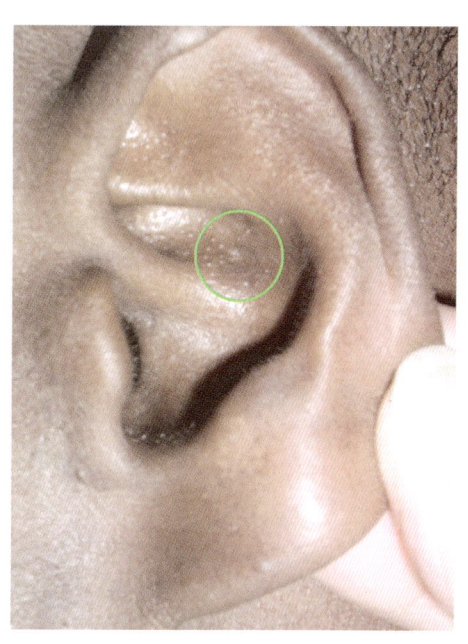

十二指肠区：呈圆形褐色瘢痕样改变，中间呈白色凹陷

十二指肠溃疡病史

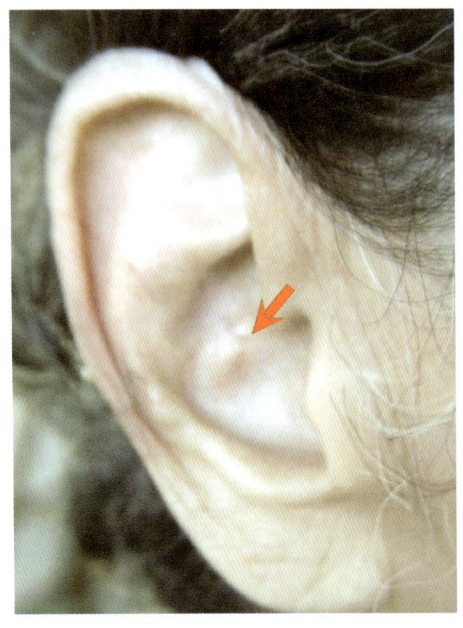

十二指肠区：耳轮脚上缘边缘不整齐，似瘢痕样改变

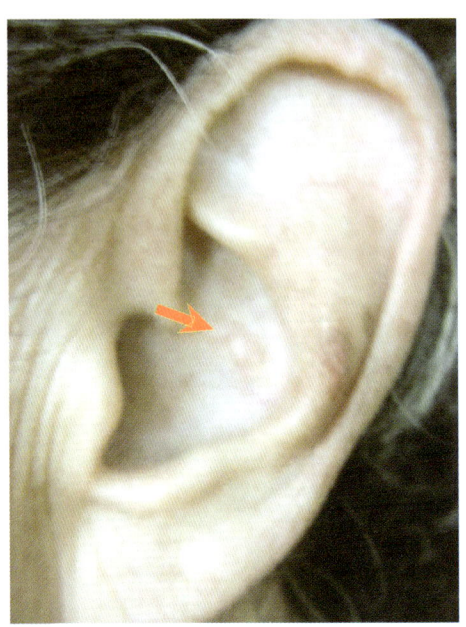

十二指肠区：耳轮脚上缘边缘不整齐，似瘢痕样改变

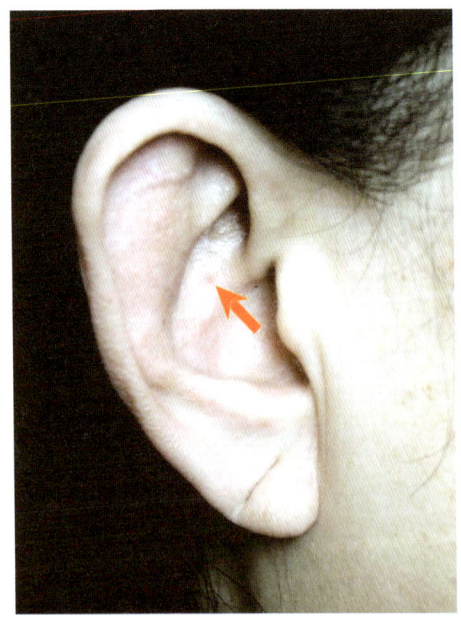

十二指肠区：点状褐色凹陷

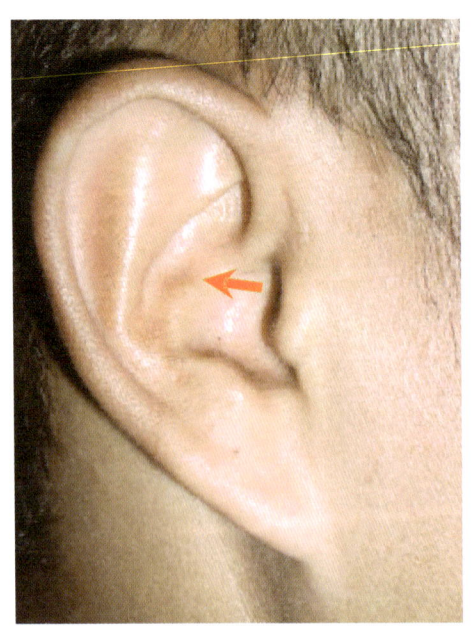

十二指肠区：耳轮脚上缘缺损呈褐色改变

内科消化系统疾病

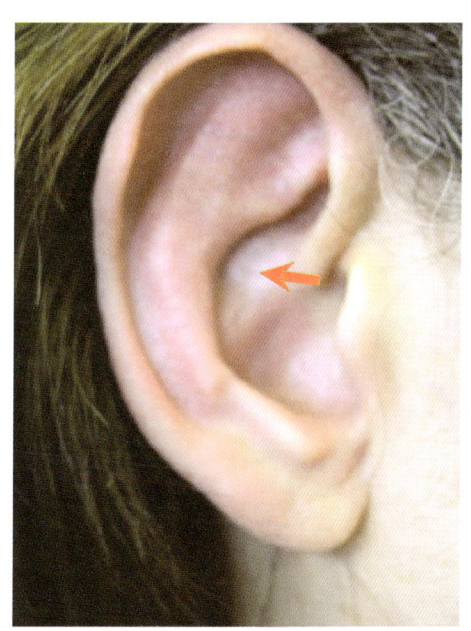
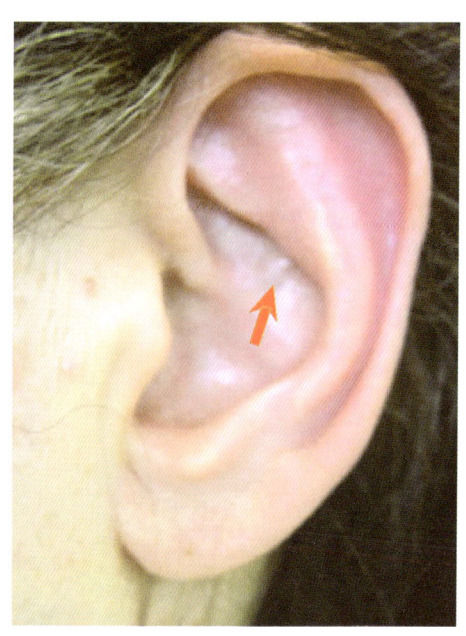

十二指肠区：球部变形隆起　　　　十二指肠区：球部变形隆起

十二指肠炎

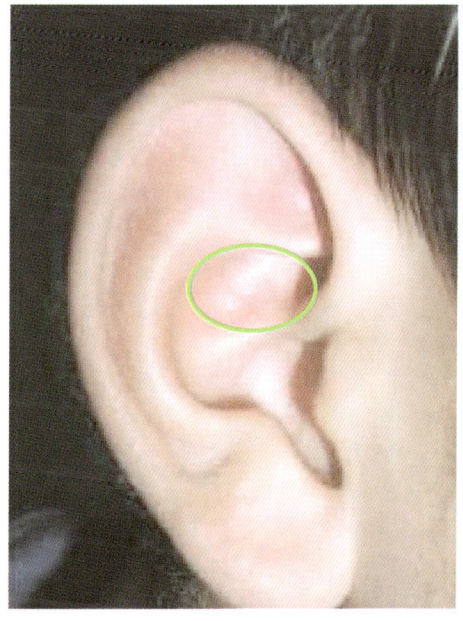
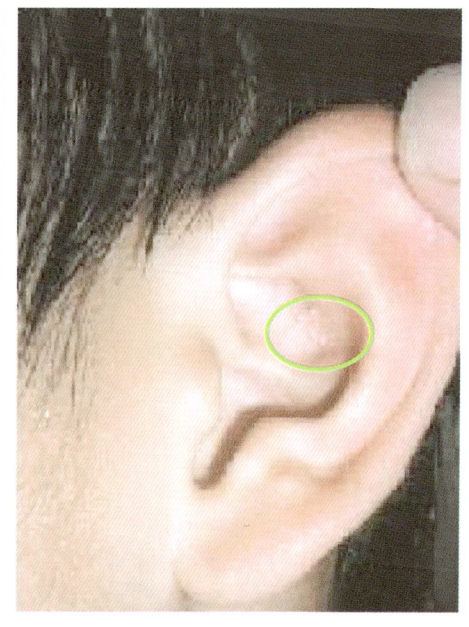

十二指肠区：呈大片凹陷，中间可见毛细血管扩张　　　　十二指肠区：呈大片凹陷，中间可见毛细血管扩张

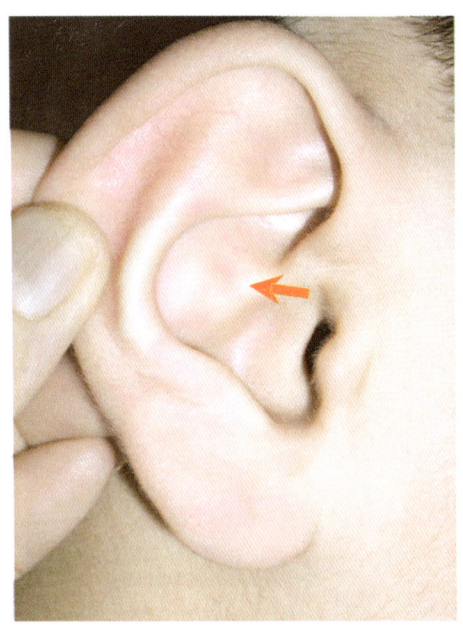
十二指肠：呈圆形凹陷，色淡红

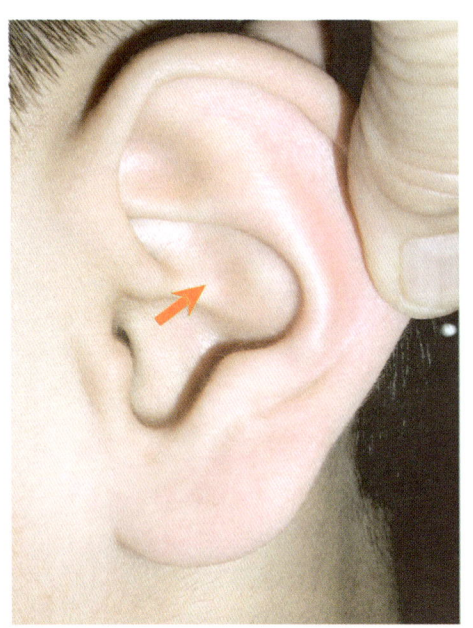
十二指肠：呈圆形凹陷，色淡红

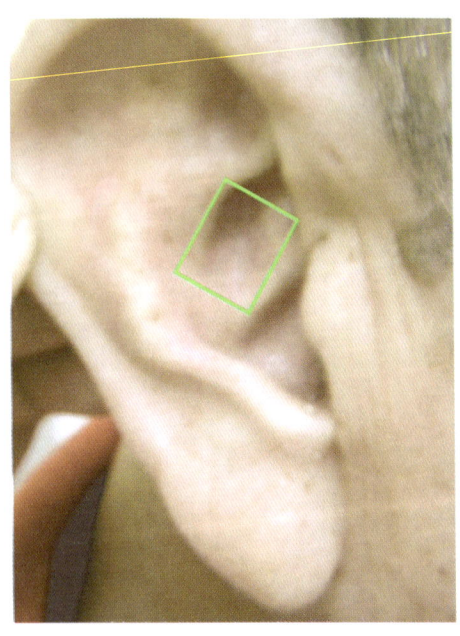
十二指肠：呈大片凹陷，色红

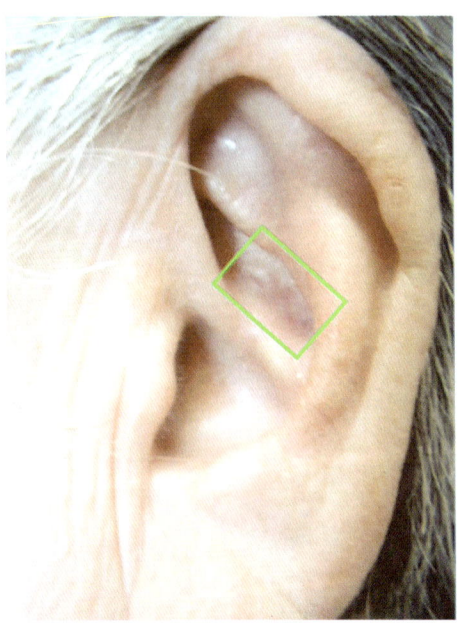
十二指肠：呈大片凹陷，色红

内科消化系统疾病

十二指肠病遗传史

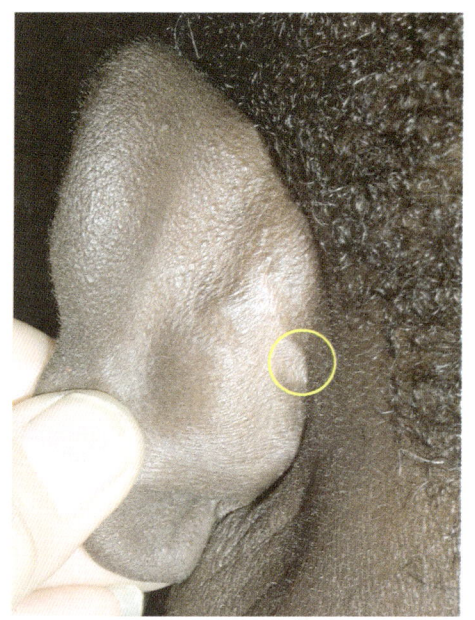
耳背十二指肠：球状结节

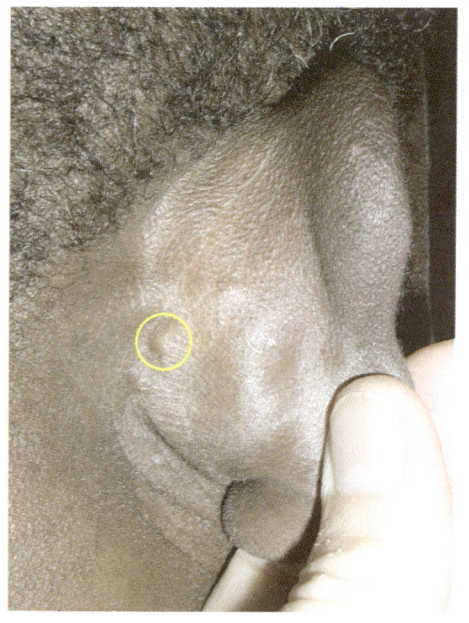
耳背十二指肠：球状结节

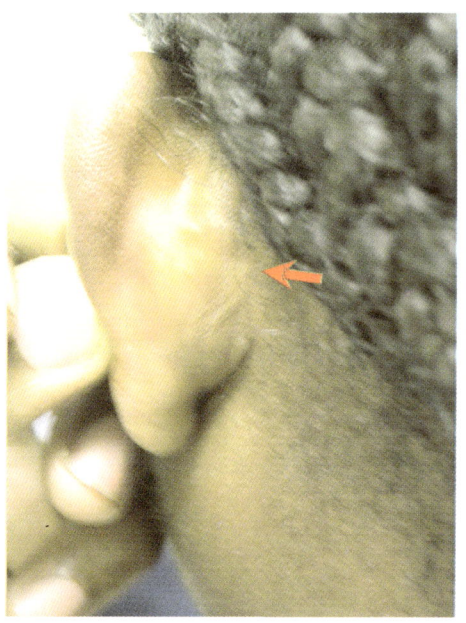
耳背十二指肠：球状结节

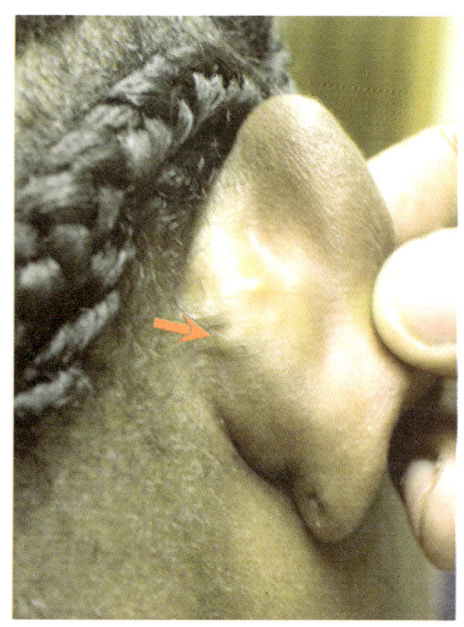
耳背十二指肠：球状结节

局限性肠炎

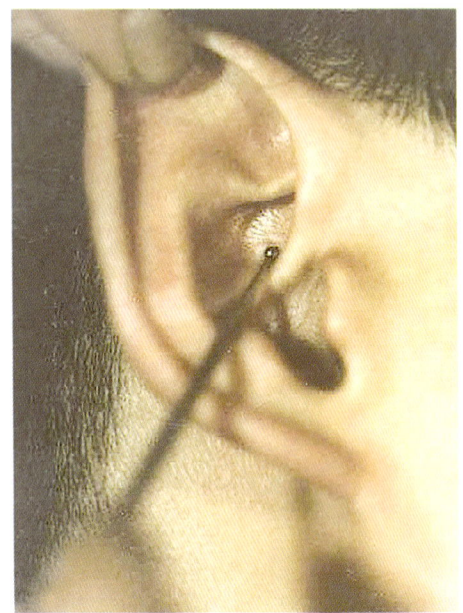

回盲肠部：肿胀，点状凹陷

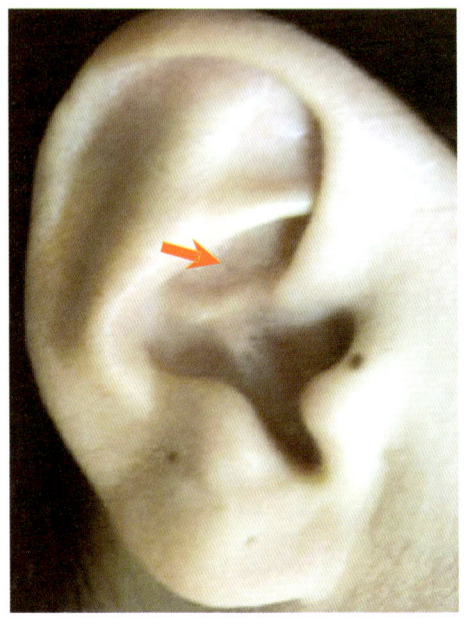

回盲肠部：肿胀，有溃疡面

溃疡性结肠炎

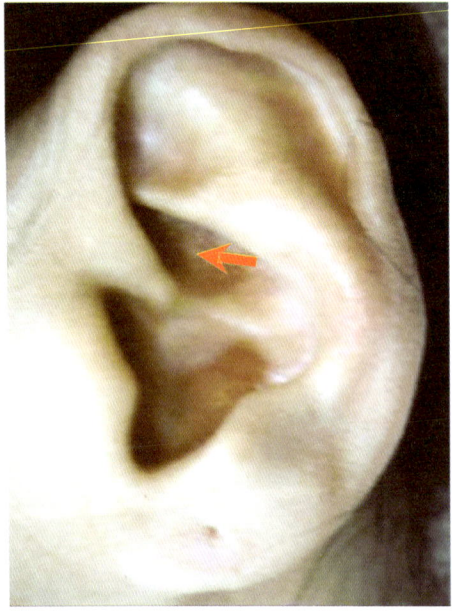

大、小肠区：红色充血，凹陷

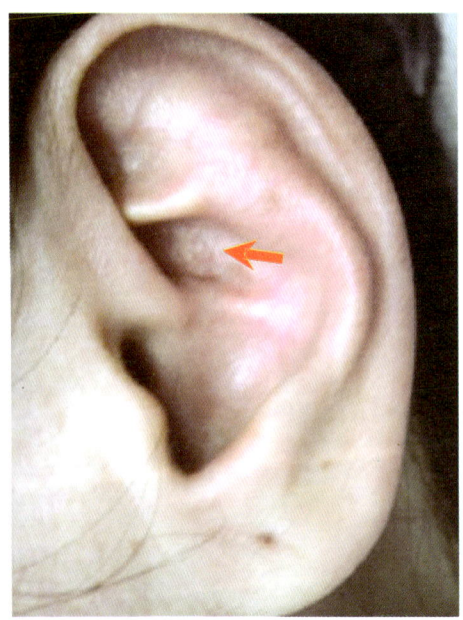

大、小肠区：红色充血，凹陷

内科心血管系统疾病

正常心区　　　　心力衰竭
非正常心区　　　心脏扩大
心律不齐　　　　心肌梗死
心动过缓　　　　脑出血
心动过速　　　　脑动脉供血不足
冠心病　　　　　低血压沟
风湿性心脏病　　心律不齐沟
心肌炎　　　　　脑动脉硬化沟
肺心病

正常心区

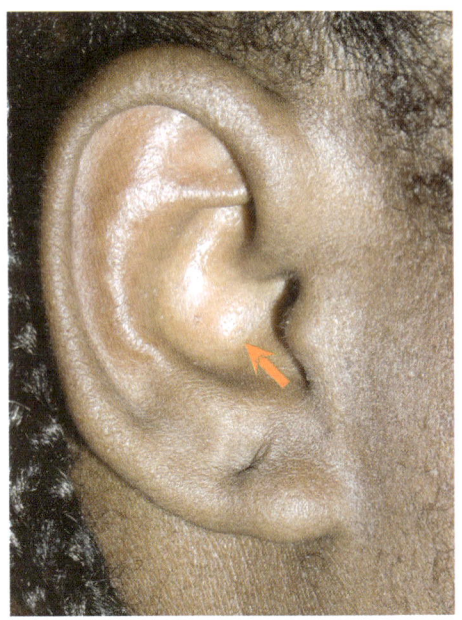
心区：可见正常生理凹陷

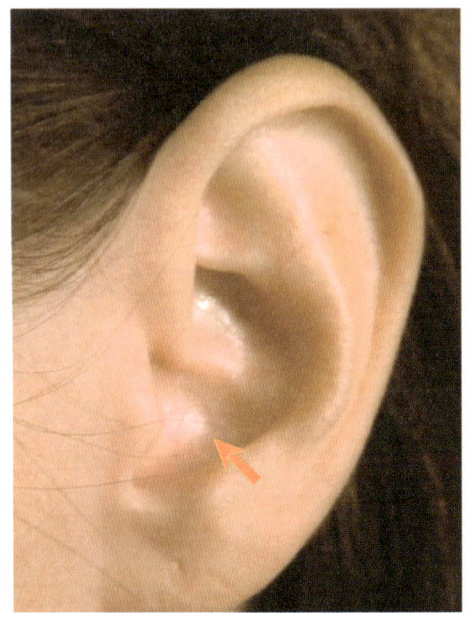
心区：可见正常生理凹陷及圆形反光区

非正常心区

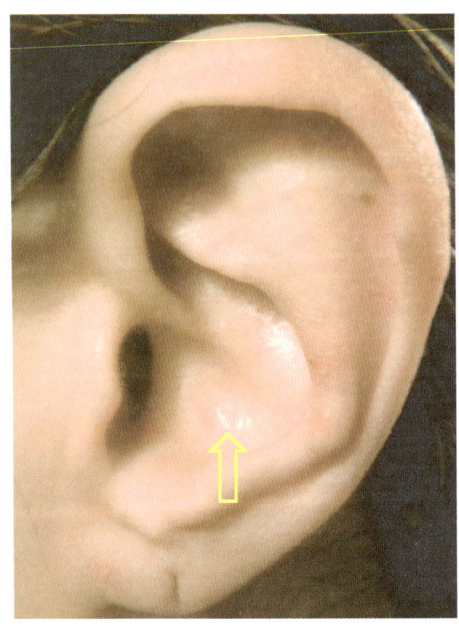
心区：心区环扩大＞0.5cm，心区不平坦

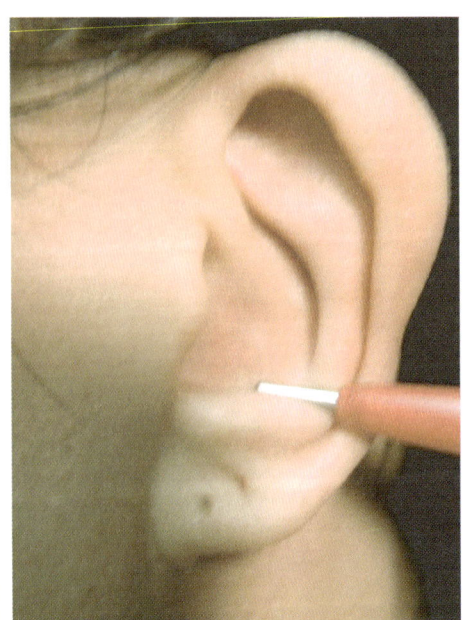
心区：正常生理凹陷消失

心律不齐

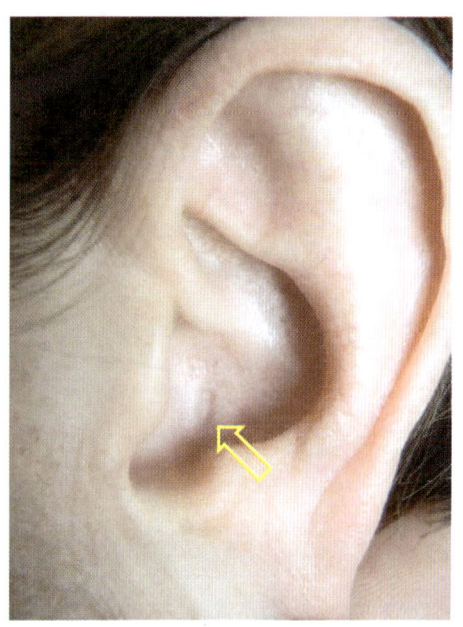
心区：水肿、触之压痕

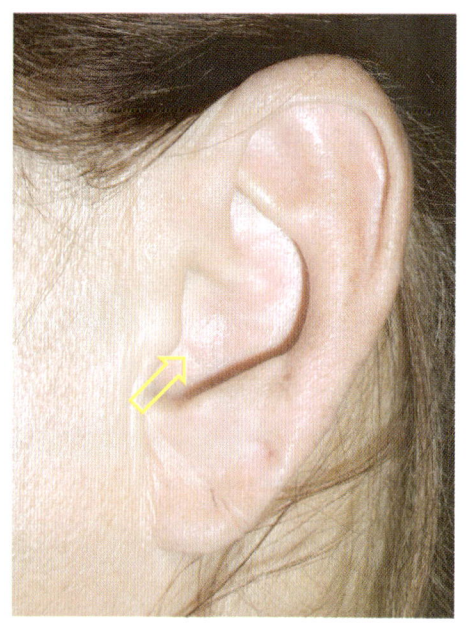
心区：心区环增大、内有数目不等的小丘疹

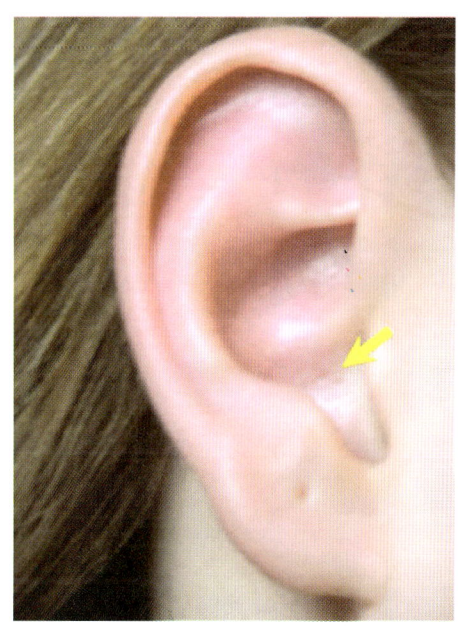
心区：心区环增大、内有数目不等的小丘疹

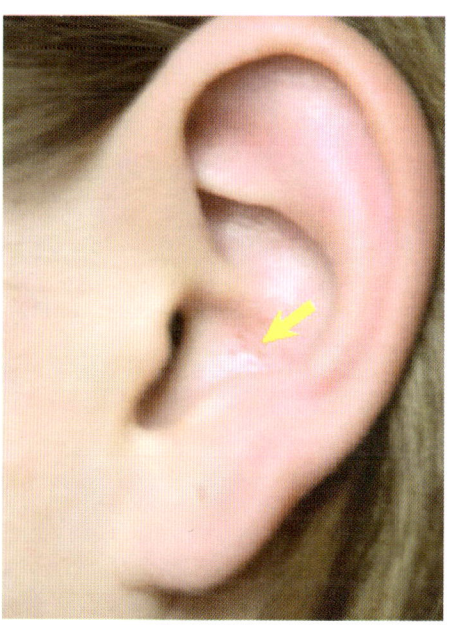
心区：心区环增大、内有数目不等的小丘疹

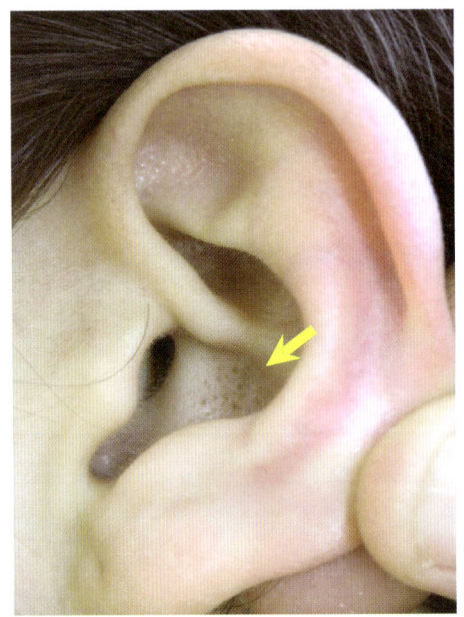 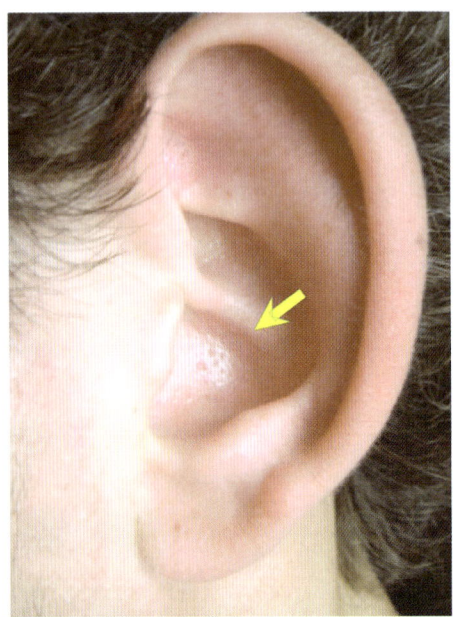

心区：可见点状凹陷　　　　　　心区：可见点状凹陷

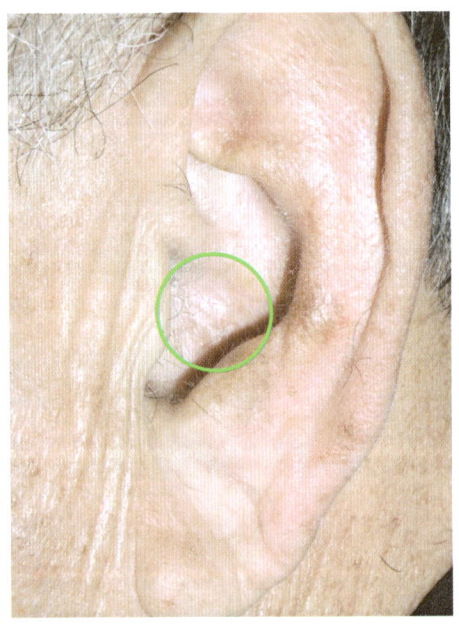 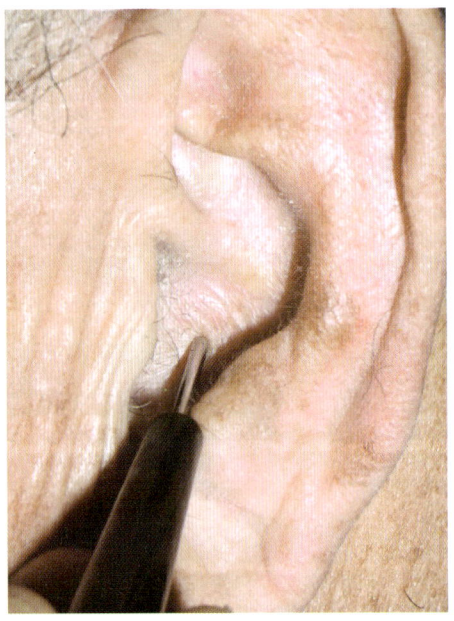

心区：可见水波纹　　　　　　心区：触之可见水波纹

内科心血管系统疾病

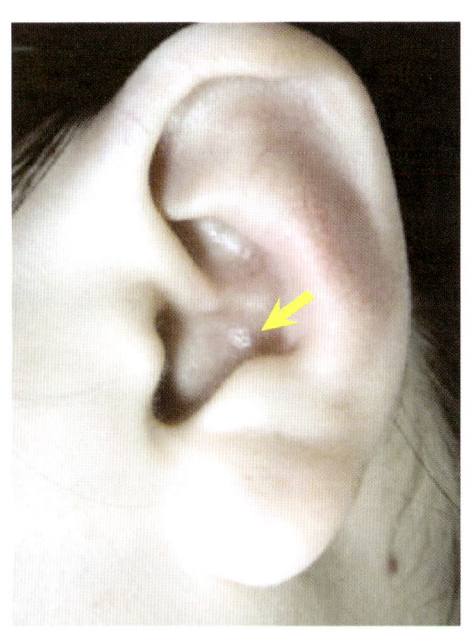

心区：心区呈环状,内有数目不等的丘疹　　心区：心区环扩大,内有数目不等的丘疹

心动过缓

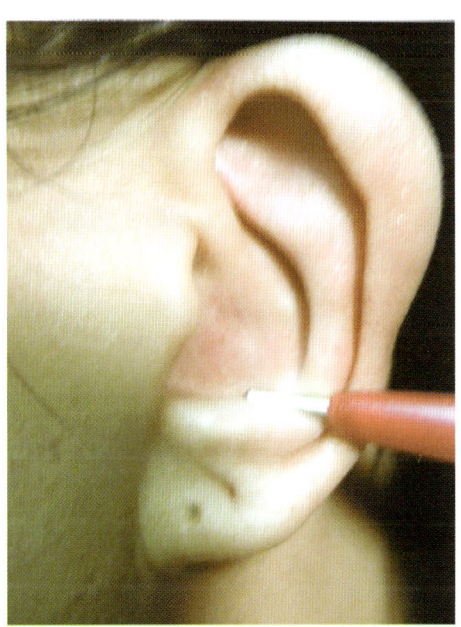

心区：正常生理凹陷消失、心区呈现膨隆　　心区：正常生理凹陷消失、心区呈现膨隆

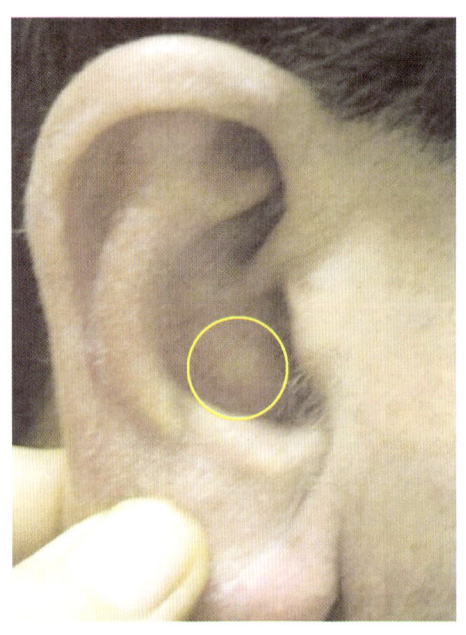 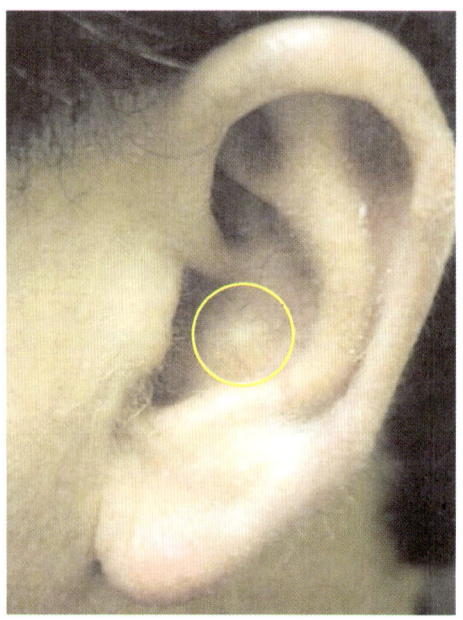

心区：正常生理凹陷消失、心区呈现膨隆　　心区：正常生理凹陷消失、心区呈现膨隆

心动过速

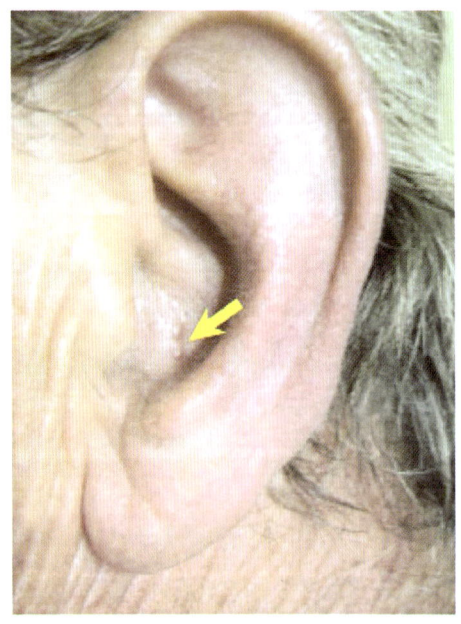 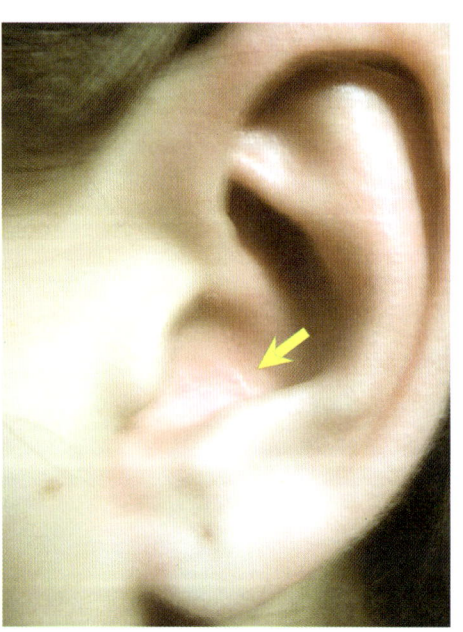

心区：水肿，下1/4可触条索　　心区：下1/4可触条索

冠心病

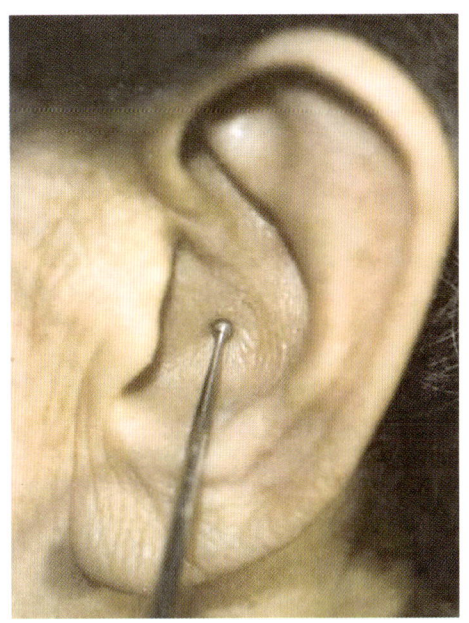

心区：呈环状水肿，触之可见水波纹

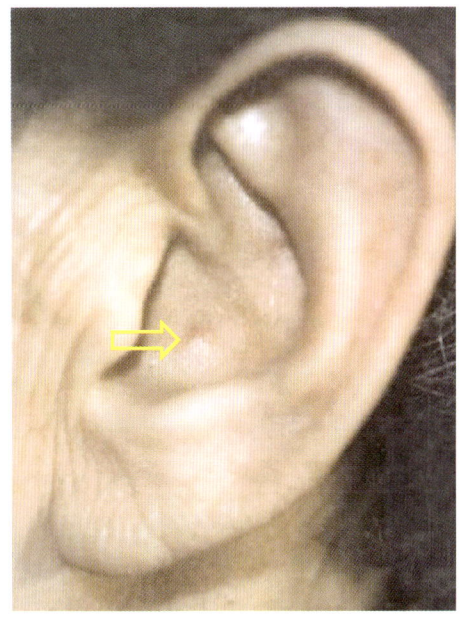

心区：呈环状水肿，触之可见压痕

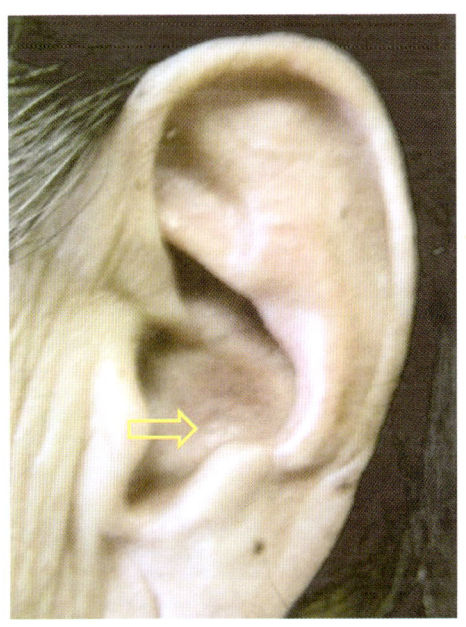

心区：1/2 处可触及条索

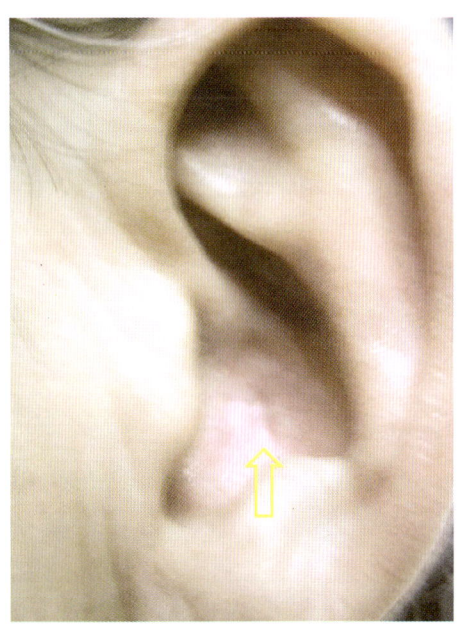

心区：1/2 处可触及条索

风湿性心脏病

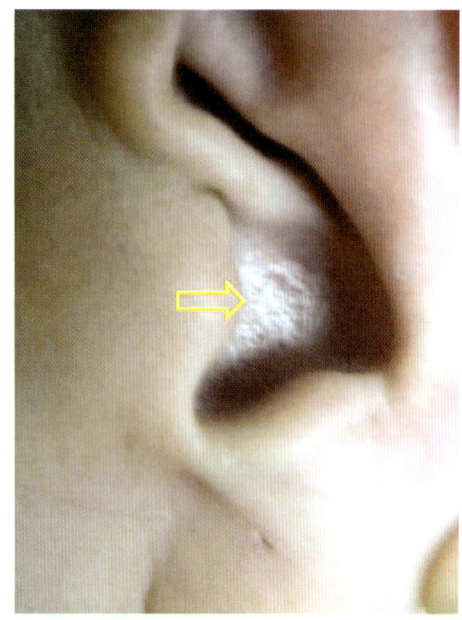

心区：可见不规整，呈环状改变

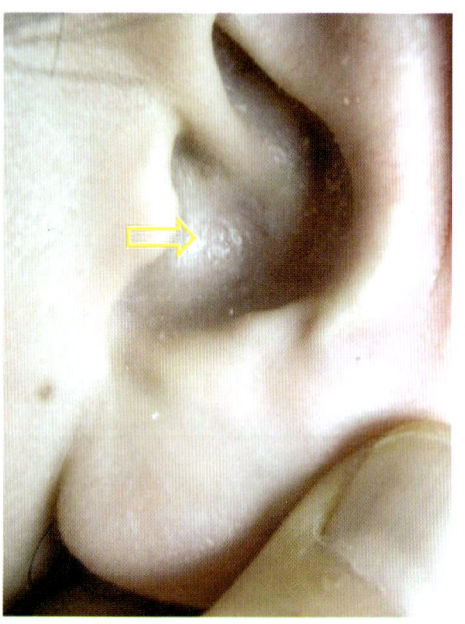

心区：可见不规整，呈环状改变，内有丘疹

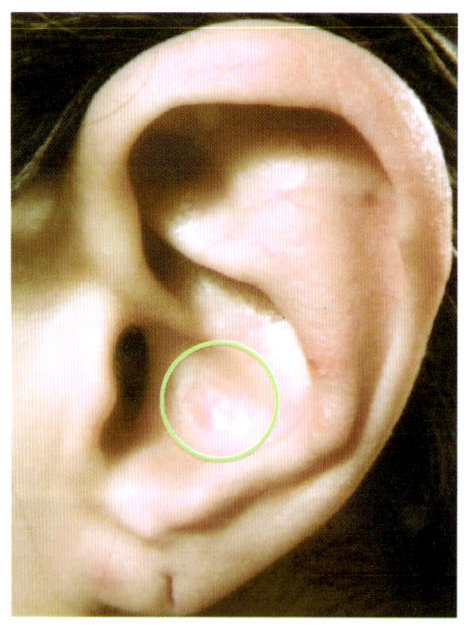

心区：可见不规整，呈环状改变

心肌炎

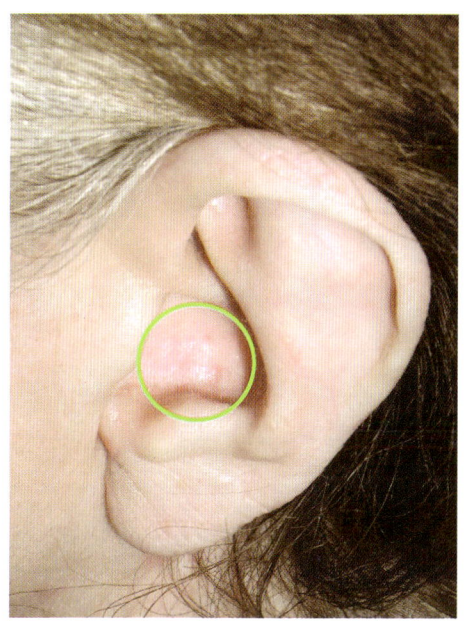

心区：水肿、凹凸不平

肺心病

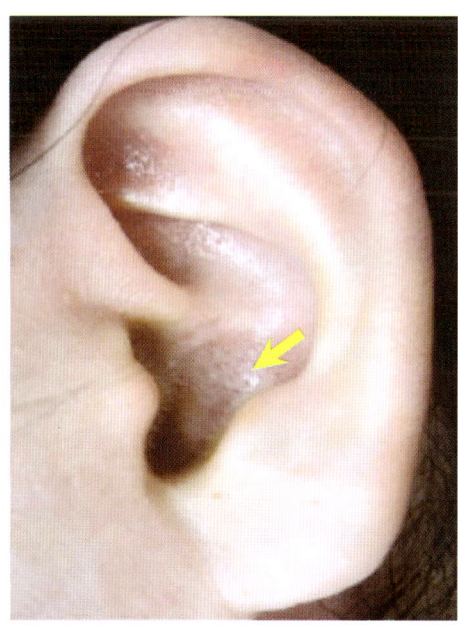 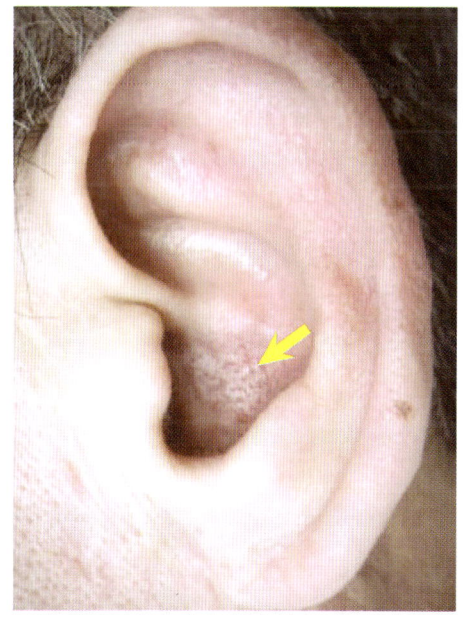

心区：扩大，有数目不等的丘疹　　心区：扩大，有数目不等的丘疹
肺区：扩大　　　　　　　　　　　肺区：扩大

心力衰竭

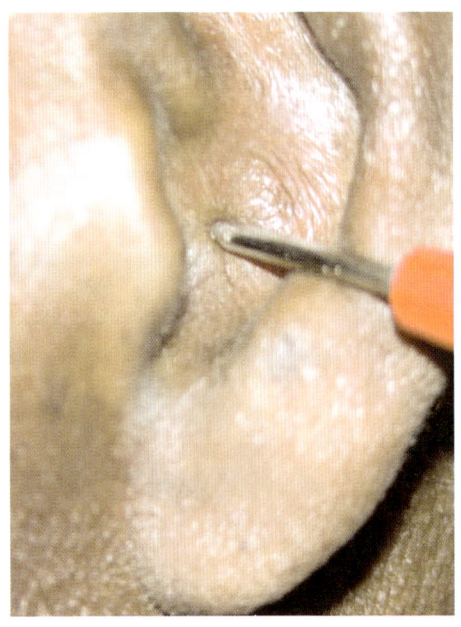
心区：扩张，水肿，触之可见水波纹

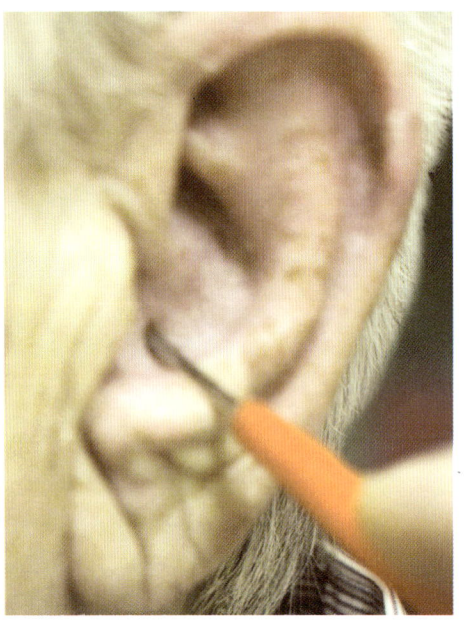
心区：扩张，水肿，触之可见深压痕

心脏扩大

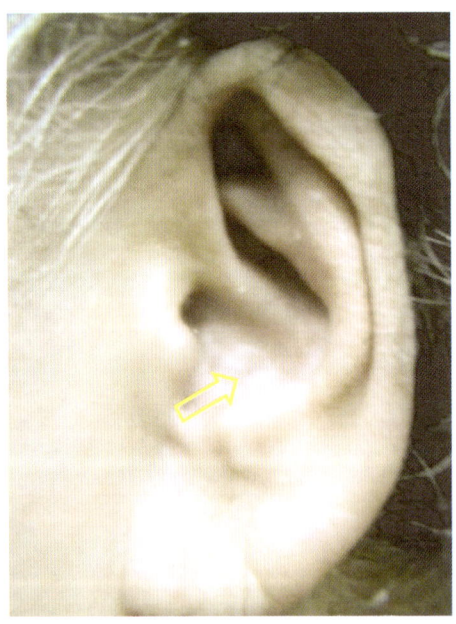
心区：呈圆形隆起

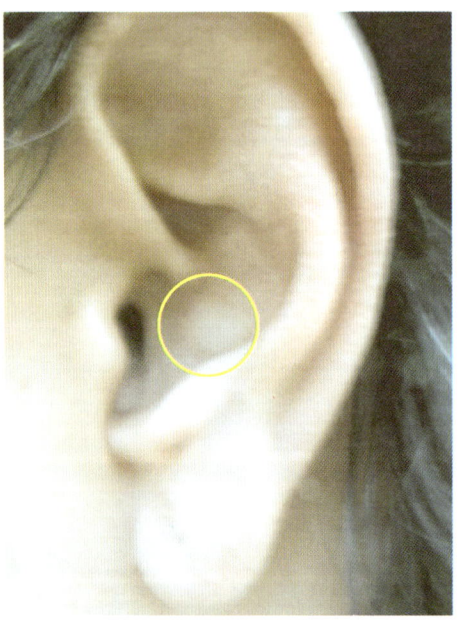
心区：呈白色片状隆起，>0.5cm

内科心血管系统疾病

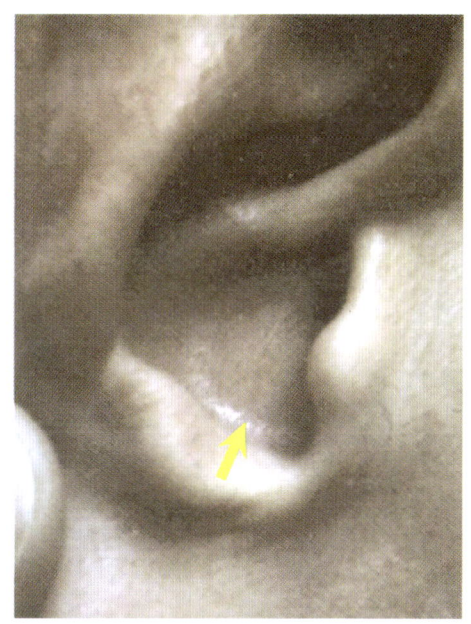

心：呈片状隆起，＞0.5 cm

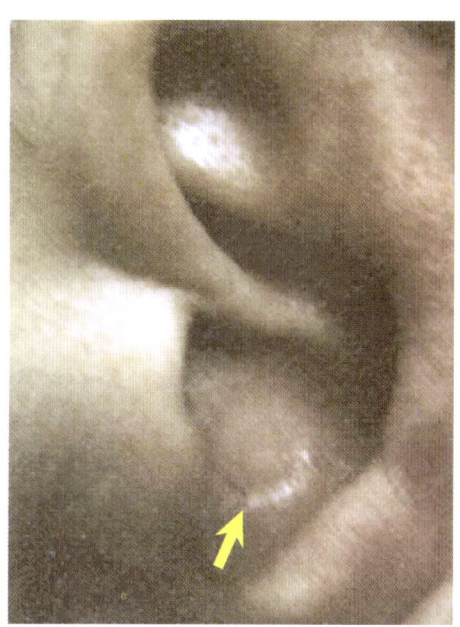

心：呈片状隆起，＞0.5 cm

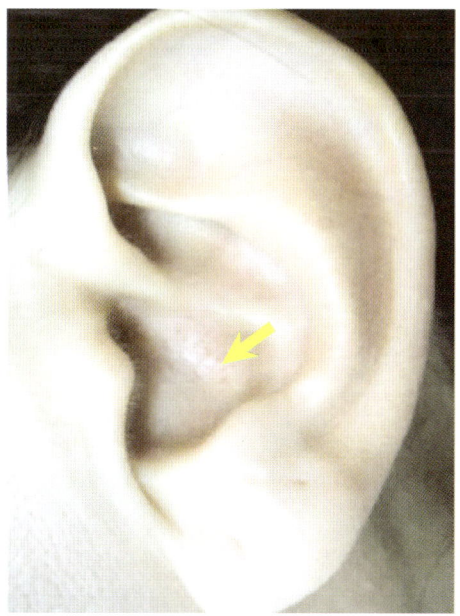

心区：扩大膨隆

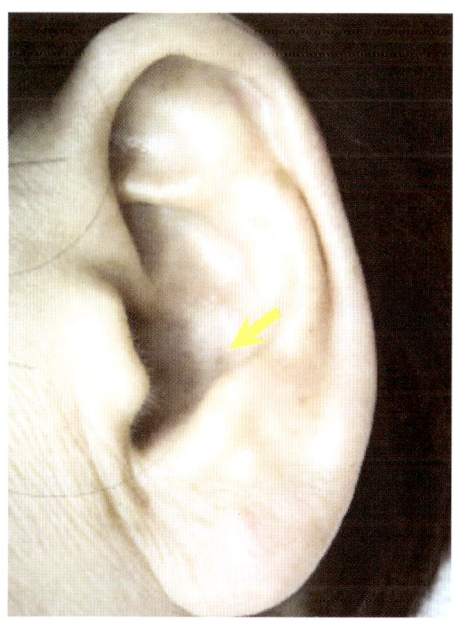

心区：扩大膨隆

心肌梗死

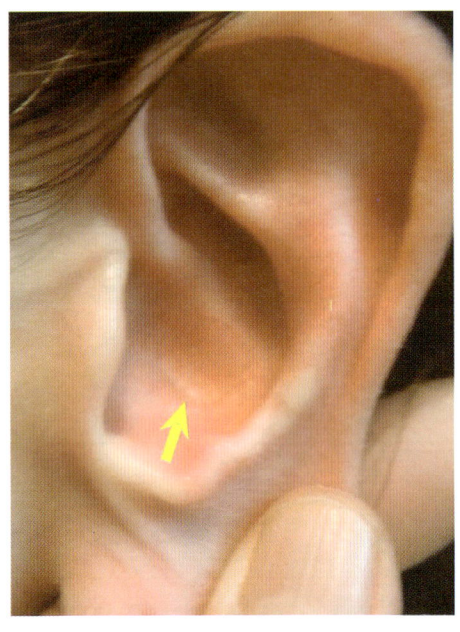
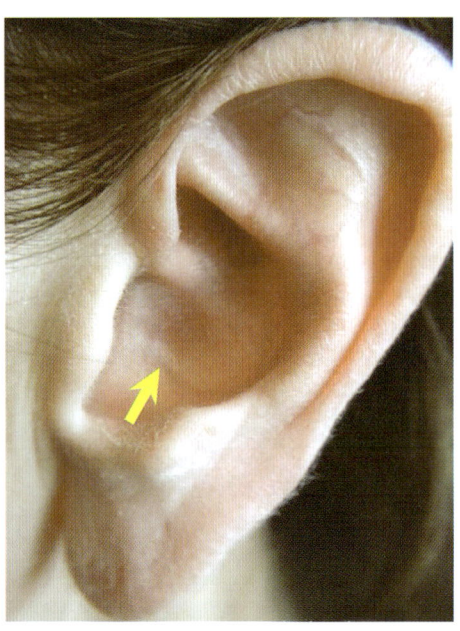

心区：1/2处可见毛细血管扩张，走行中断　心区：1/2处可见毛细血管扩张，走行中断

脑出血

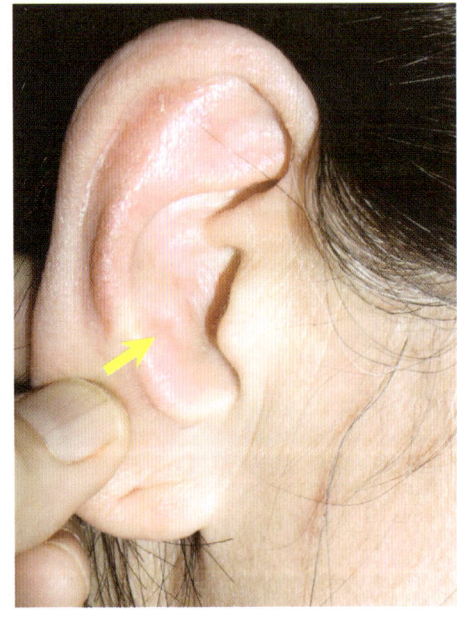
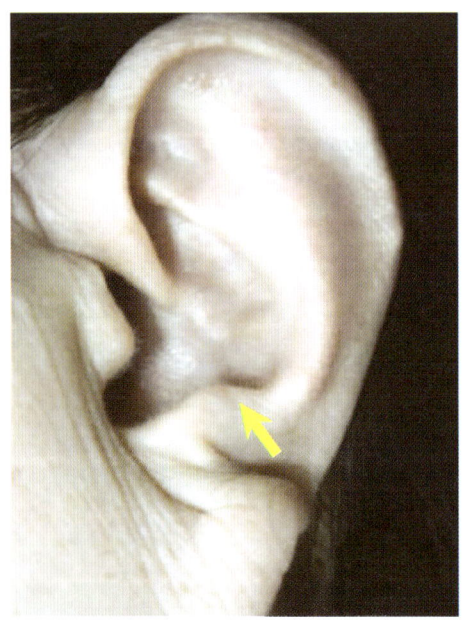

大脑区：片状充血红润、周围水肿　　　　对耳屏外侧片红凹陷

脑动脉供血不足

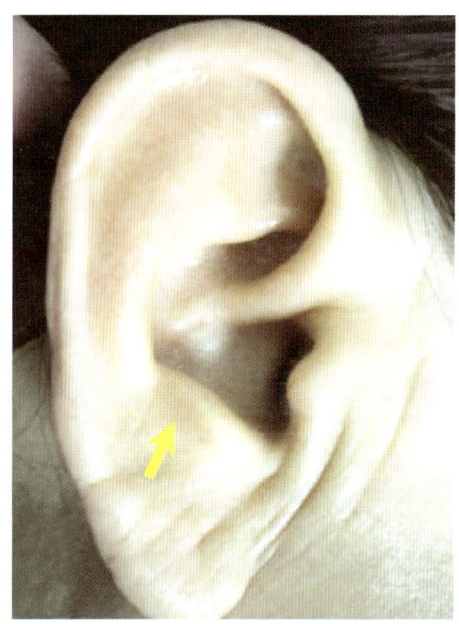

从脑干围绕枕、颞的褐色线形凹陷

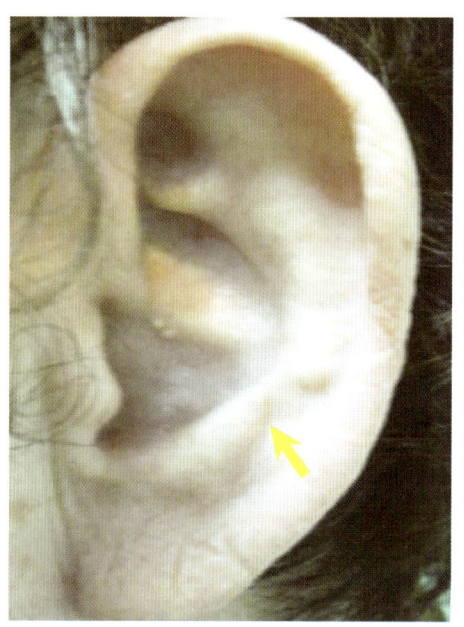

从脑干围绕枕、颞的褐色线形凹陷

低血压沟

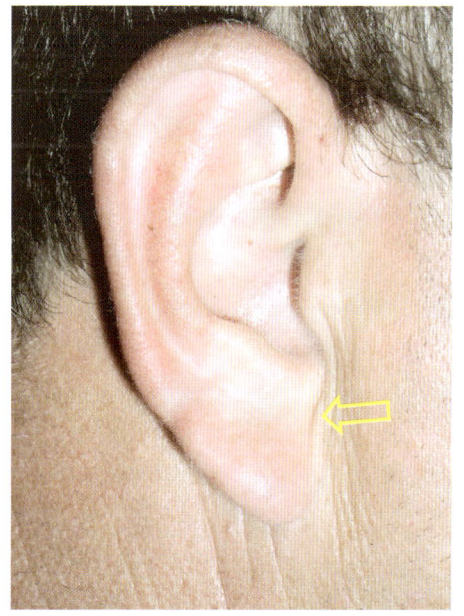

升压点至耳垂7区可见线形凹陷

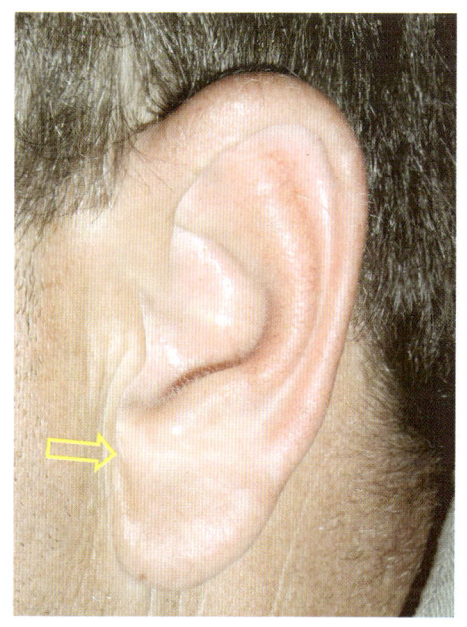

升压点至耳垂7区可见线形凹陷

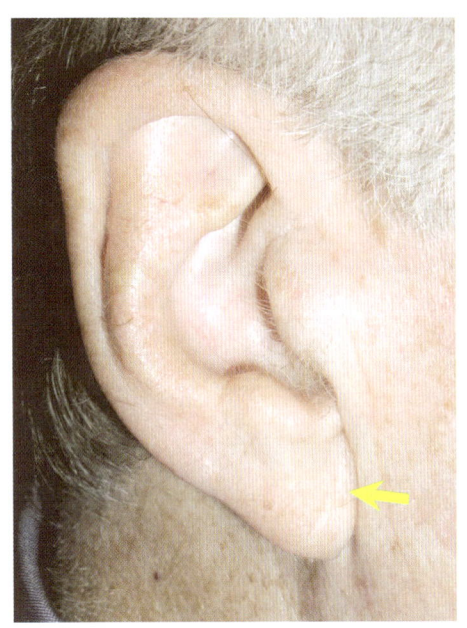

升压点至耳垂7区可见线形凹陷

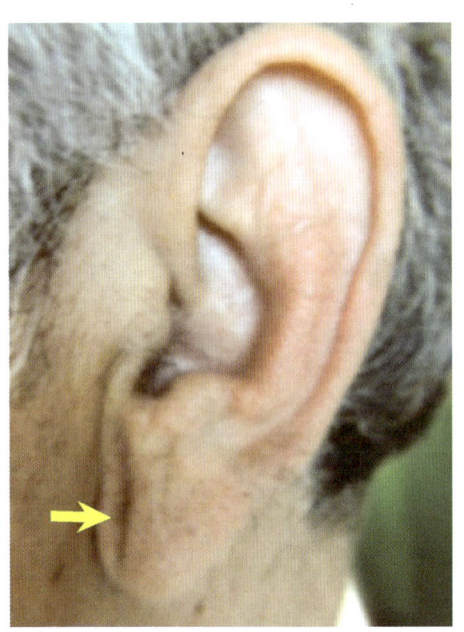

升压点至耳垂7区可见线形凹陷

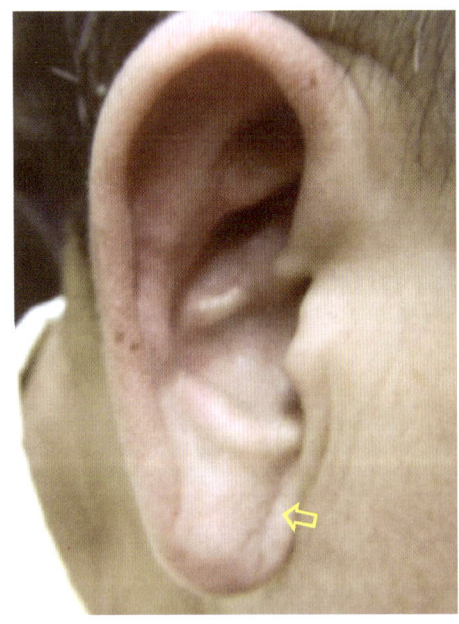

升压点至耳垂7区可见线形凹陷

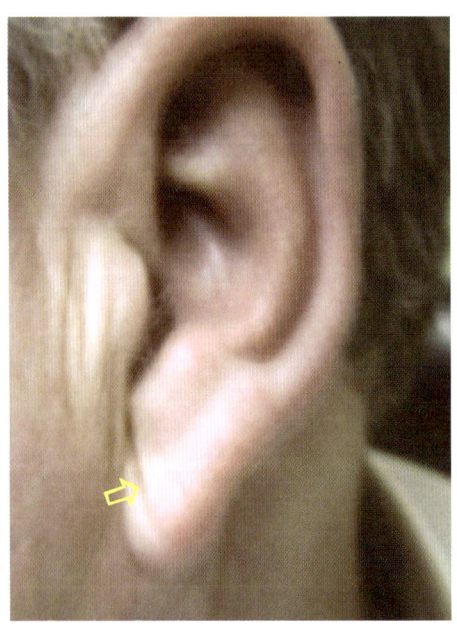

升压点至耳垂7区可见线形凹陷

内科心血管系统疾病

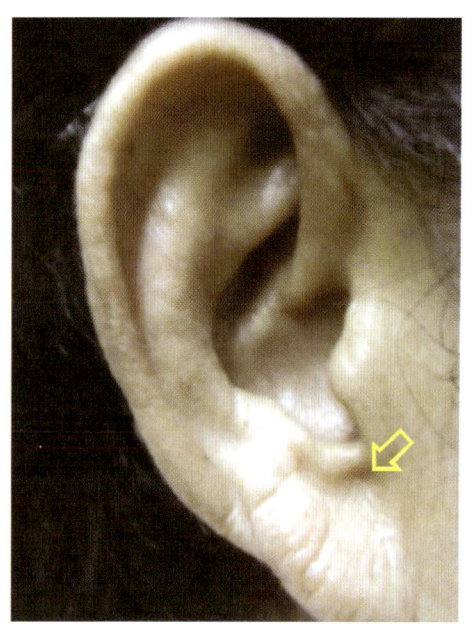

升压点：可见片状凹陷

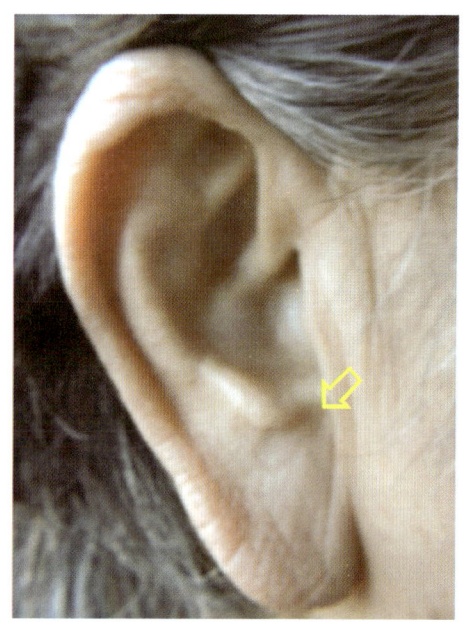

升压点：可见片状凹陷

心律不齐沟

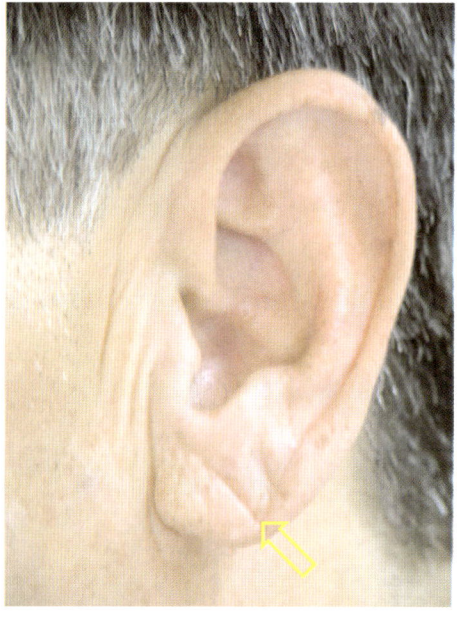

升压点至耳垂8区可见线形凹陷

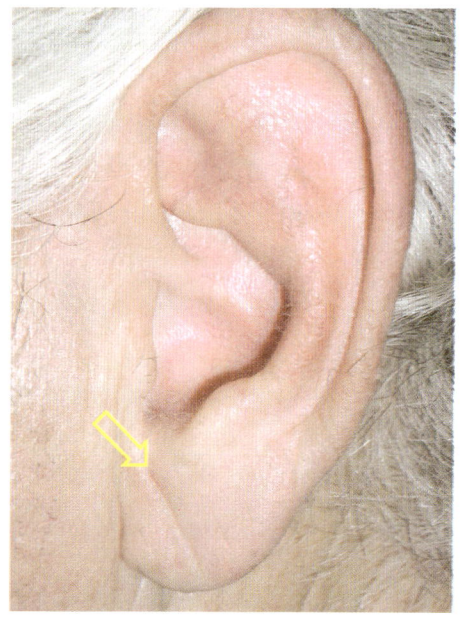

升压点至耳垂8区可见线形凹陷

脑动脉硬化沟

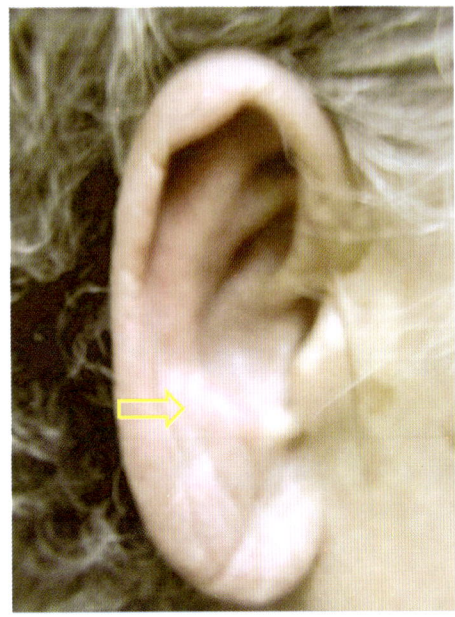
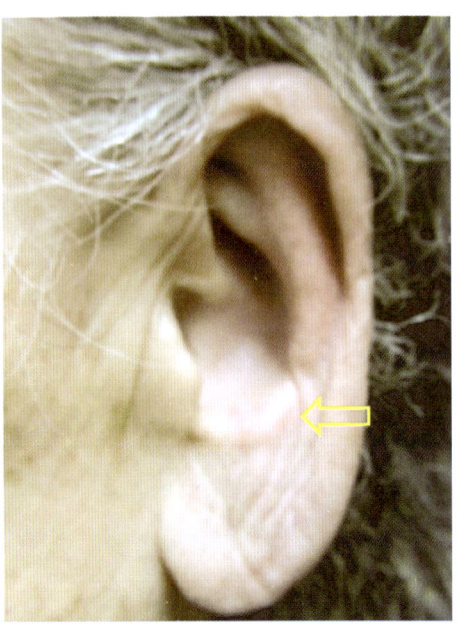

围绕枕、顶至心律不齐沟呈弧形线状凹陷　　围绕枕、顶至心律不齐沟呈弧形线状凹陷

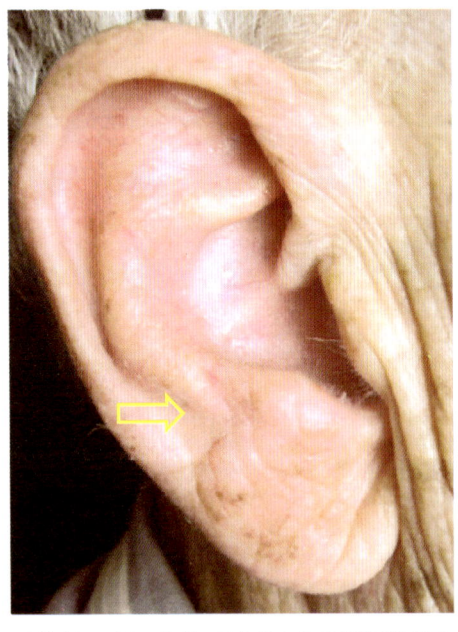
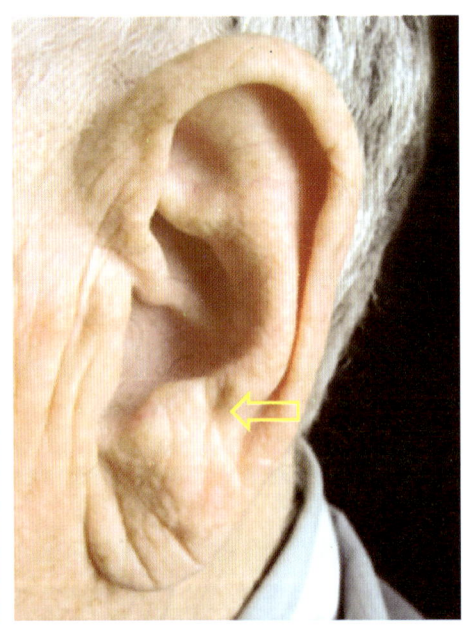

围绕枕、顶至心律不齐沟呈弧形线状凹陷　　围绕枕、顶至心律不齐沟呈弧形线状凹陷

内科呼吸系统疾病

气管炎	肺炎
支气管炎	支气管哮喘
支气管炎（吸毒）	肺结核
支气管扩张	肺癌
肺气肿	肺肿瘤
肺炎（吸毒）	呼吸系统中毒反应

气管炎

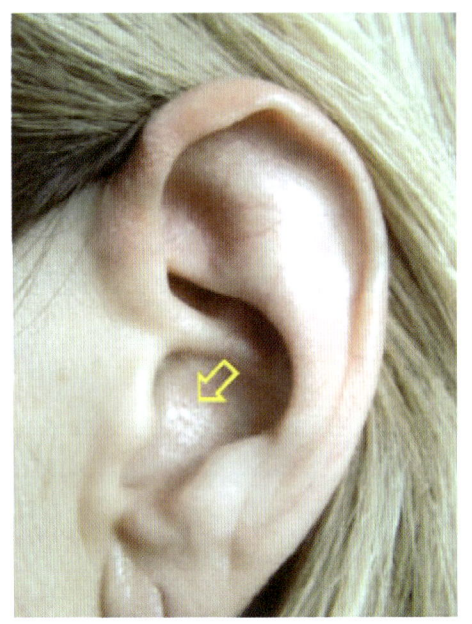
气管穴：有数目不等的丘疹

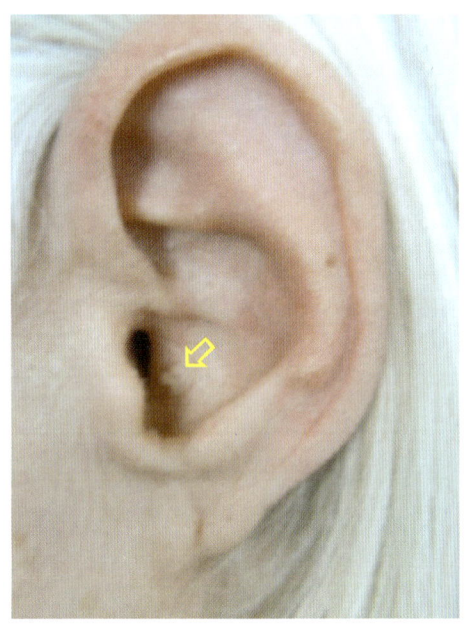
气管穴：呈环状，有数目不等的丘疹

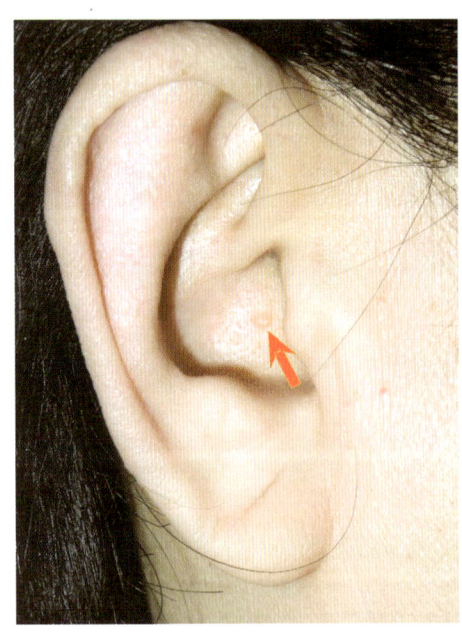
气管穴：结节隆起

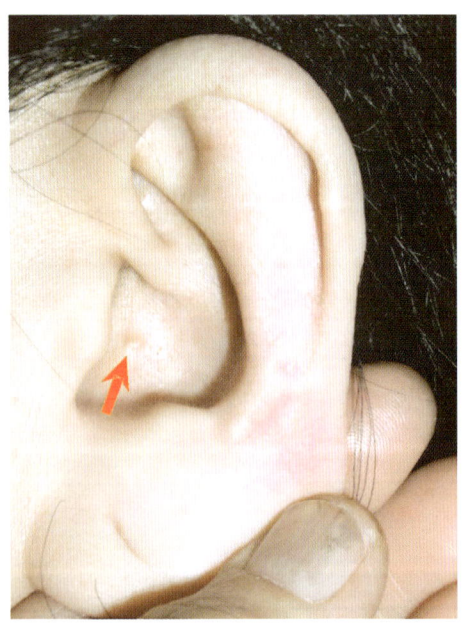
气管穴：结节隆起

支气管炎

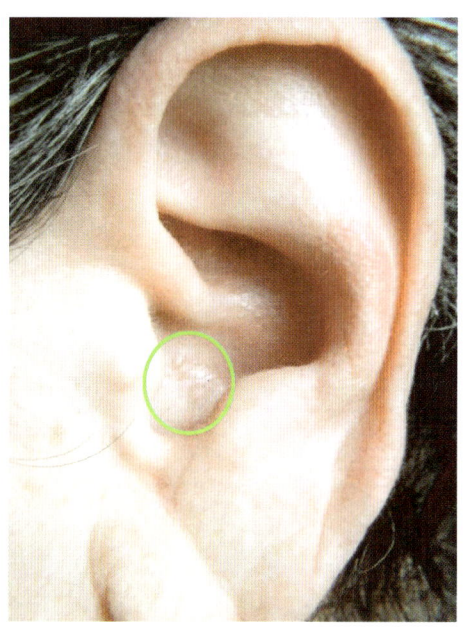

气管、支气管：均呈结节状改变

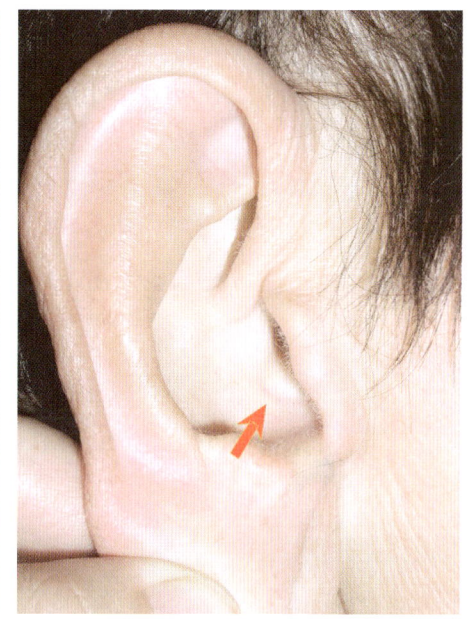

支气管：呈条片状隆起

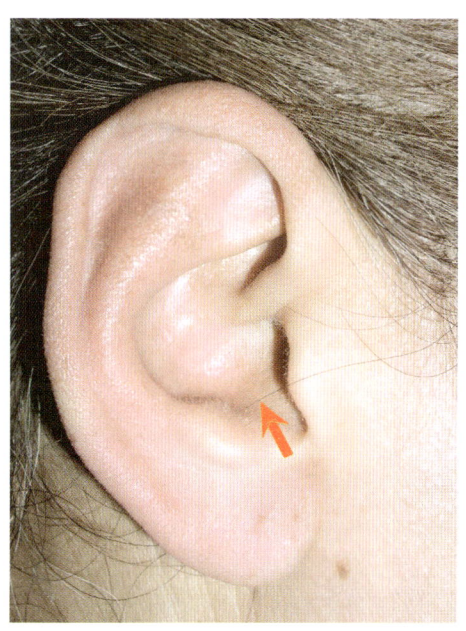

支气管：片状增厚、褐色改变

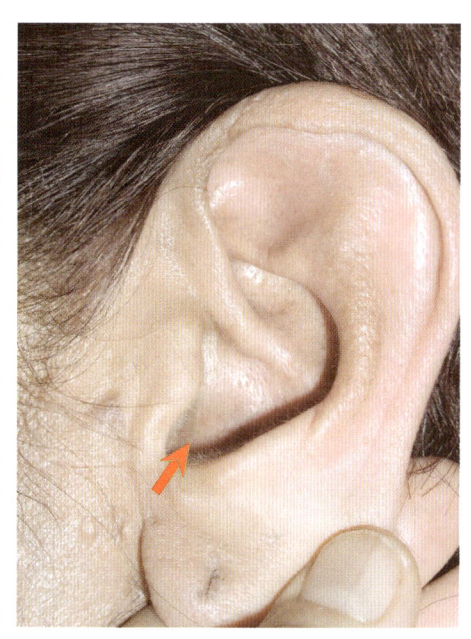

支气管：片状增厚、褐色改变

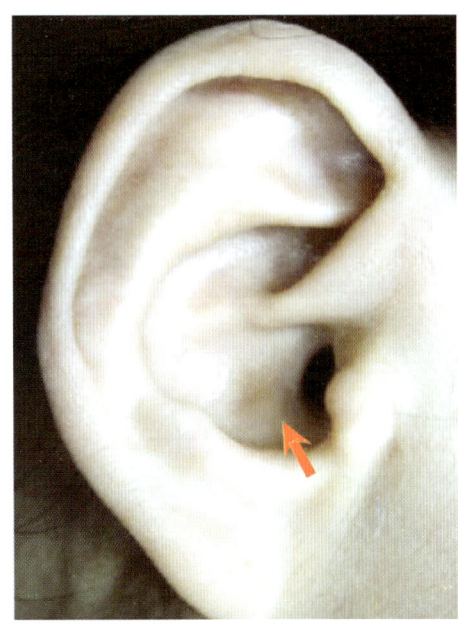
支气管：呈褐色隆起变形

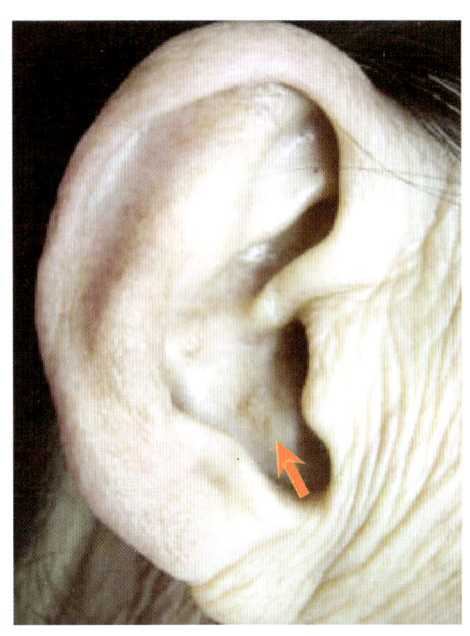
支气管：呈褐色隆起变形

支气管炎（吸毒）

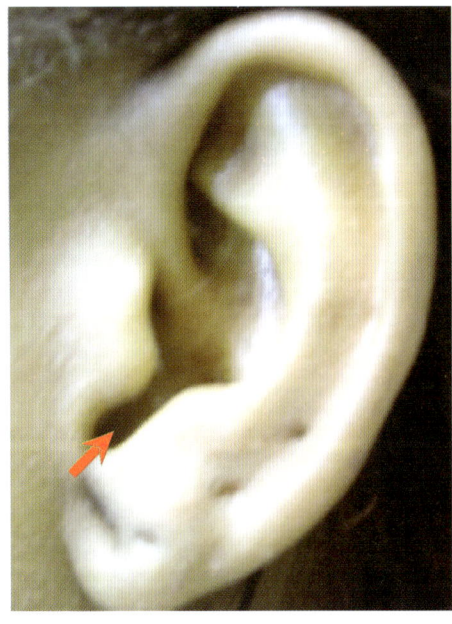
口、支气管：均呈暗灰色

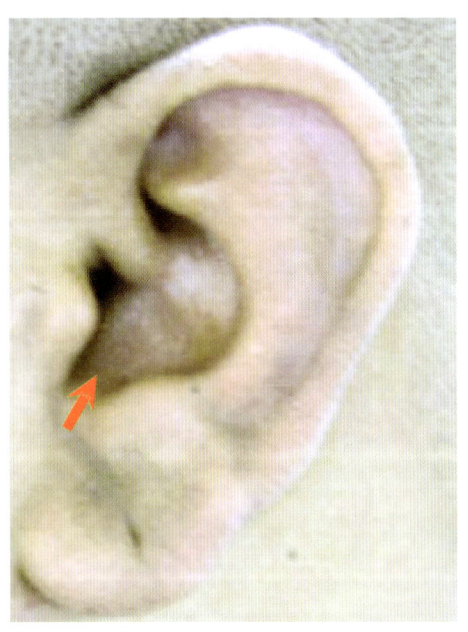
口、支气管：均呈暗灰色

内科呼吸系统疾病

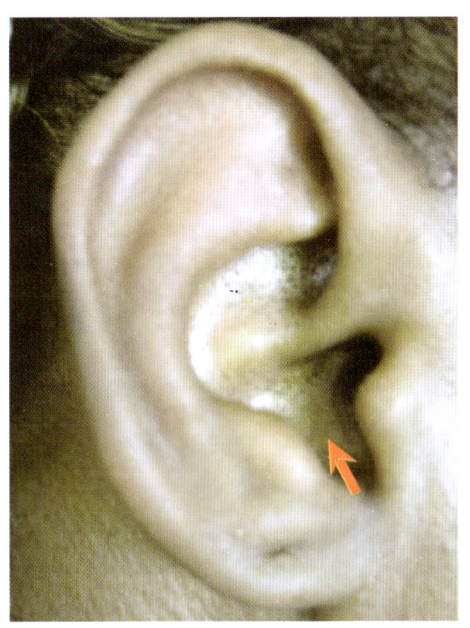 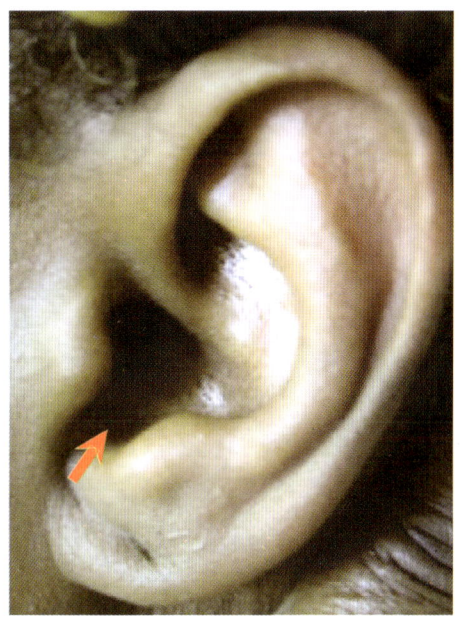

肺区、支气管区：呈褐色　　　　　　支气管区：呈褐色

支气管扩张

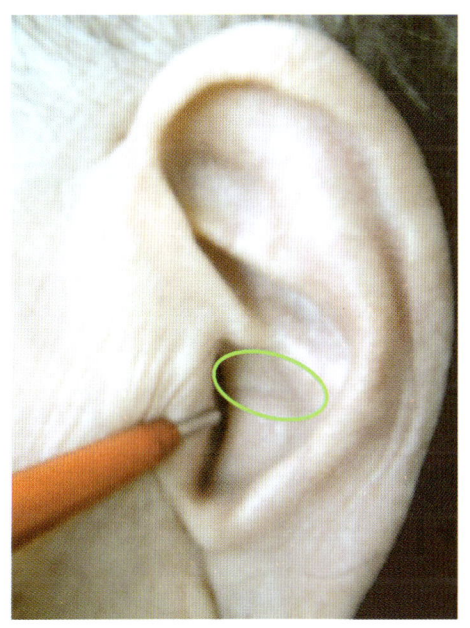

支气管、肺区：有毛细血管扩张

肺气肿

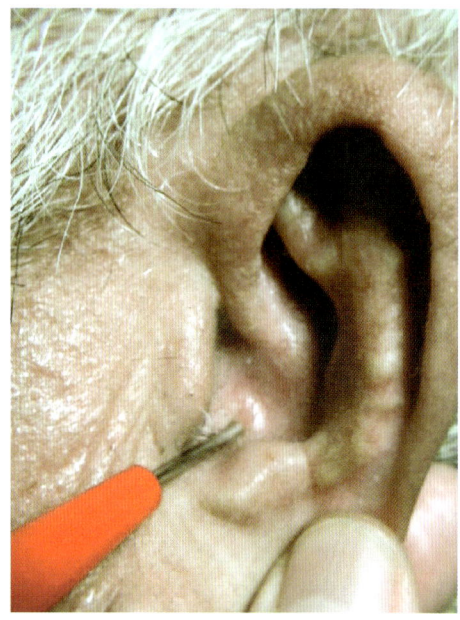

肺区：肿胀

肺炎（吸毒）

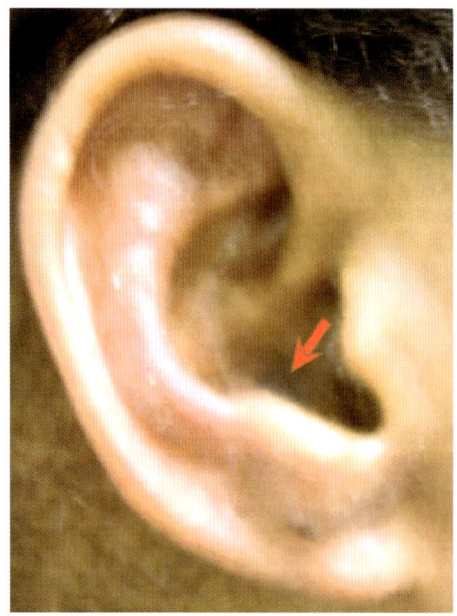

肺区：呈暗灰色

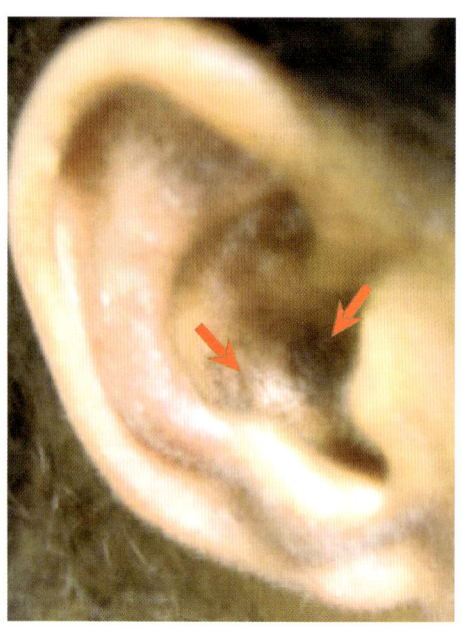

肺区、支气管穴：呈暗灰色

内科呼吸系统疾病

肺 炎

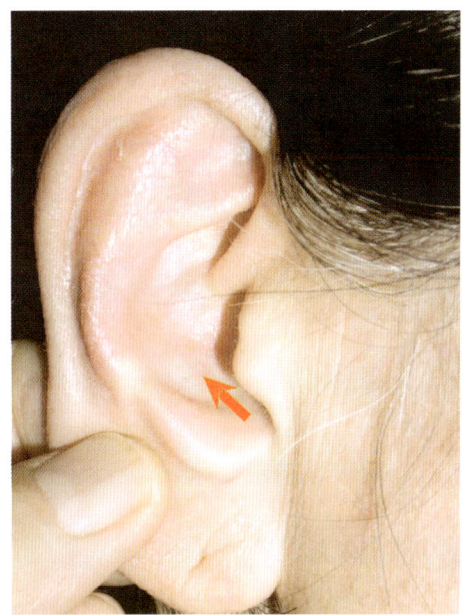
肺区：肿胀

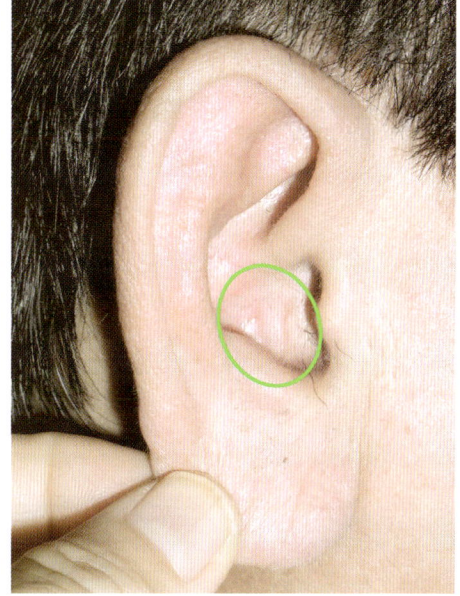
肺区：肿胀

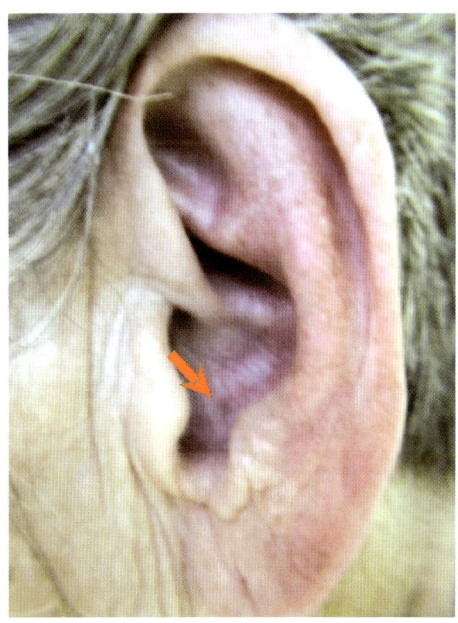
肺区：红色肿胀

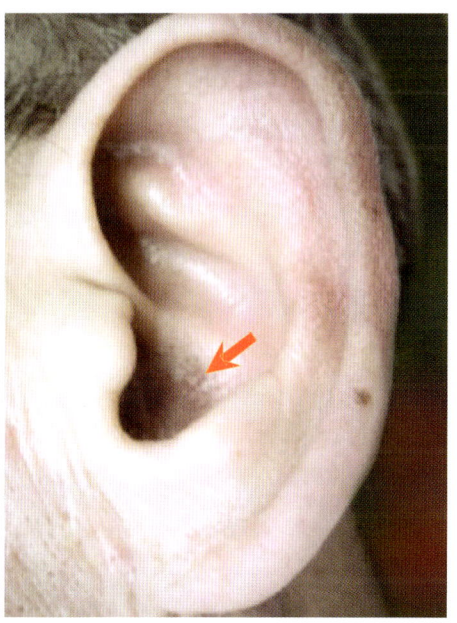
下肺：片红肿胀

支气管哮喘

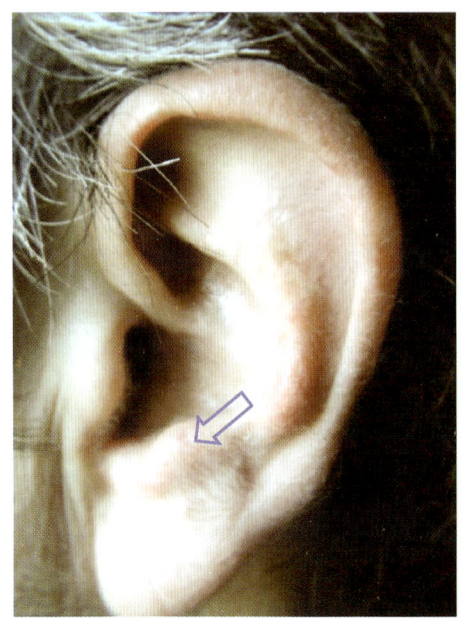

支气管、平喘、胸穴：压痕反应

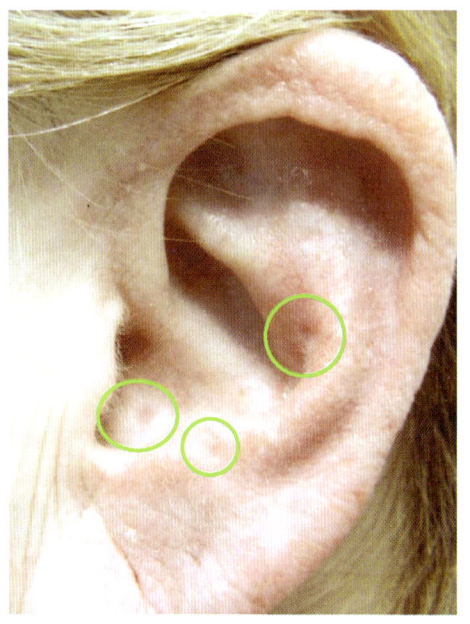

支气管、平喘、胸穴：压痕反应

肺结核

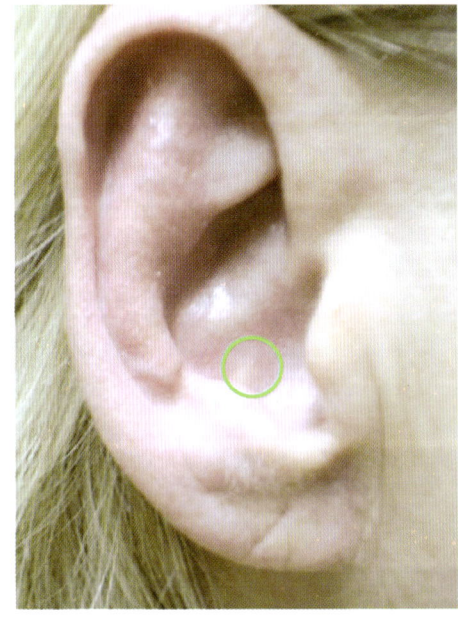

下肺：白色结节

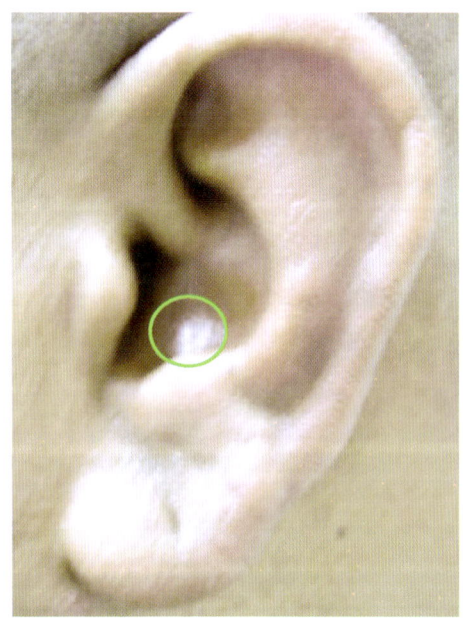

结核穴：电测阳性

肺　癌

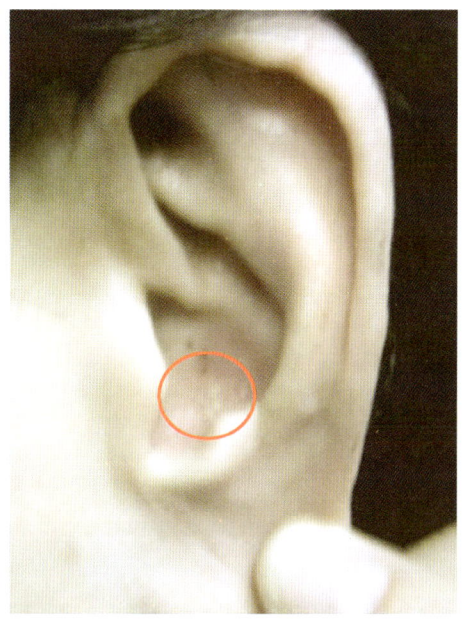

肺区：暗灰色结节

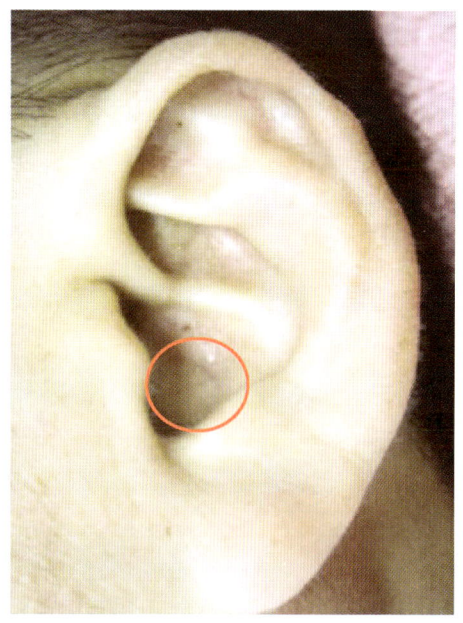

肺区：暗灰色结节

肺肿瘤

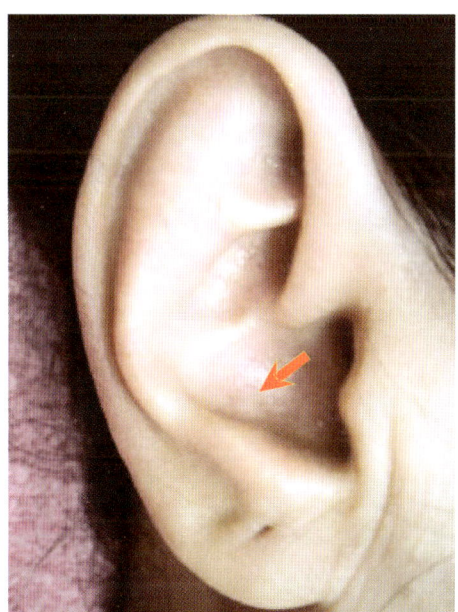

左下肺区：白色肿块

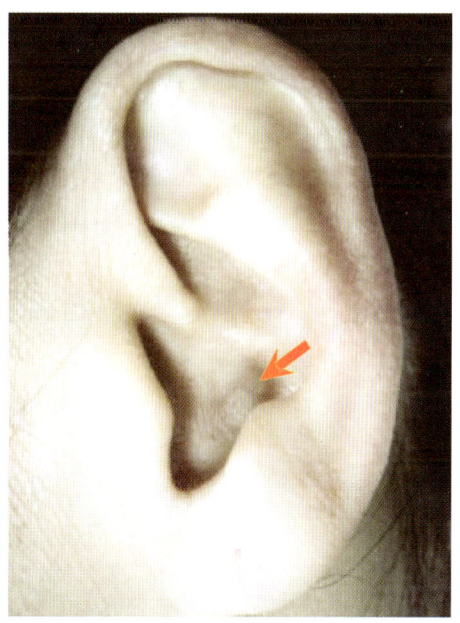

肺区：暗灰色隆起

呼吸系统中毒反应

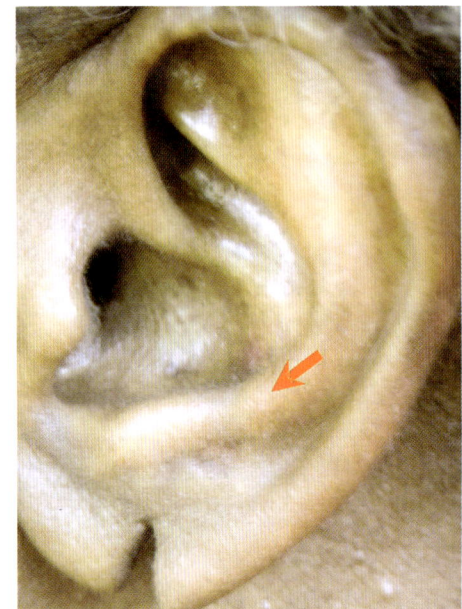 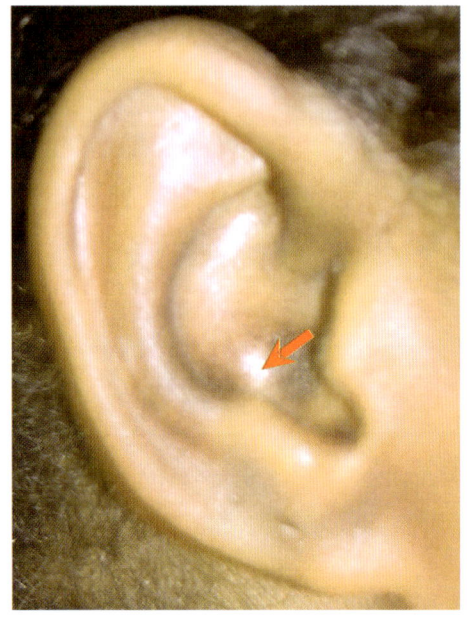

肺、支气管：暗灰色　　　　　　　肺、支气管：暗灰色

内科神经系统疾病

聪明棘　　　　　偏头痛
脑清晰线　　　　头晕
前头痛　　　　　神经衰弱：入睡慢
前后头痛　　　　神经衰弱：浅睡眠
后头痛　　　　　多梦
顶头痛　　　　　忧郁／焦虑／紧张
全头痛

聪明棘

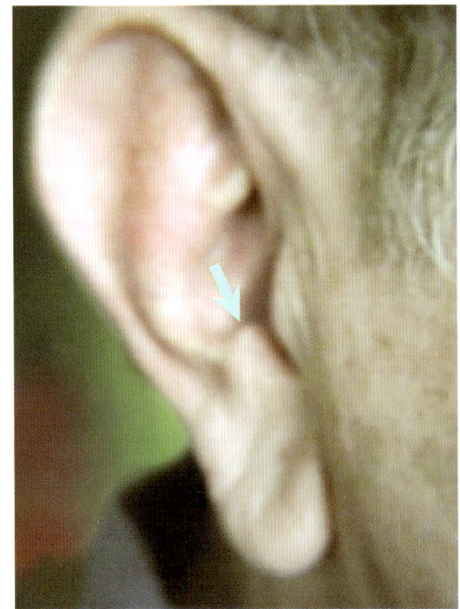

对耳屏：呈高尖状，内侧软骨隆起

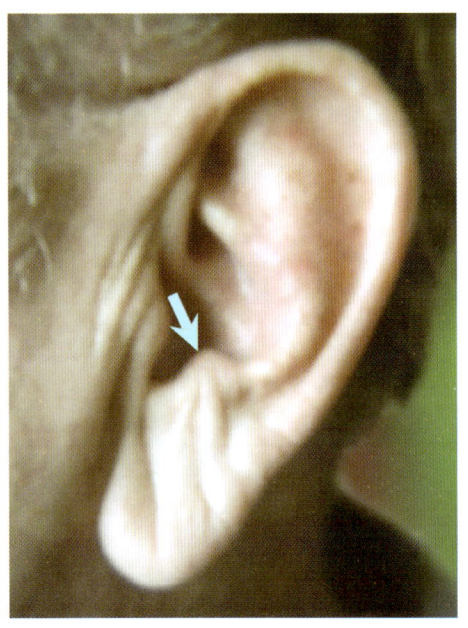

对耳屏：呈高尖状，内侧软骨隆起

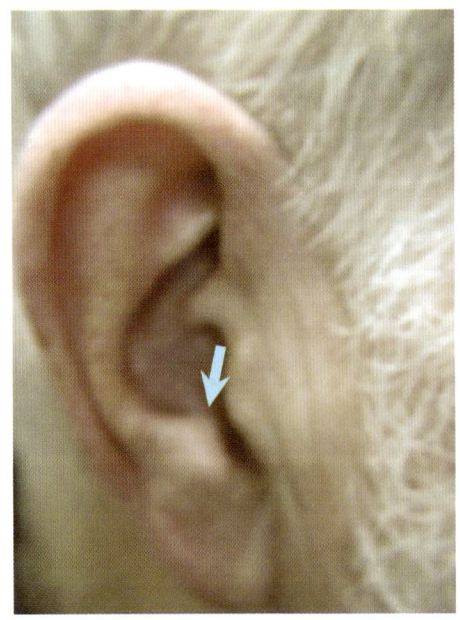

对耳屏：高尖状隆起

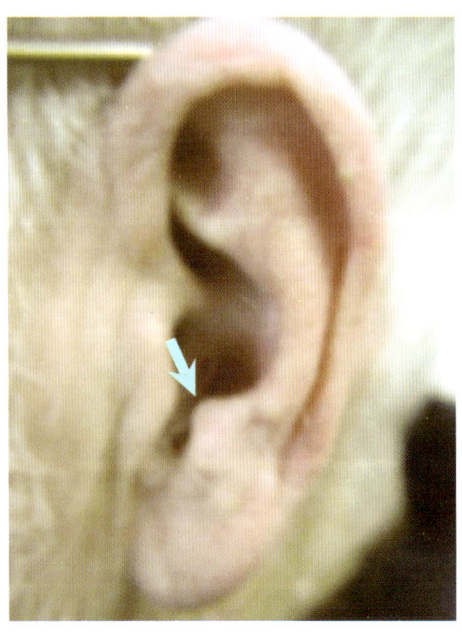

对耳屏：高尖状隆起

内科神经系统疾病

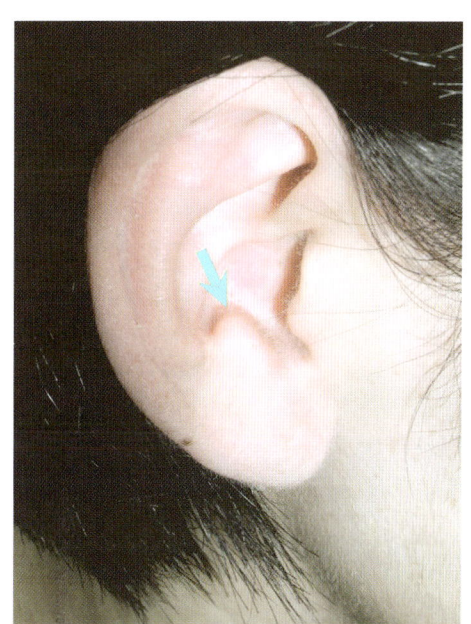

对耳屏：高尖状隆起

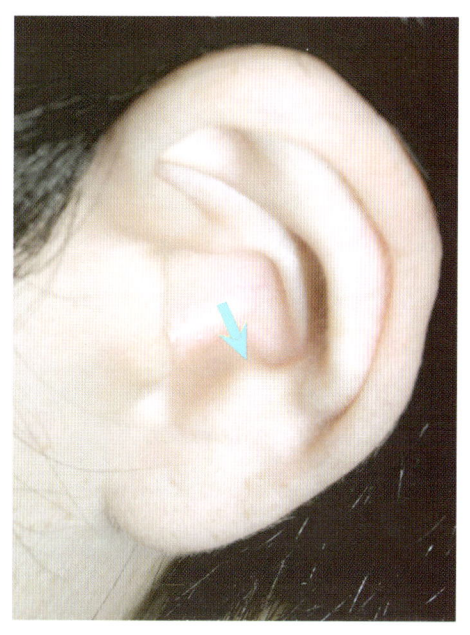

对耳屏：内侧中线软骨增生隆起

脑清晰线

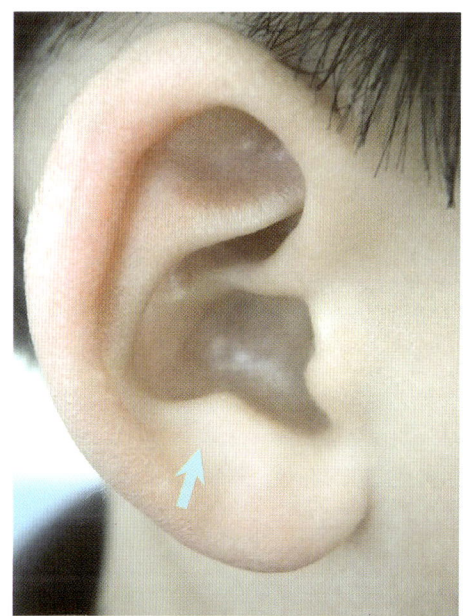

对耳屏：外侧下缘平坦

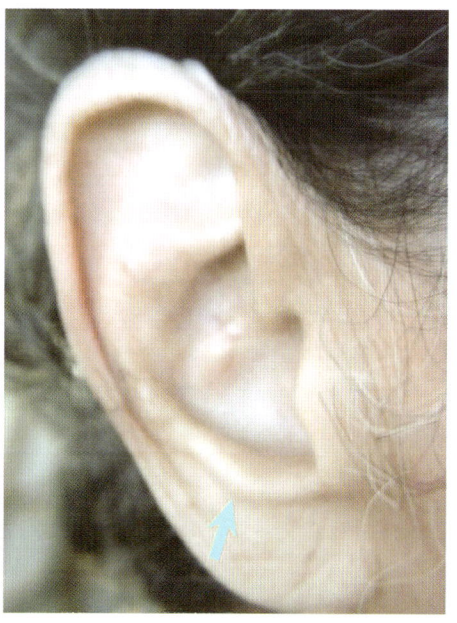

对耳屏：外侧下缘呈弧形凹陷

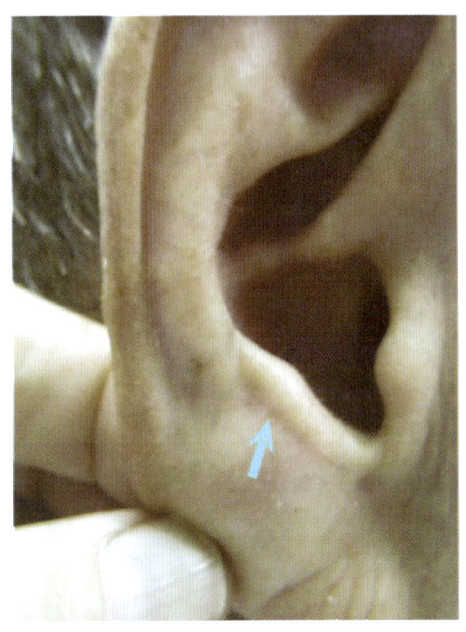

对耳屏：从耳背顶起时可见明显头脑清晰线　　对耳屏：从耳背顶起时可见明显头脑清晰线

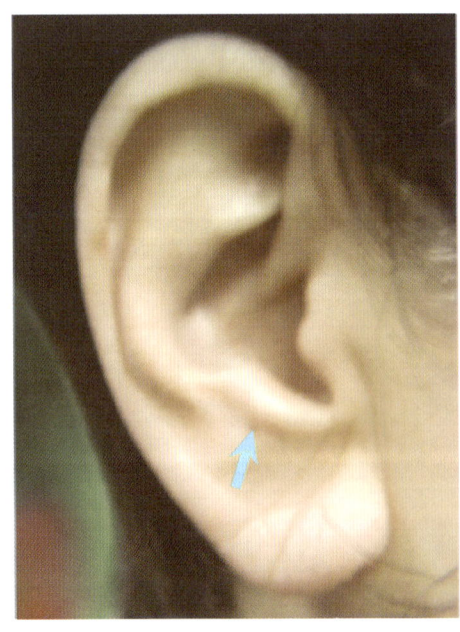
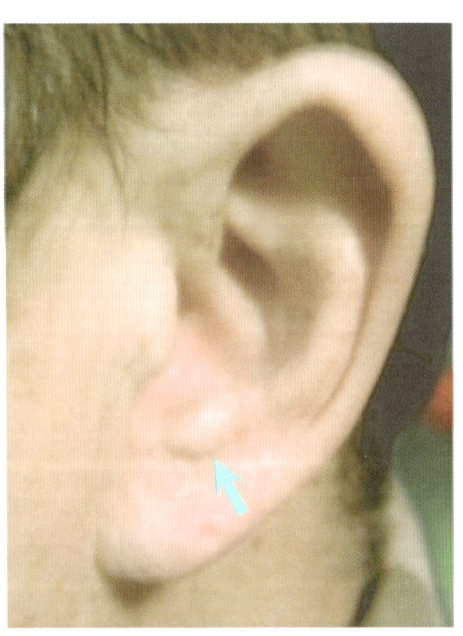

对耳屏：外侧下缘呈弧形凹陷　　对耳屏：外侧下缘呈弧形凹陷

前头痛

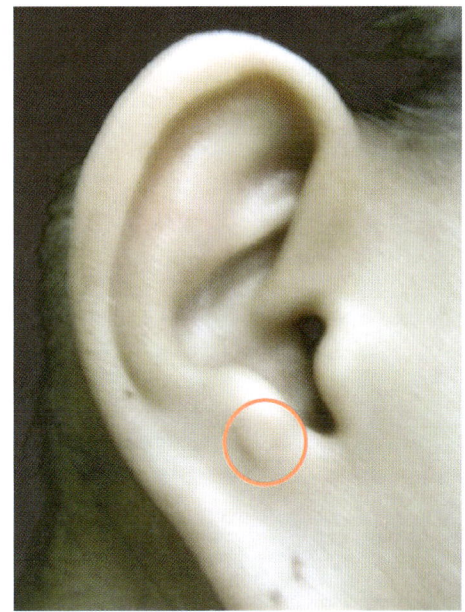

额穴：片状隆起

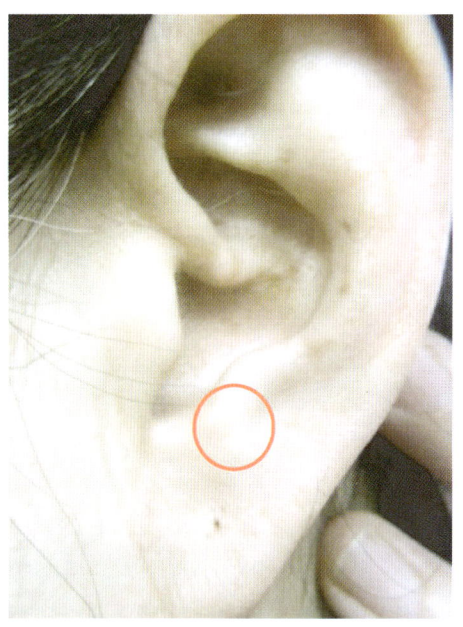

额穴：片状隆起

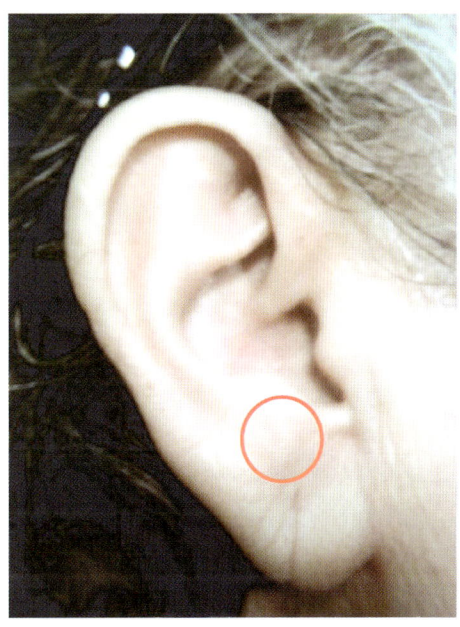

额穴：圆形隆起

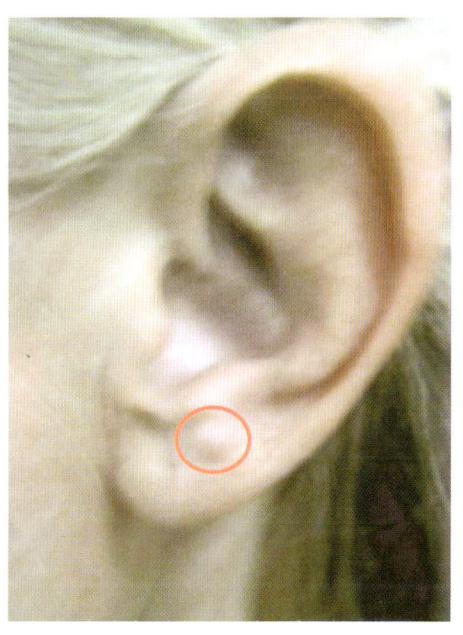

额穴：圆形隆起

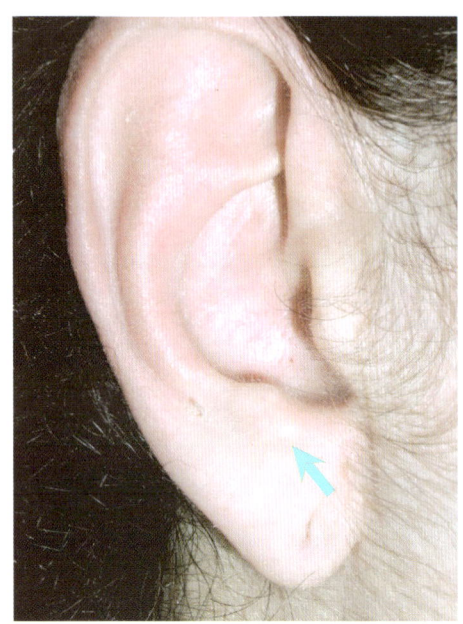 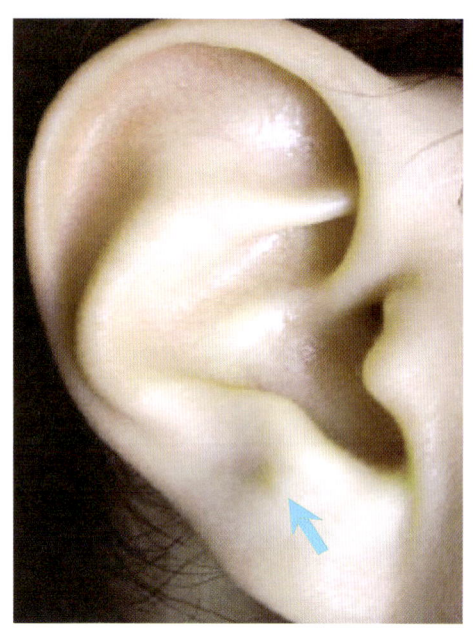

额穴：圆形隆起　　　　　　　　　　额穴：圆形隆起

前后头痛

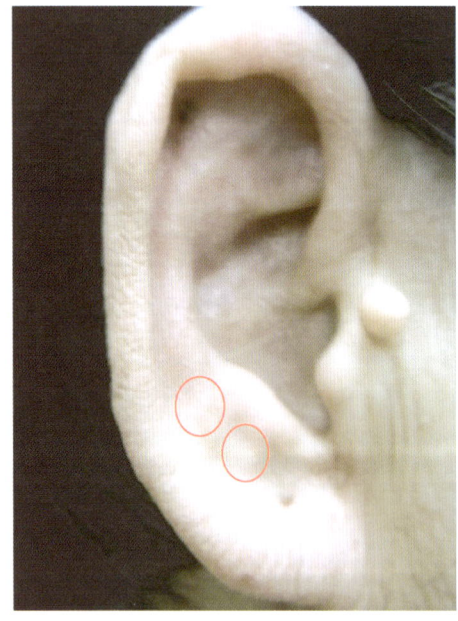 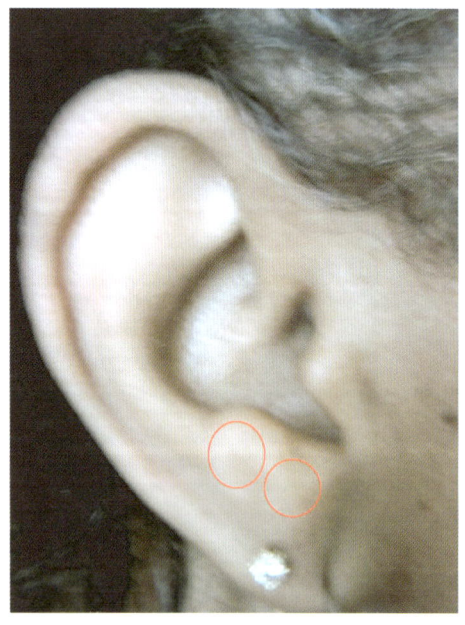

额穴、枕穴：均有片状隆起　　　　额穴、枕穴：均有片状隆起

后头痛

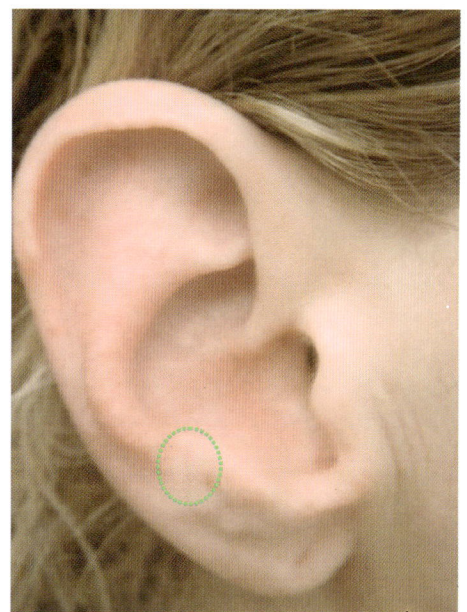

枕区：有片状隆起

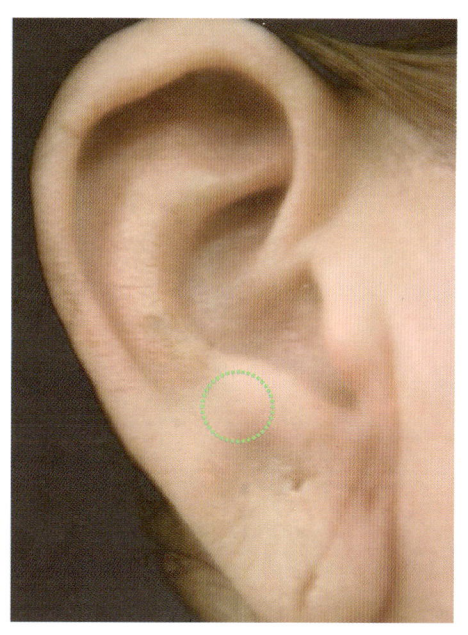

枕区：片状隆起

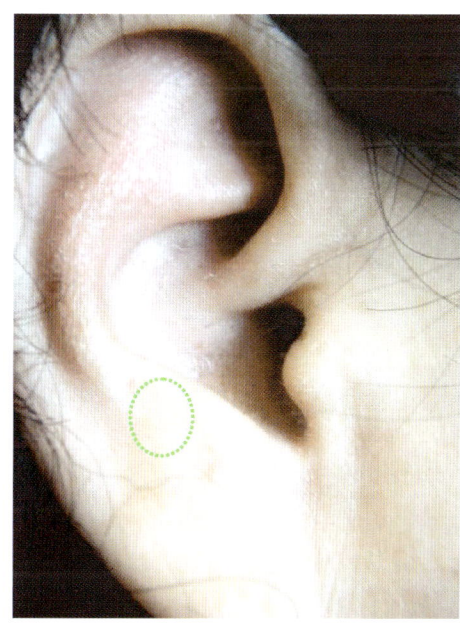

枕区：有片状隆起

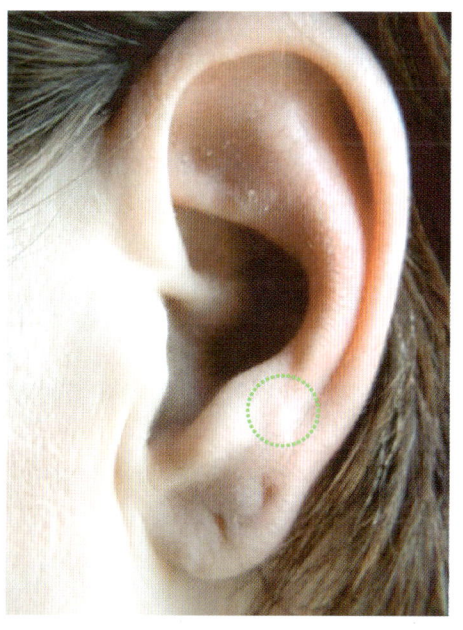

枕区：片状隆起

顶头痛

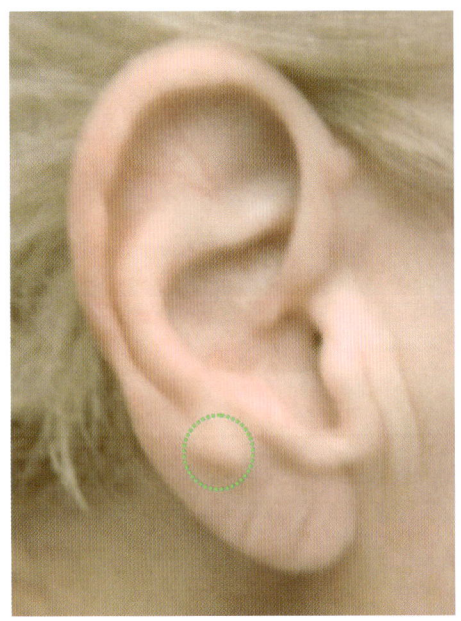
顶穴：片状隆起

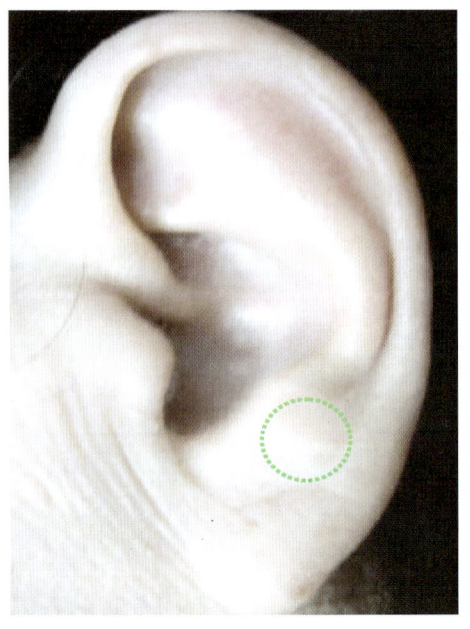
顶穴：片状隆起

全头痛

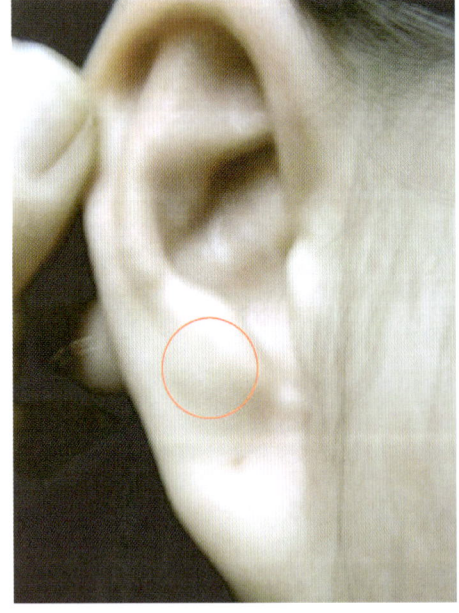
对耳屏外侧：呈片状隆起

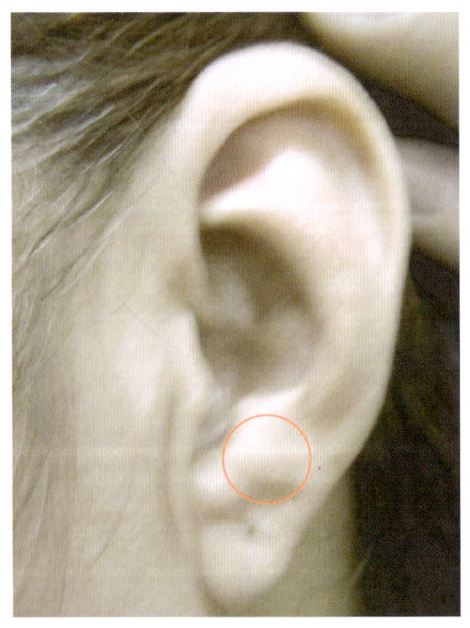
对耳屏外侧：呈片状隆起

内科神经系统疾病

偏头痛

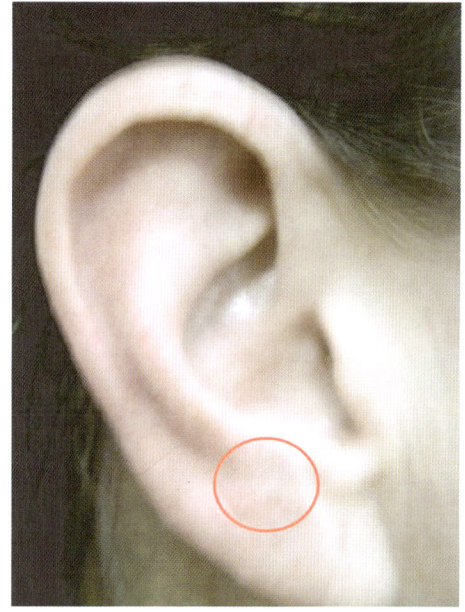

颞穴：患侧片状隆起，健侧形态正常

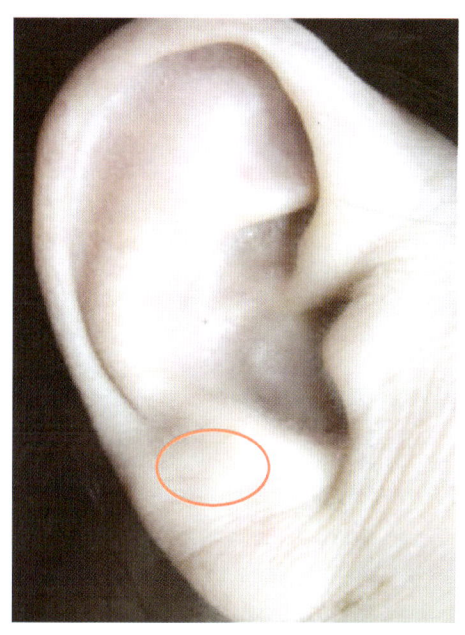

颞穴：患侧片状隆起，健侧形态正常

头 晕

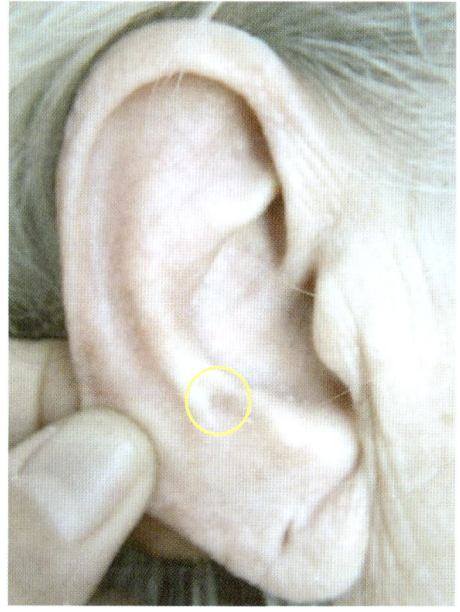

晕区：呈片状深红色凹陷

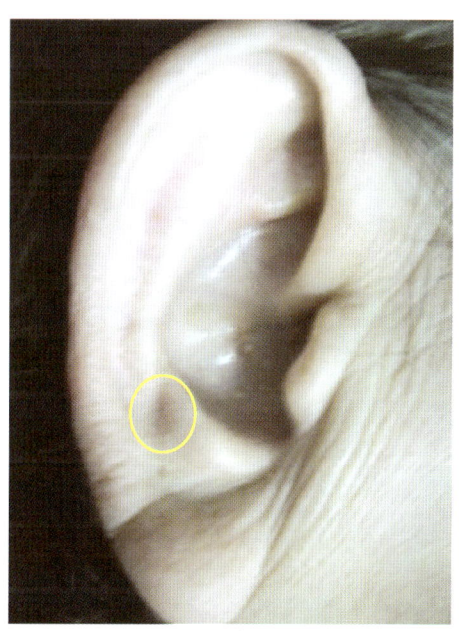

晕区：呈片状深红色凹陷

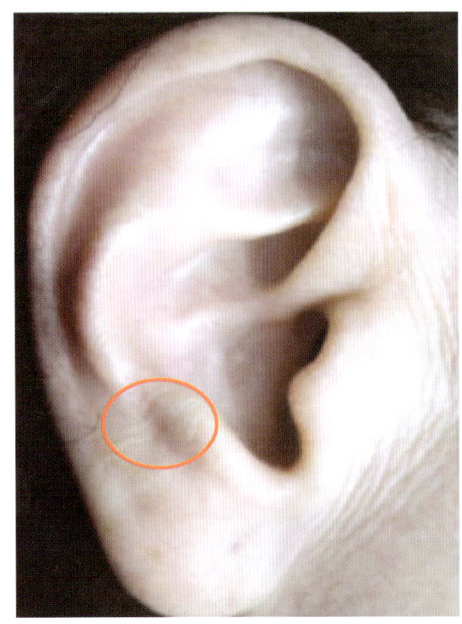
晕区：呈条片状或三角形凹陷，红晕

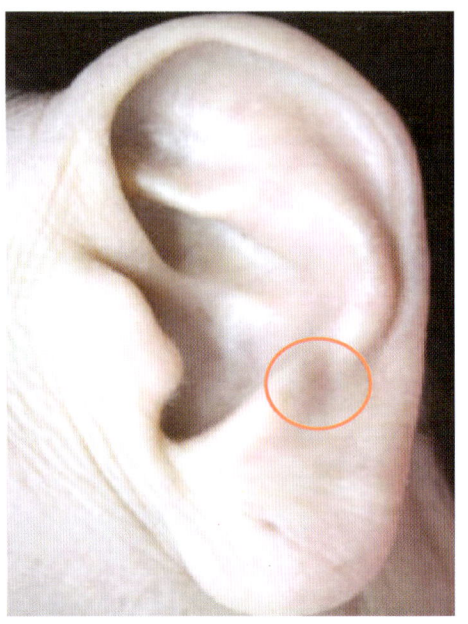
晕区：呈条片状或三角形凹陷，红晕

神经衰弱：入睡慢

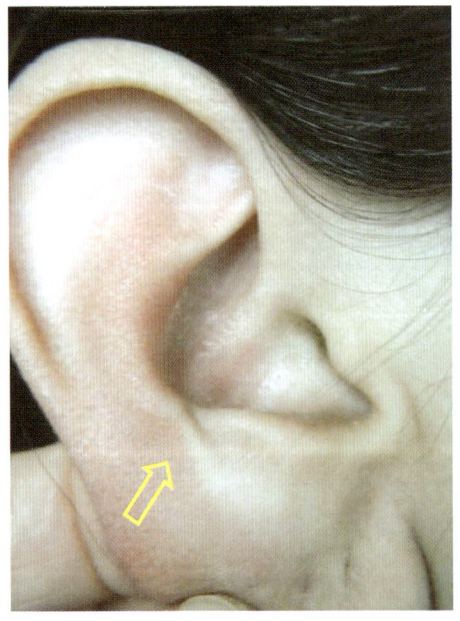
神经衰弱区：呈条状软骨增生

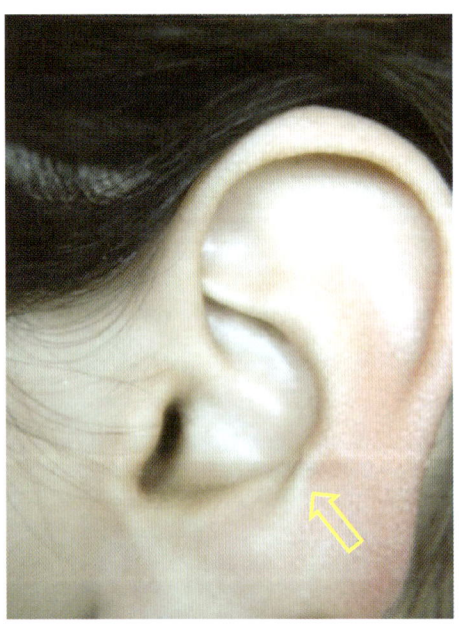
神经衰弱区：呈条状软骨增生

内科神经系统疾病

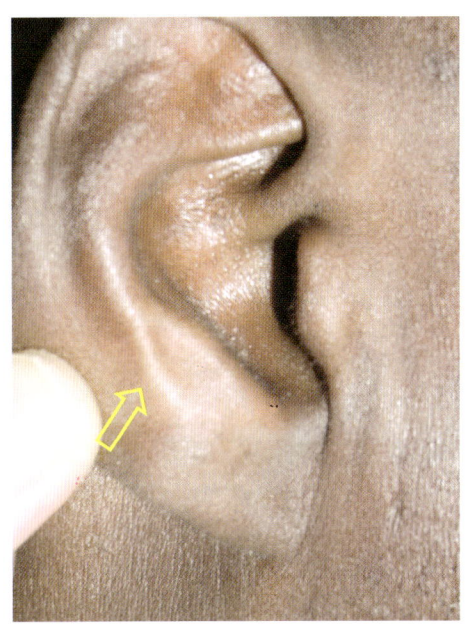

神经衰弱区：呈条状软骨增生

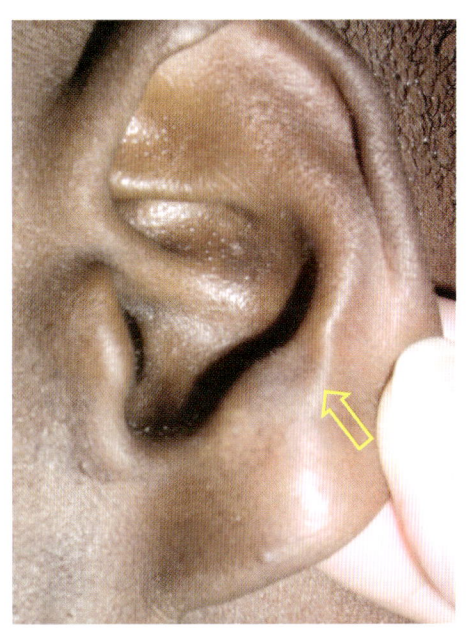

神经衰弱区：呈条状软骨增生

神经衰弱：浅睡眠

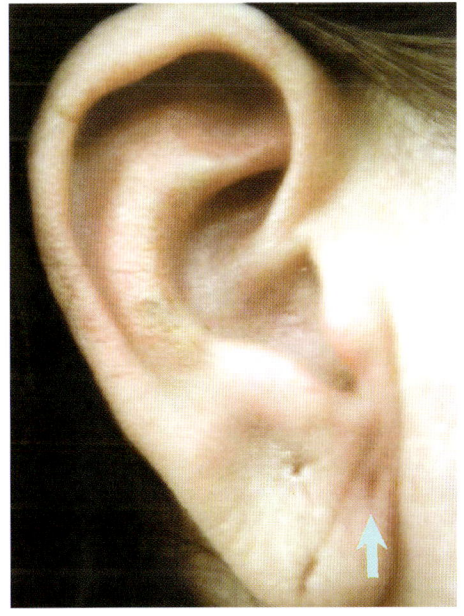

神经衰弱点：电测阳性、压痕反应

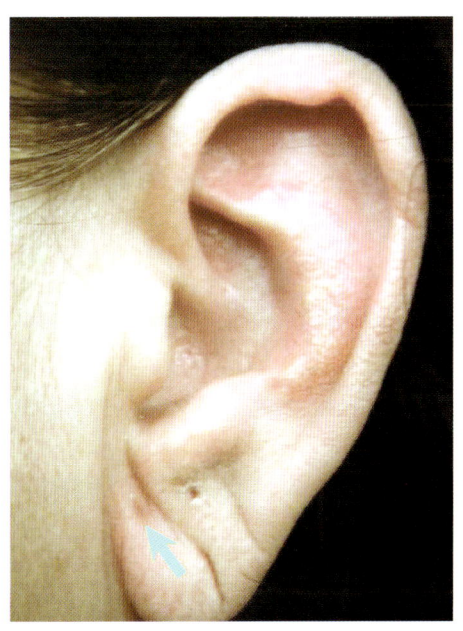

神经衰弱点：电测阳性、压痕反应

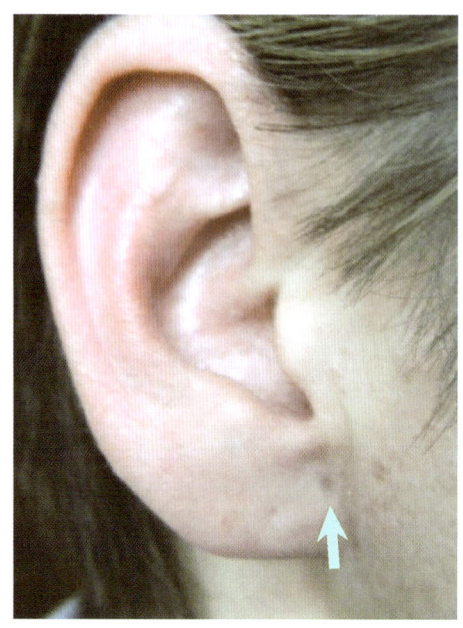 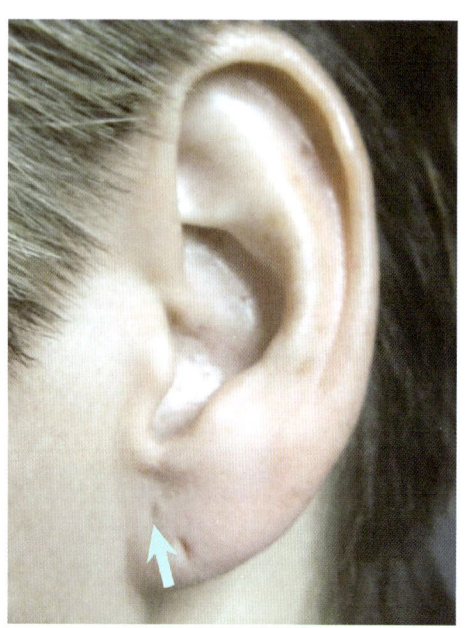

神经衰弱点：电测阳性、压痕反应　　　　　神经衰弱点：电测阳性、压痕反应

多 梦

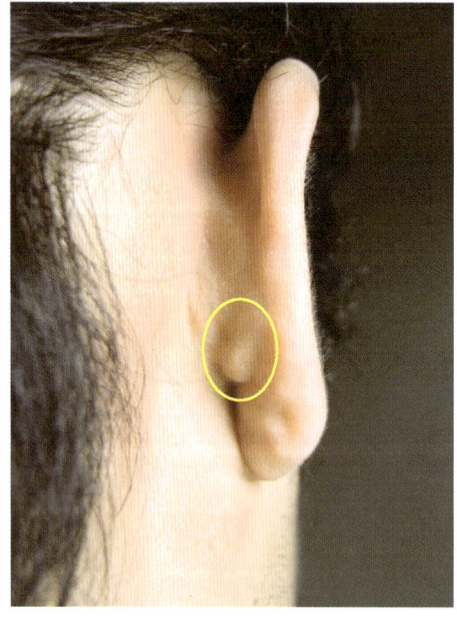 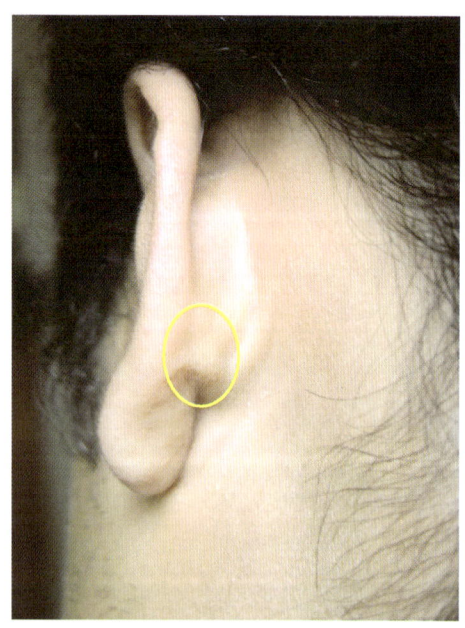

多梦区：呈片状软组织增生　　　　　　　多梦区：呈片状软组织增生

内科神经系统疾病

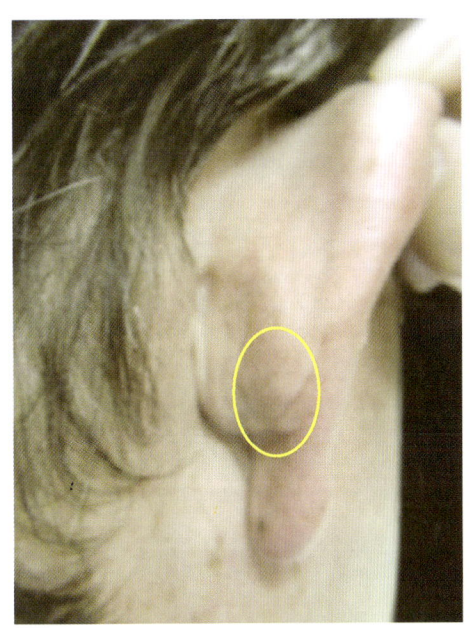

多梦区：呈片状软组织增生

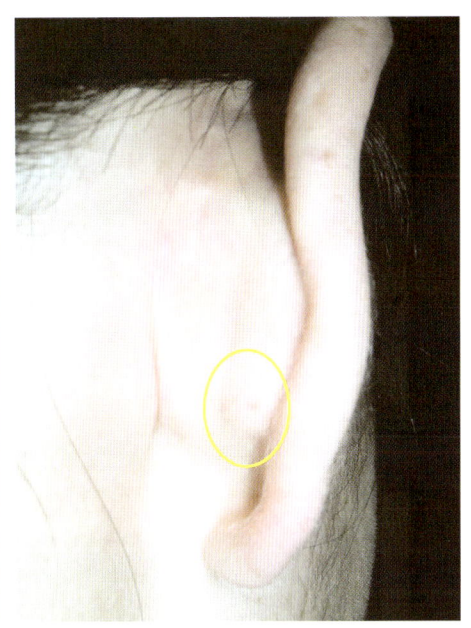

多梦区：呈片状软组织增生

忧郁/焦虑/紧张

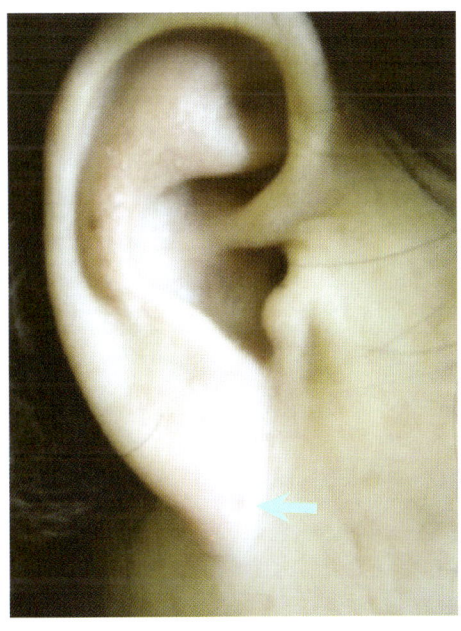

身心穴：电测阳性反应，点压痕

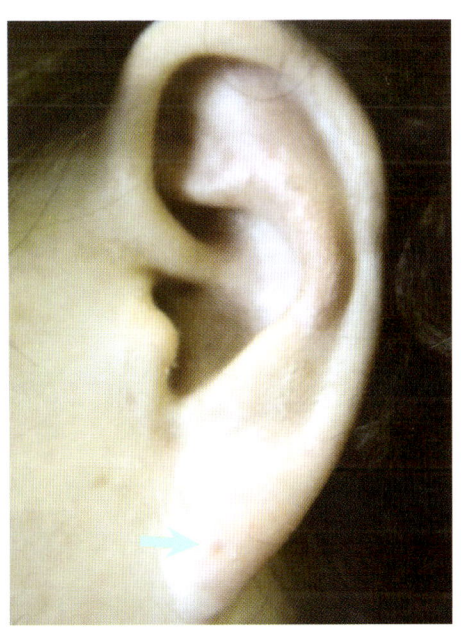

身心穴：电测阳性反应，点压痕

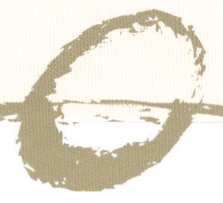

内科泌尿系统疾病

肾小球炎　　　　　前列腺肥大
肾结石　　　　　　前列腺癌
肾盂肾炎　　　　　尿路感染
肾功能减退（吸毒）　尿频
膀胱炎　　　　　　睾丸炎

肾小球炎

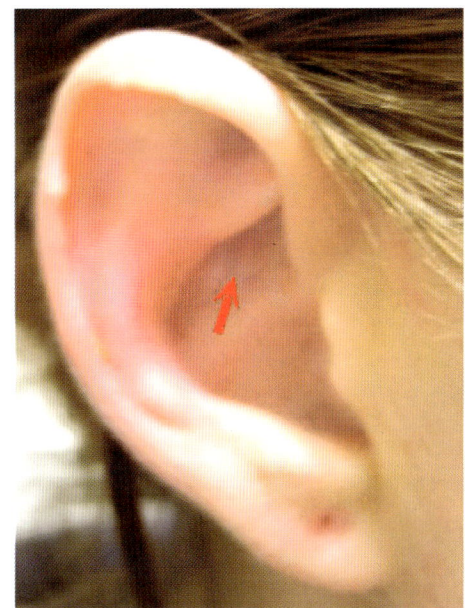
肾区：水肿压痕

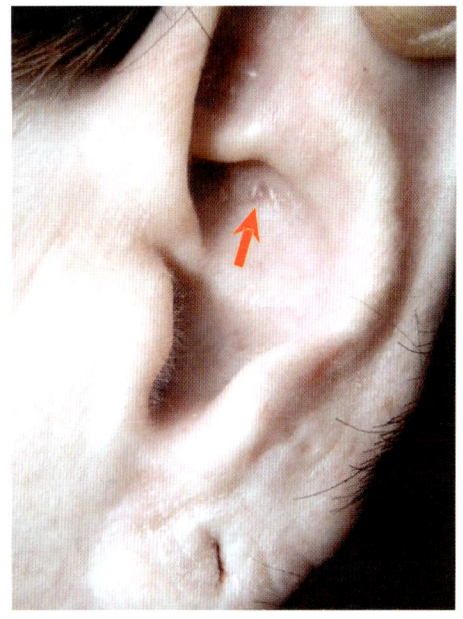
肾区：压痕

肾结石

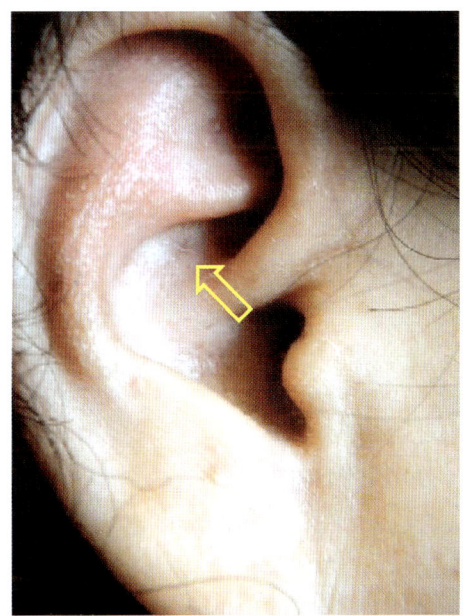
肾区：肿胀、触及小结节

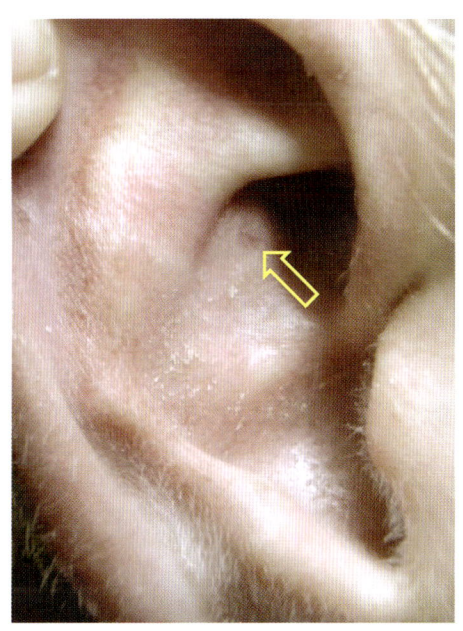
肾区：肿胀、触及小结节

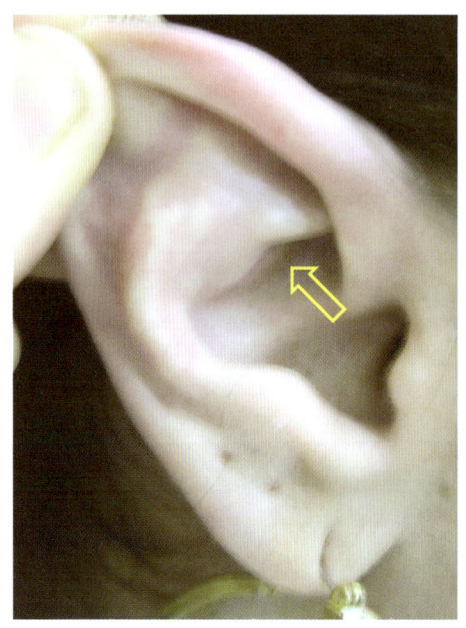
肾区：肿胀、触及小结节

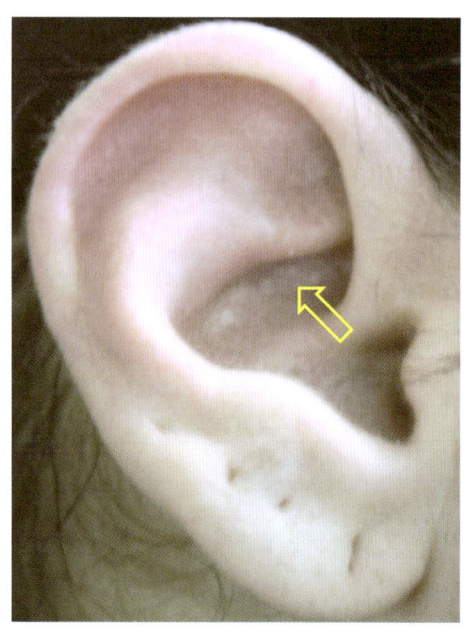
肾区：肿胀、触及小结节

肾盂肾炎

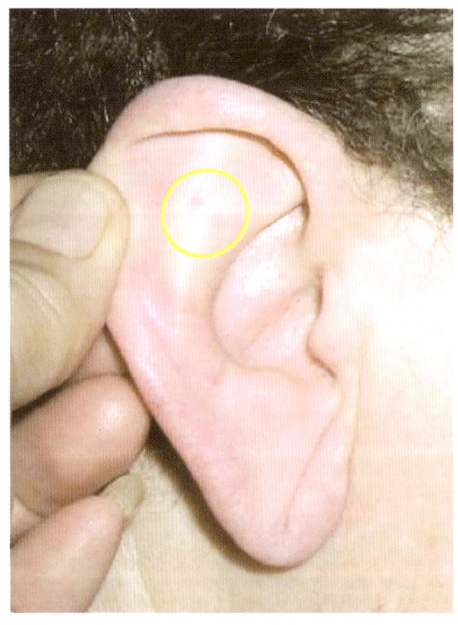
腹外穴（肾病反应区）：肿胀压痕

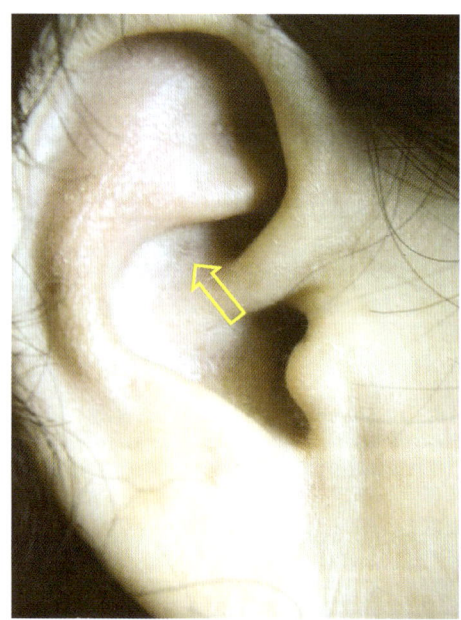
肾区：片状肿胀

内科泌尿系统疾病

肾功能减退（吸毒）

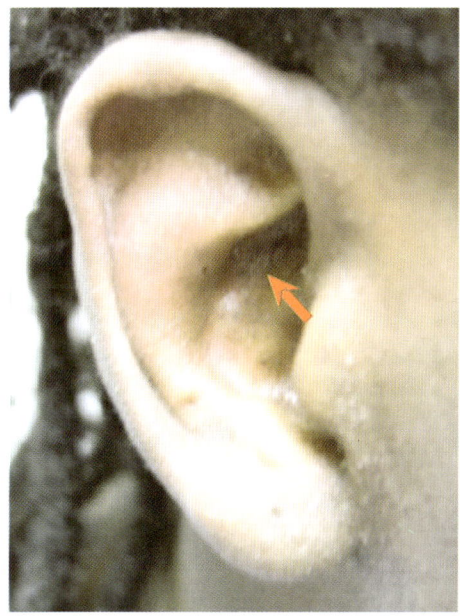
肾区：呈黑灰色

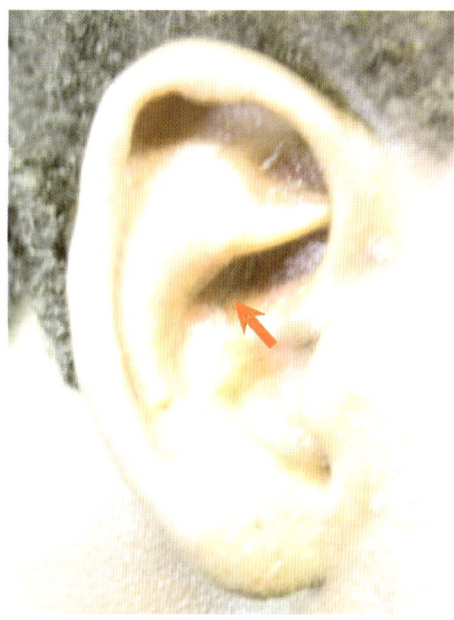
肾区：呈黑灰色

膀胱炎

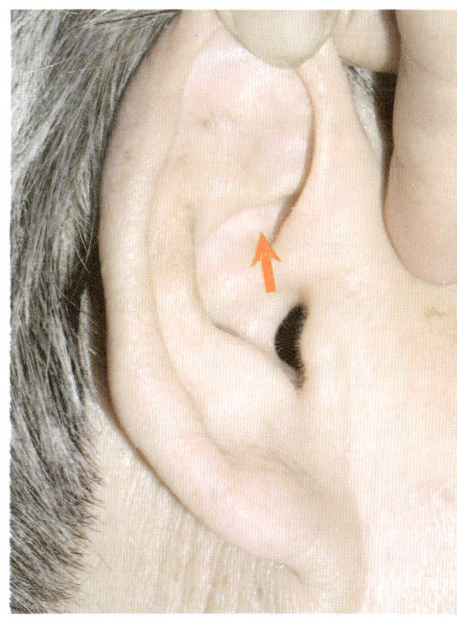
膀胱穴：肿胀压痕

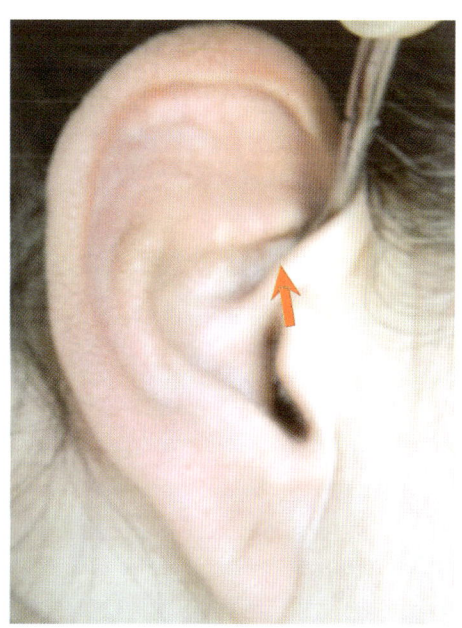
膀胱穴：肿胀压痕

前列腺肥大

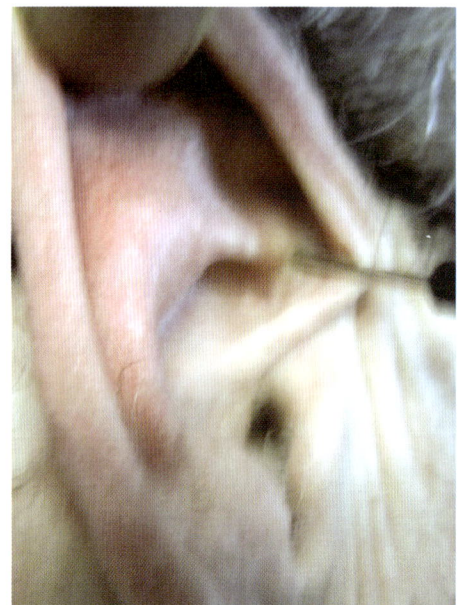

前列腺：增宽、有肿块

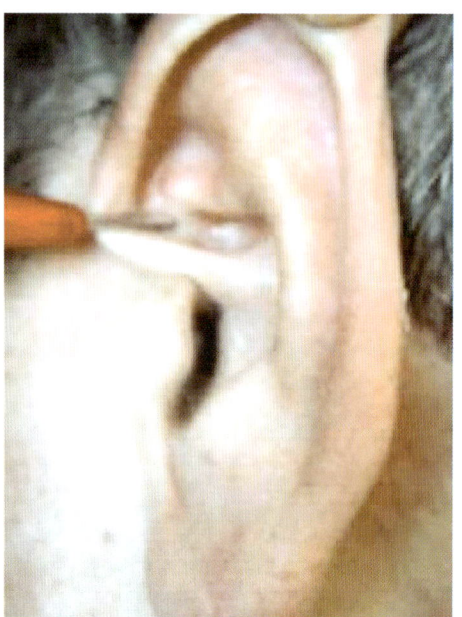

前列腺：增宽、有肿块

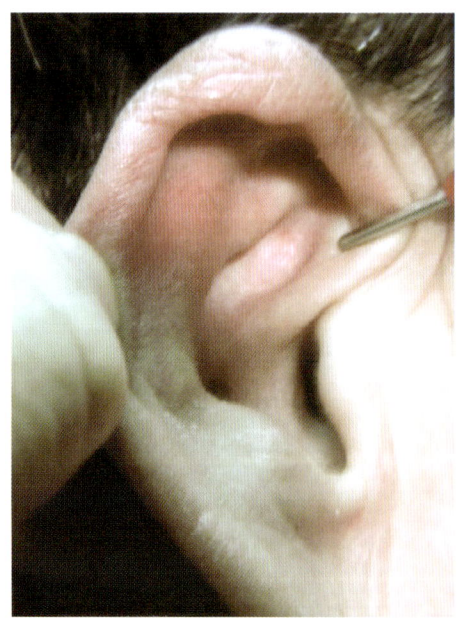

前列腺：增宽、有肿块

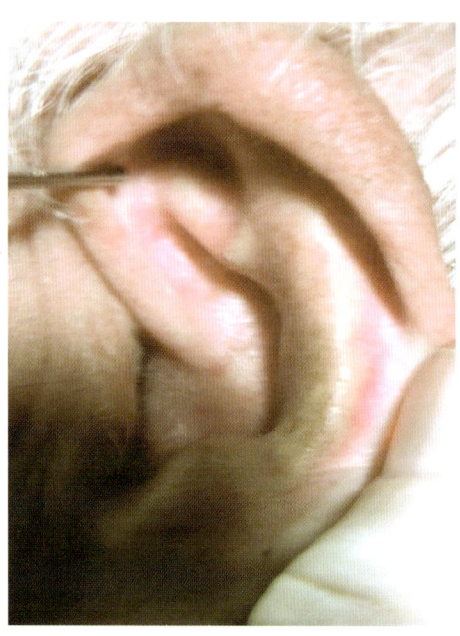

前列腺：增宽、有肿块

前列腺癌

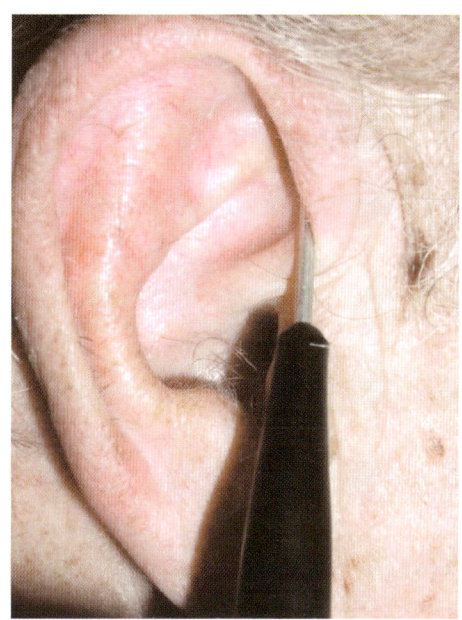
前列腺穴：结节

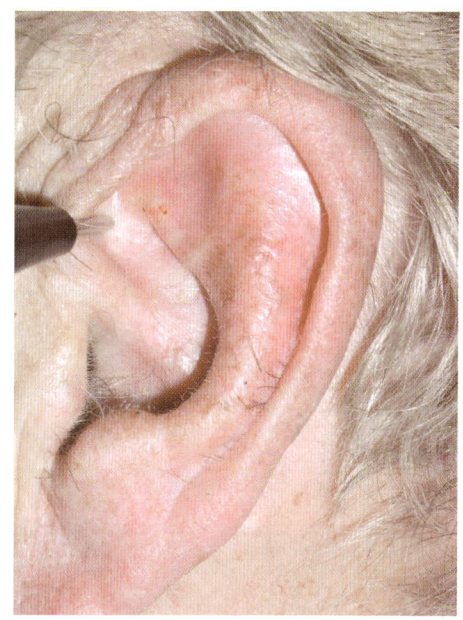
前列腺穴：结节

尿路感染

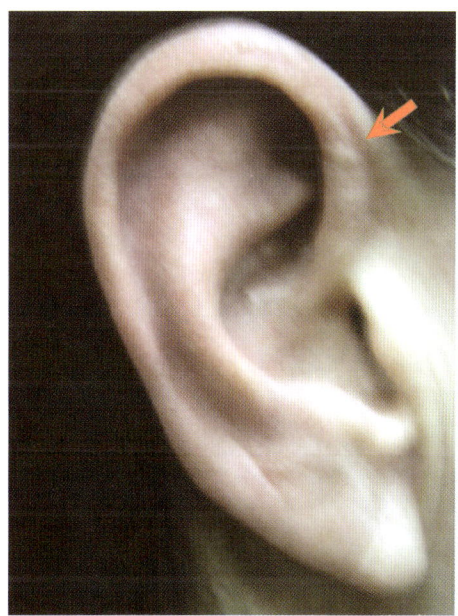
尿道穴：毛细血管扩张

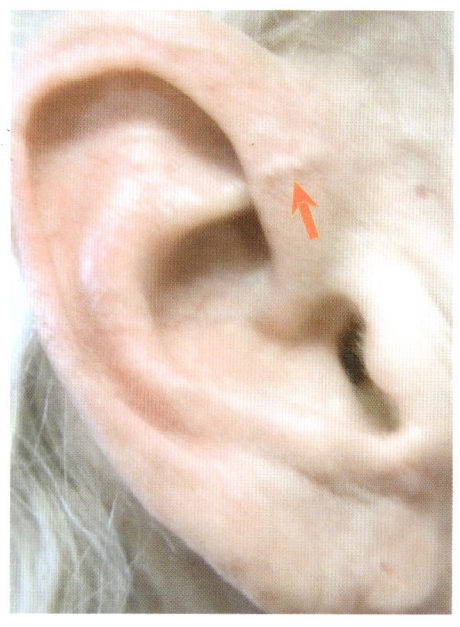
尿道穴：毛细血管扩张

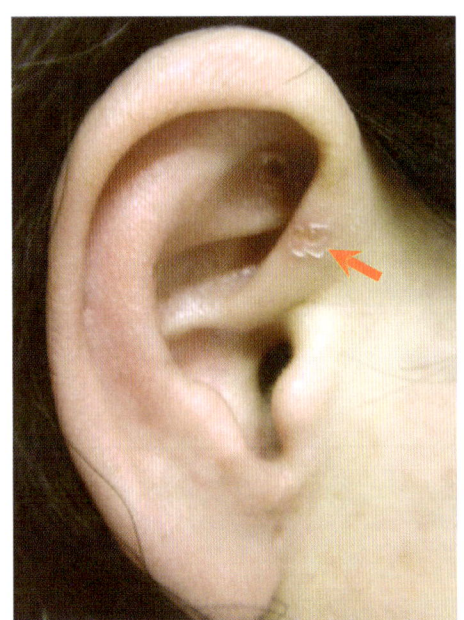

尿道穴：脱屑

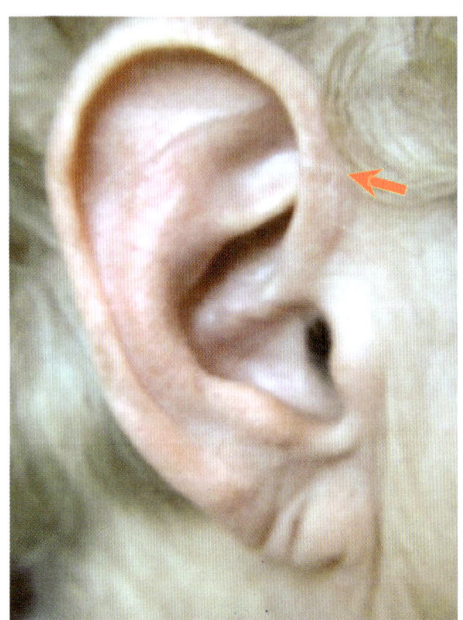

尿道穴：条状增生

尿 频

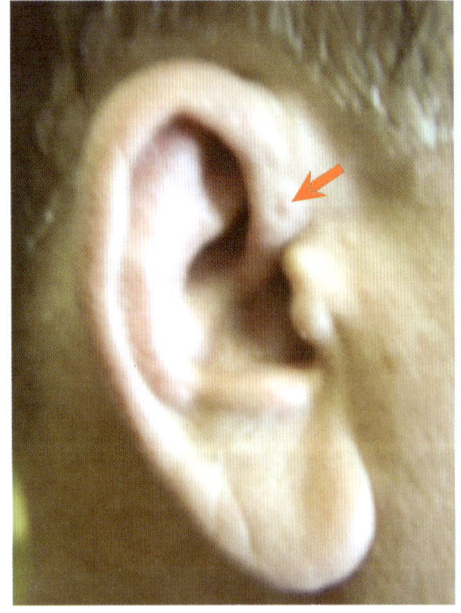

尿道穴：水肿、压痕

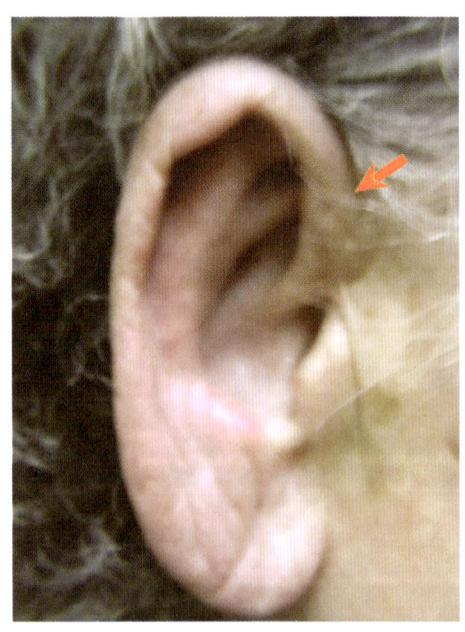

尿道穴：水肿、压痕

睾丸炎

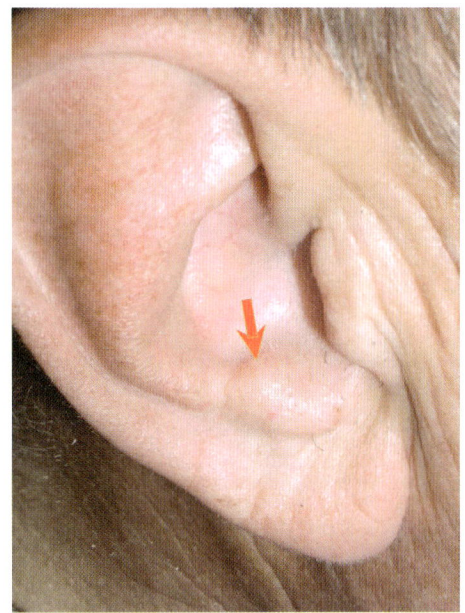
睾丸穴：肿胀

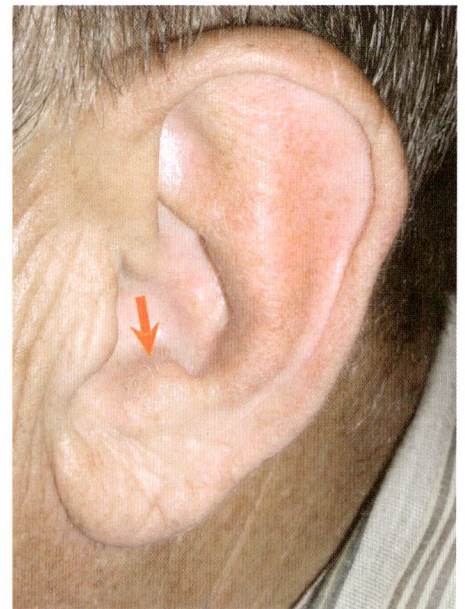
睾丸穴：肿胀

内科内分泌系统疾病

糖尿病
严重糖尿病
甲状腺功能亢进
甲状腺癌
甲状腺功能亢进／眼球突出症
脑垂体
脑垂体瘤

糖尿病

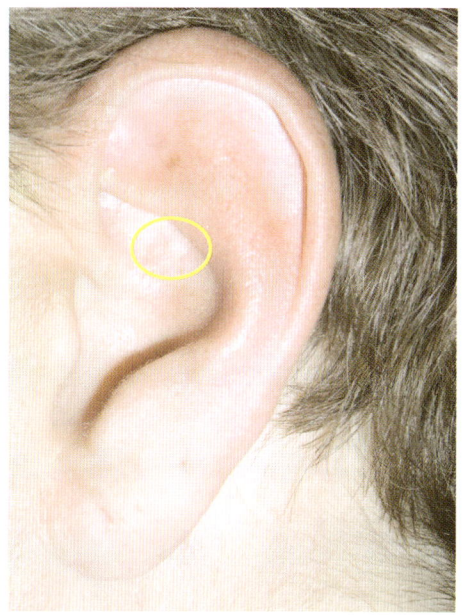
糖尿病点：白色肿胀压痕

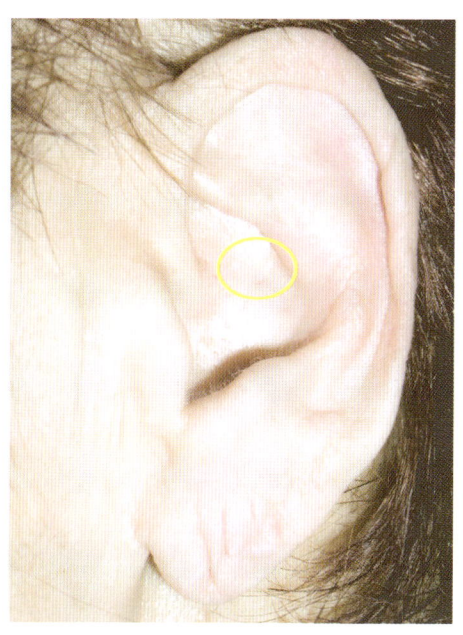
糖尿病点：白色肿胀压痕

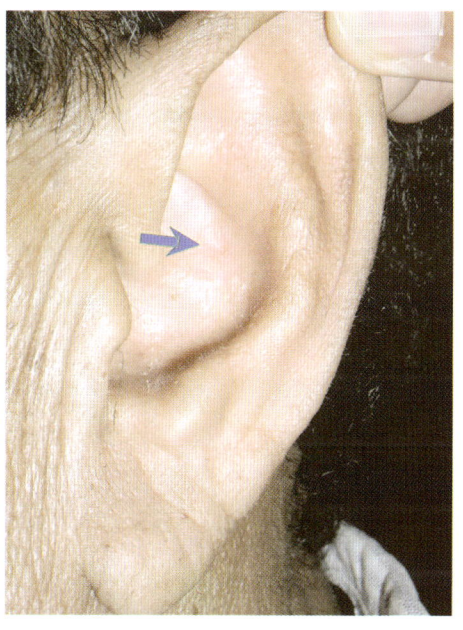
糖尿病点：白色肿胀压痕

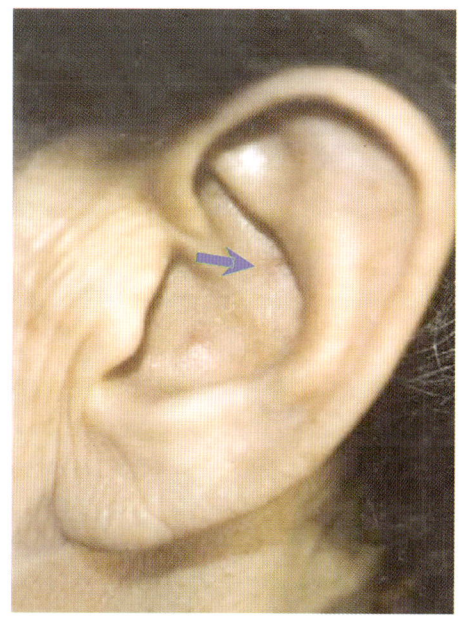
糖尿病点：白色肿胀压痕

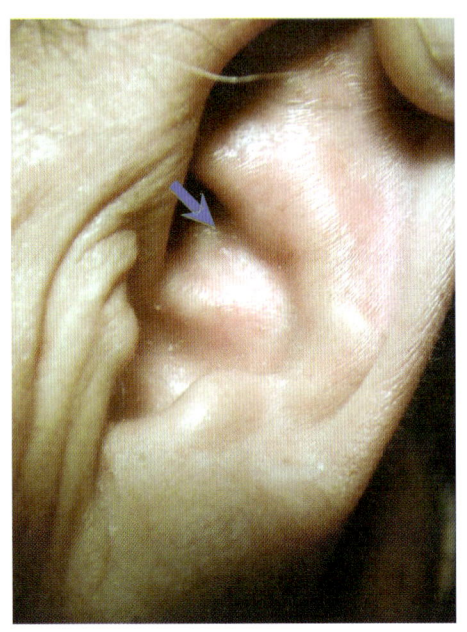

糖尿病点：白色肿胀压痕

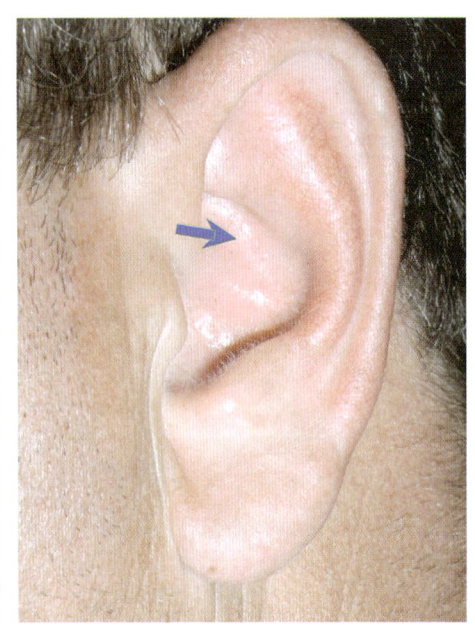

糖尿病点：白色肿胀压痕

严重糖尿病

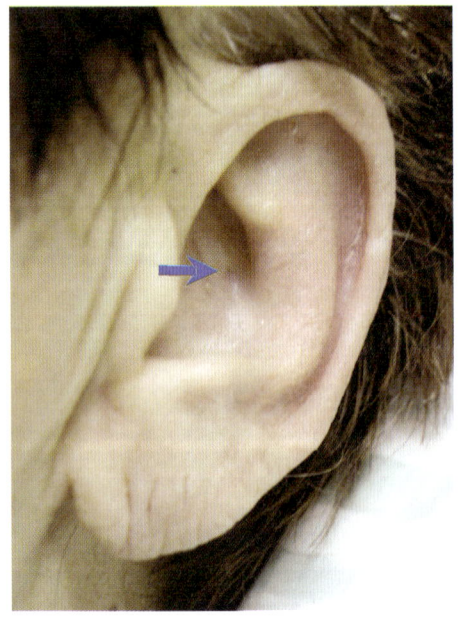

糖尿病点：白色肿胀、压痕深

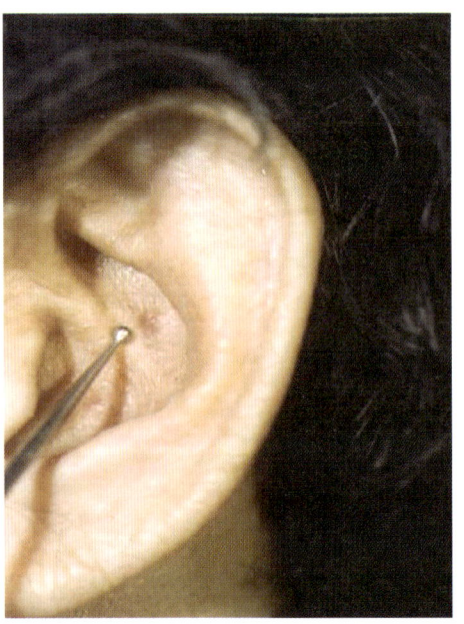

糖尿病点：白色肿胀、压痕深

甲状腺功能亢进

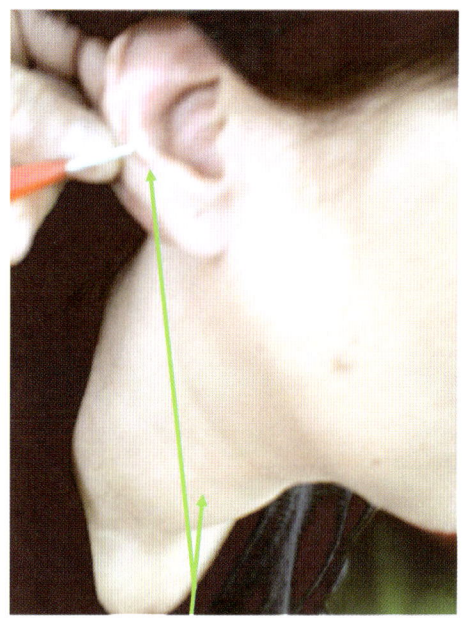

甲状腺穴：肿大

甲状腺癌

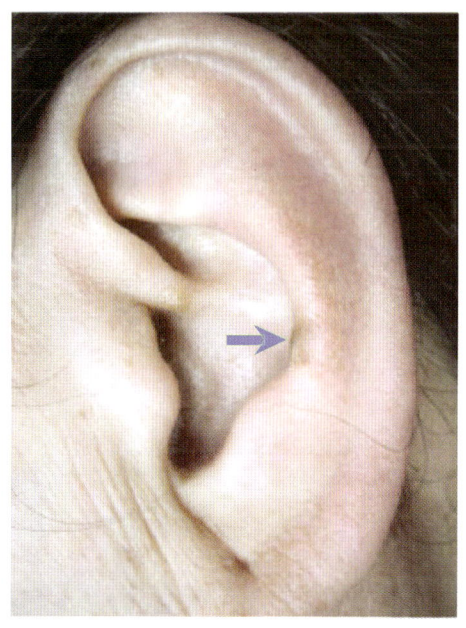

甲状腺穴：有暗灰色的肿块

甲状腺功能亢进/眼球突出症

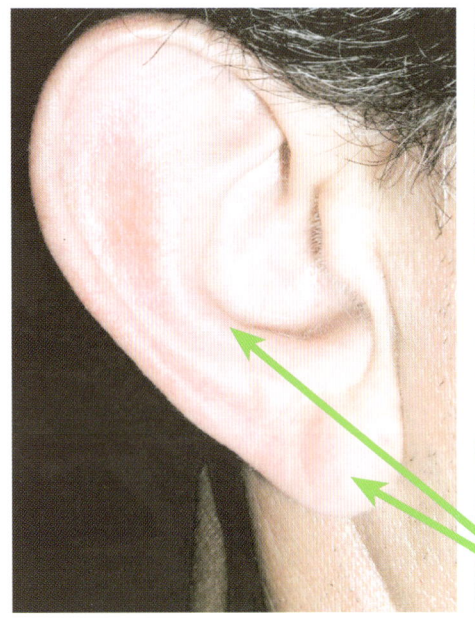
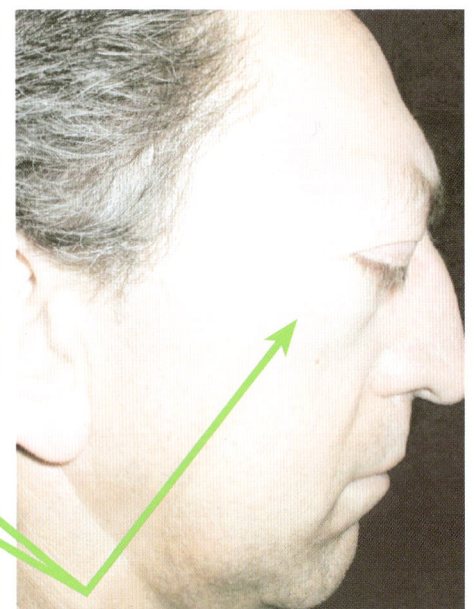

甲状腺、眼区：肿胀　　　　　　　　　眼球突出

脑垂体

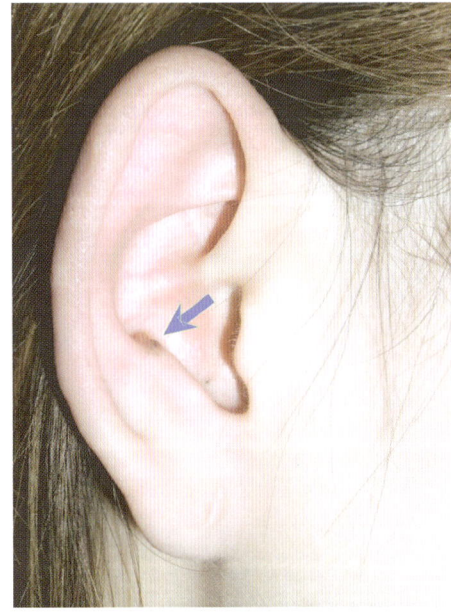
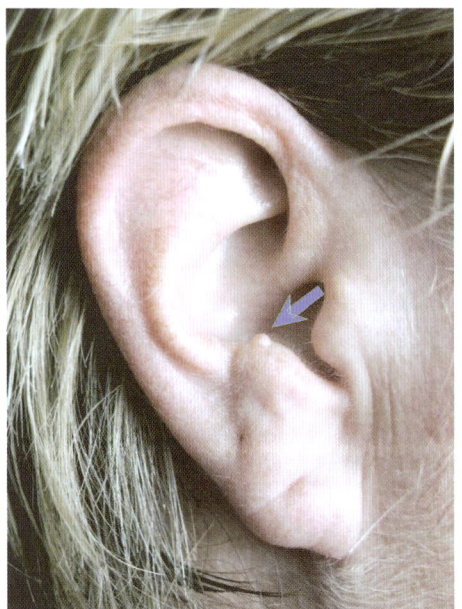

脑垂体：色素痣　　　　　　　　　脑垂体：疣状物

脑垂体瘤

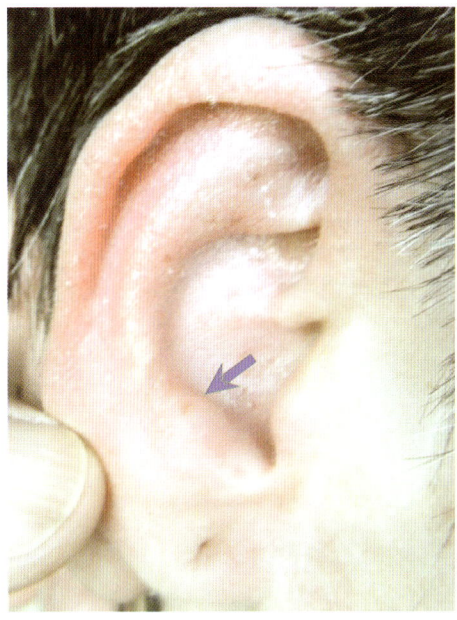

脑垂体穴：肿胀压痕

外科运动系统疾病

肥大性脊椎炎	急性腰痛	足跟痛
脊椎炎	慢性腰痛	下肢静脉曲张
脊椎侧弯	腰腿痛	下肢水肿
肥大性脊柱炎	髋关节痛	外伤史
颈椎病	下肢外伤	网球肘
颈椎病术后形态改变	坐骨神经痛	腕管综合征
胸椎病变	膝关节痛	肩关节周围炎
胸椎外伤	膝关节软骨损伤	肩关节炎
胸椎骨质增生	膝关节炎	肩背肌纤维炎
胸腰椎外伤史	膝关节外伤史	痛风
腰骶椎即右下肢外伤史	距小腿关节外伤	坐骨神经痛／颈椎病
腰椎外伤史	距小腿关节痛	腰痛
骶髂关节炎	距小腿关节肿	痔疮
腰肌劳损	足底痛	

肥大性脊椎炎

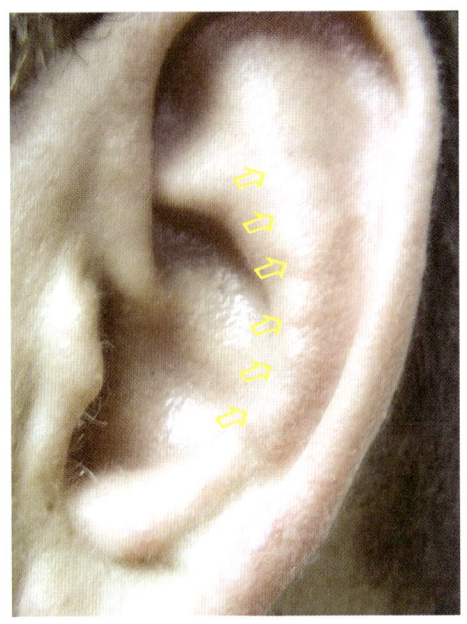
脊椎：呈链珠状隆起

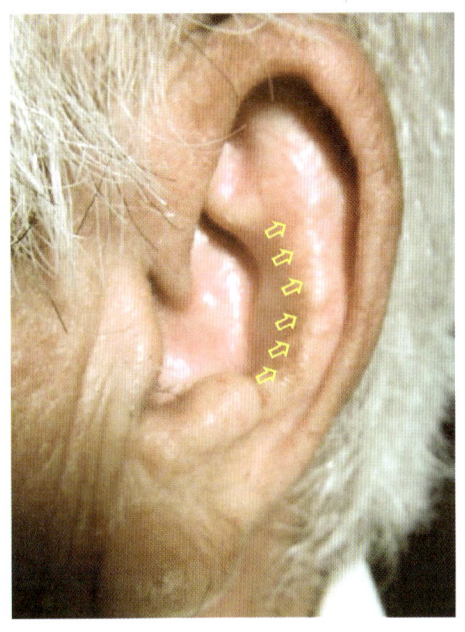
脊椎：呈链珠状隆起

脊椎炎

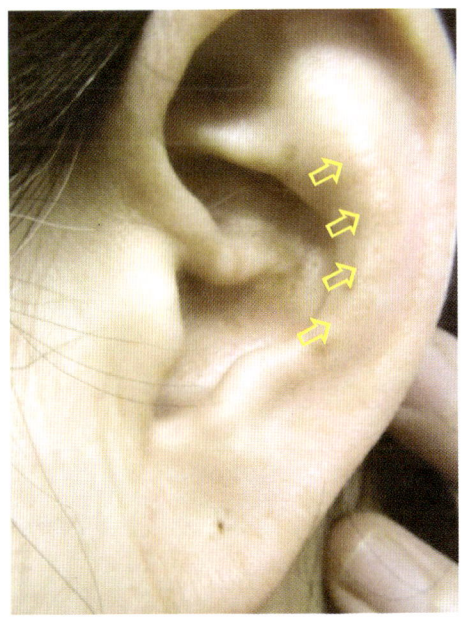
脊椎：呈链珠状隆起

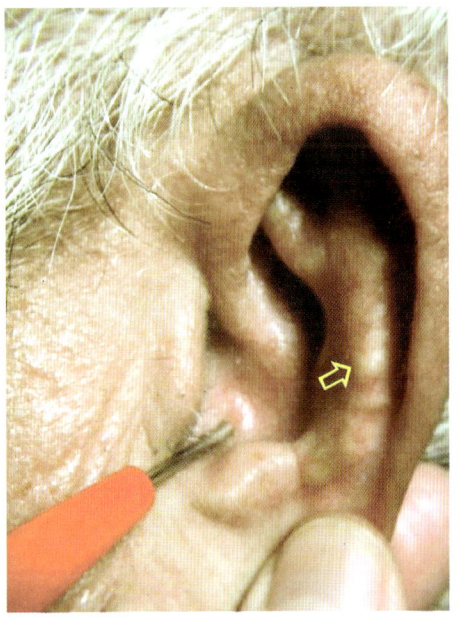
颈椎、胸椎：退行性病变

脊椎侧弯

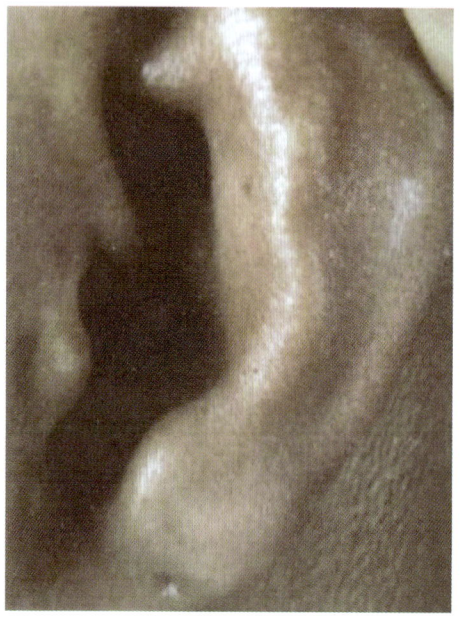

脊椎：排列不正常

肥大性脊柱炎

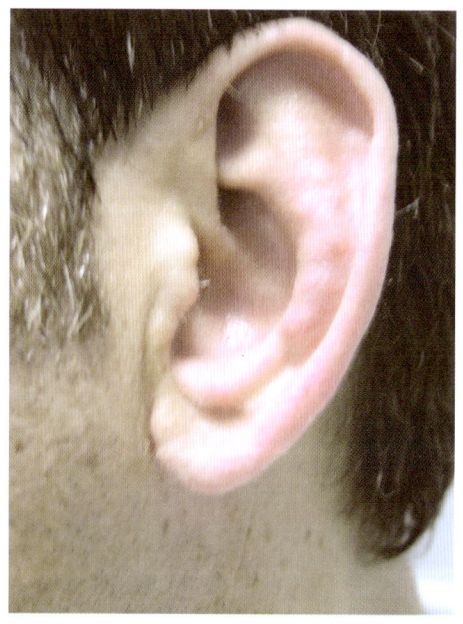

脊椎：呈链珠状隆起

颈椎病

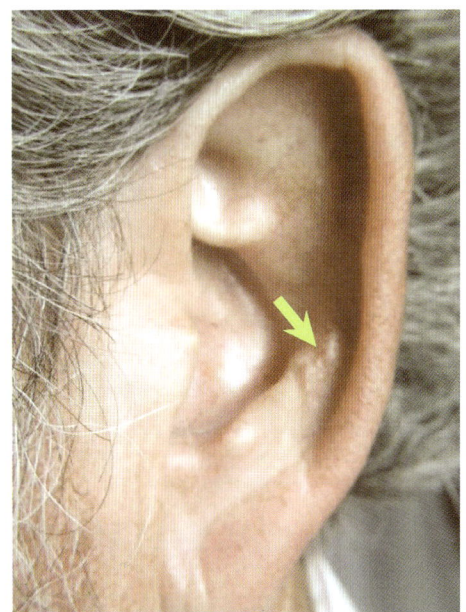

颈椎 $C_1 \sim C_7$：变形

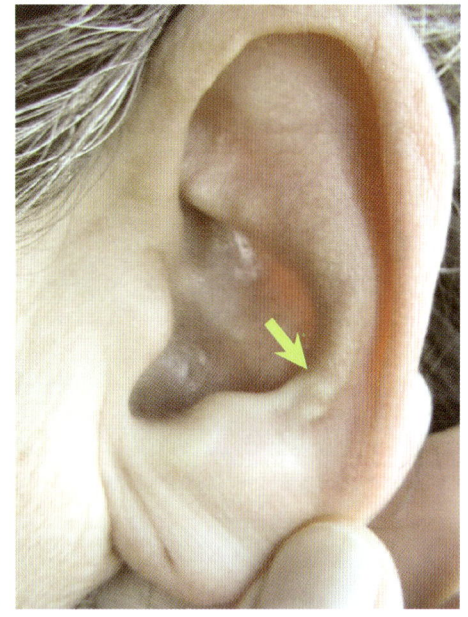

颈椎 $C_1 \sim C_4$：变形

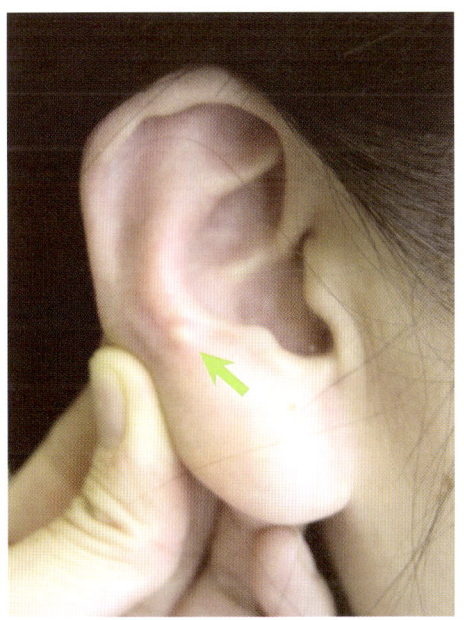

颈椎 $C_1 \sim C_7$：变形

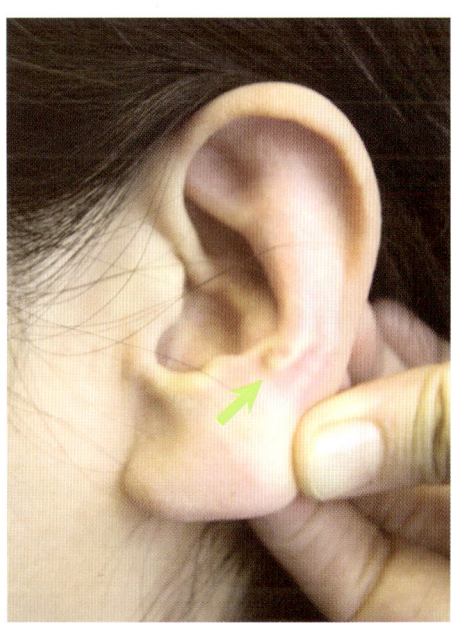

颈椎 $C_1 \sim C_7$：变形

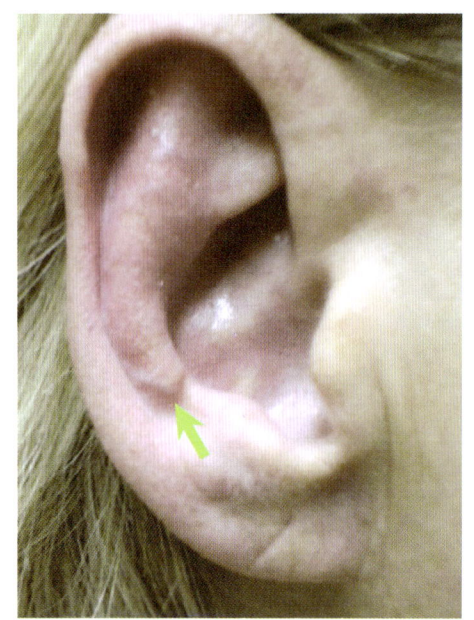

颈椎 $C_3 \sim C_4$：锥形增生

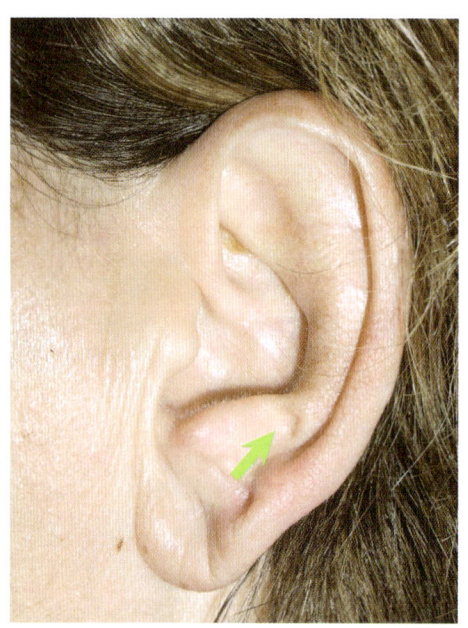

颈椎 $C_3 \sim C_4$：分叉

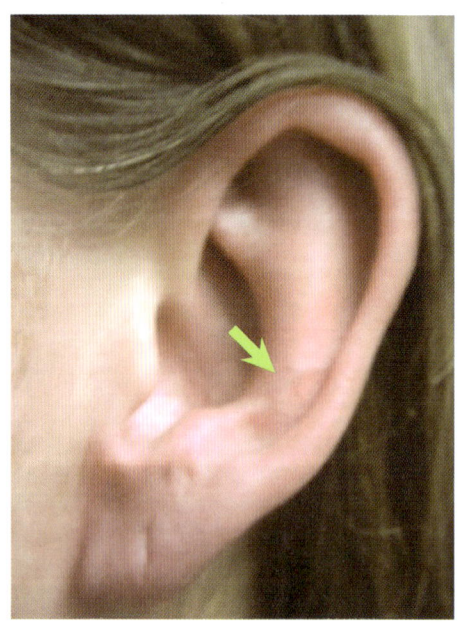

颈椎 $C_1 \sim C_7$：呈弧形变形

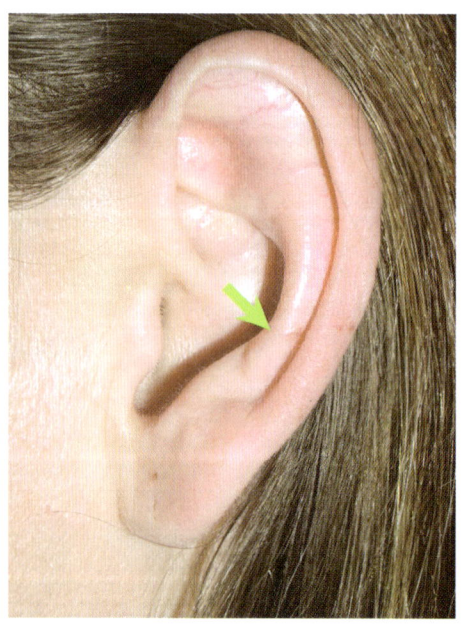

颈椎 $C_1 \sim C_7$：呈弧形变形

外科运动系统疾病

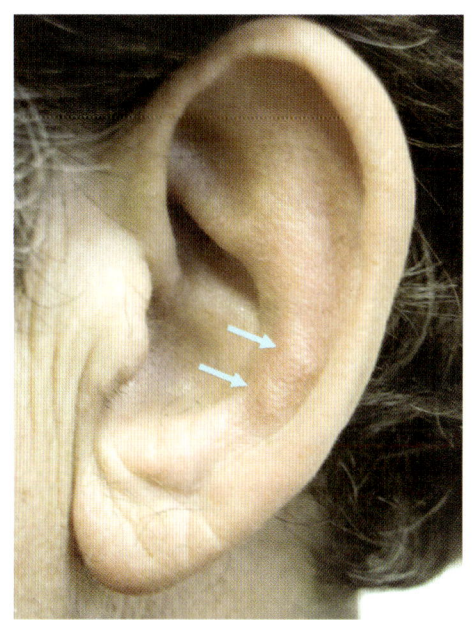

颈椎 $C_3 \sim C_7$：呈双结节变形

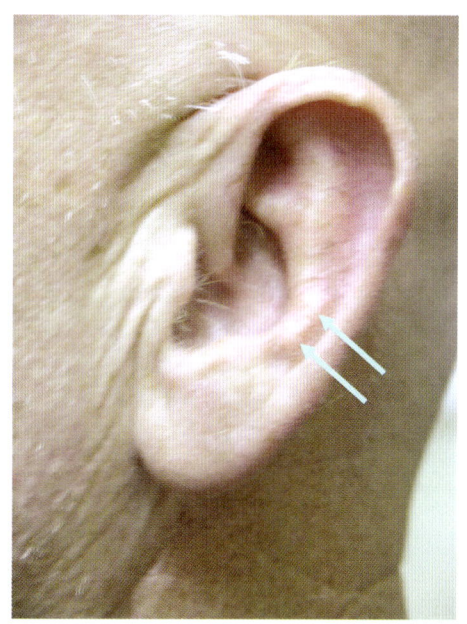

颈椎 $C_3 \sim C_7$：呈双结节变形

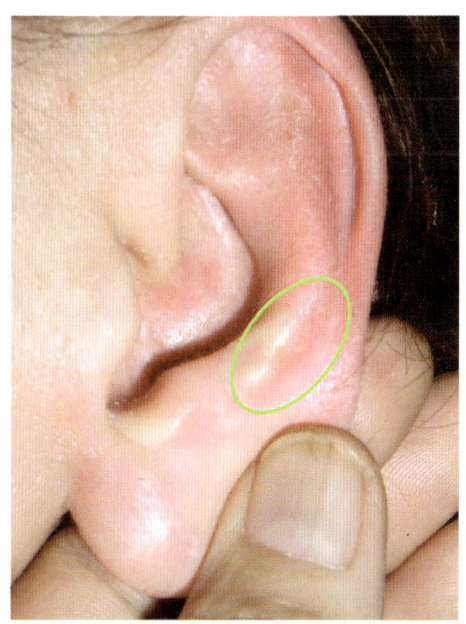

颈椎：双结节白色隆起

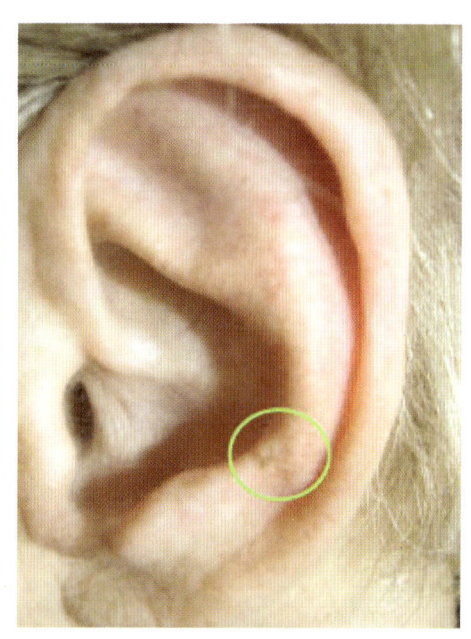

颈椎：分叉状双结节隆起

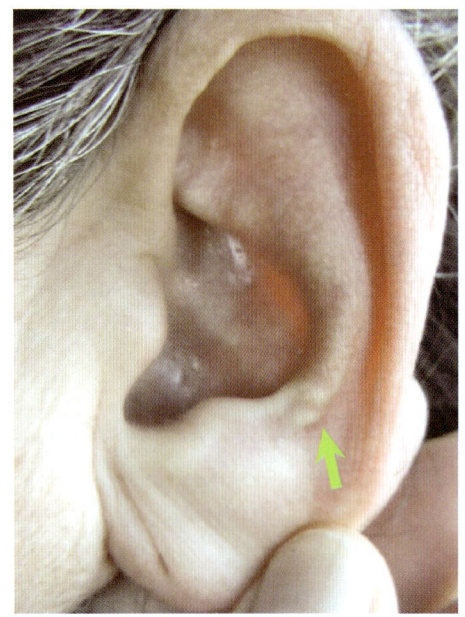

颈椎 $C_3\sim C_4$：结节隆起变形

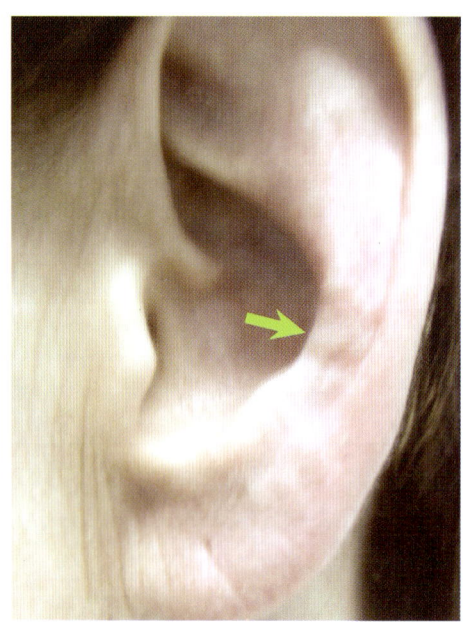

颈椎 $C_1\sim C_7$：变形

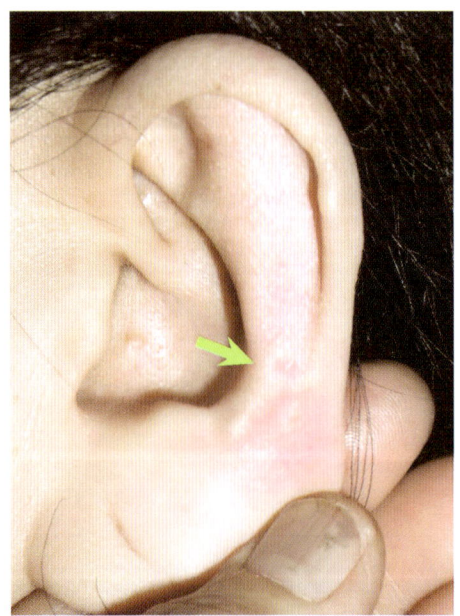

颈椎 $C_1\sim C_7$：隆起变形

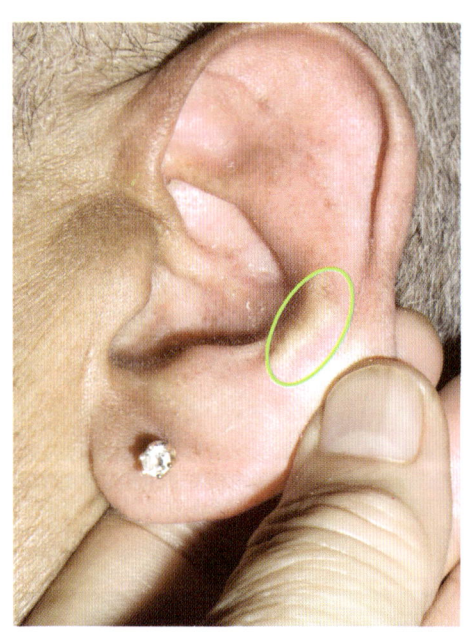

颈椎 $C_1\sim C_7$：隆起变形

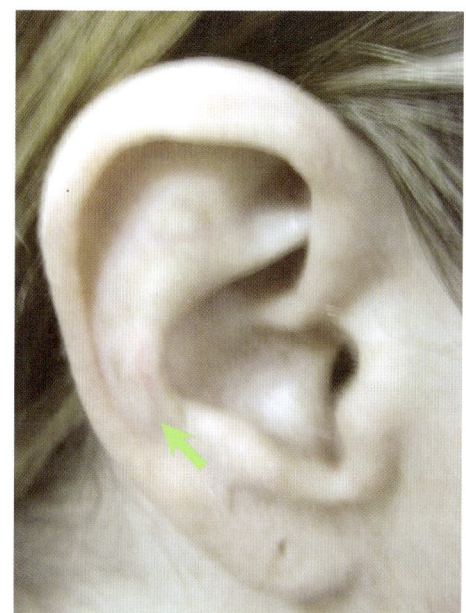
颈椎：条状红色

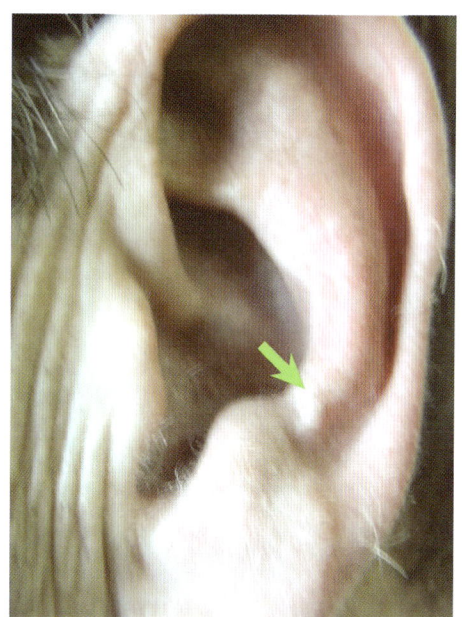
颈椎$C_3 \sim C_4$：增生

颈椎病术后形态改变

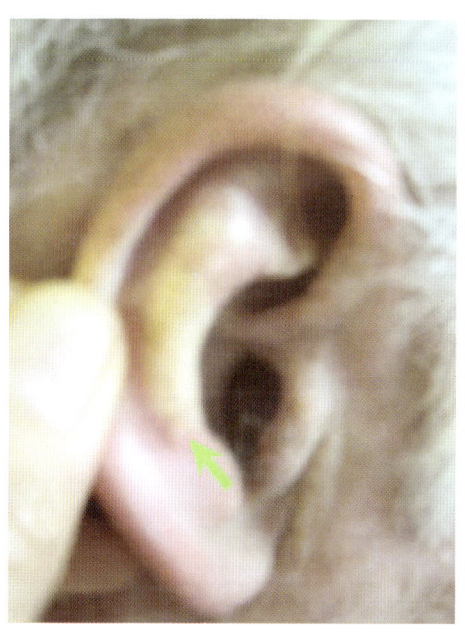
颈椎：手术瘢痕变形，结节状隆起

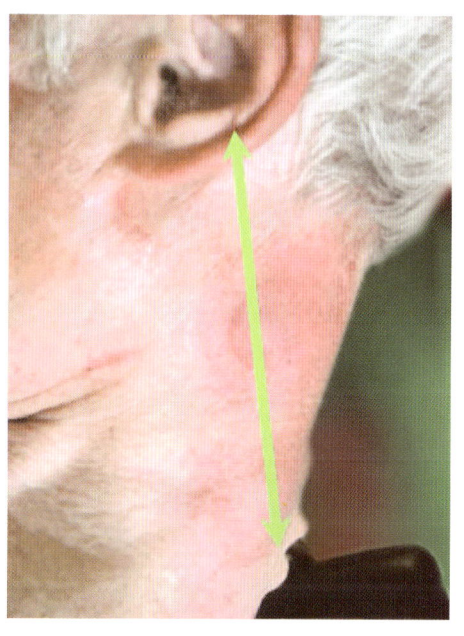
颈椎：手术瘢痕变形，结节状隆起

胸椎病变

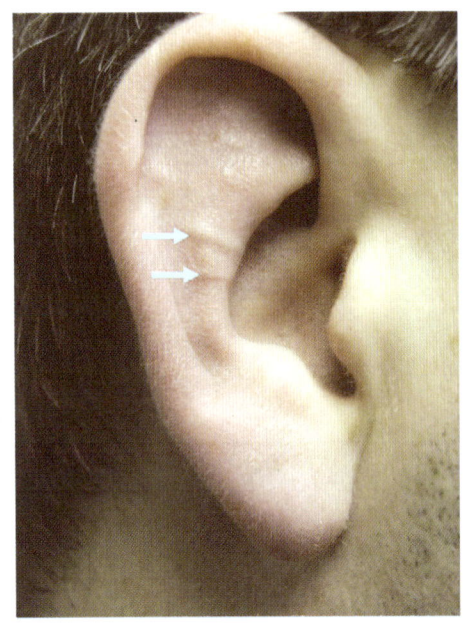

胸椎：呈环状突出

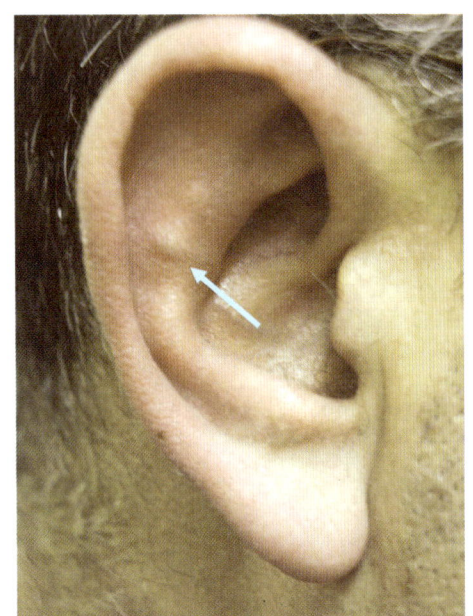

胸椎：结节状变形

胸椎外伤

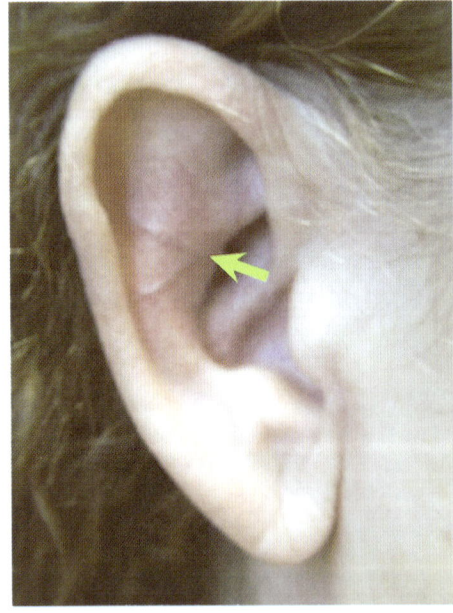

右侧胸椎：分叉状隆起

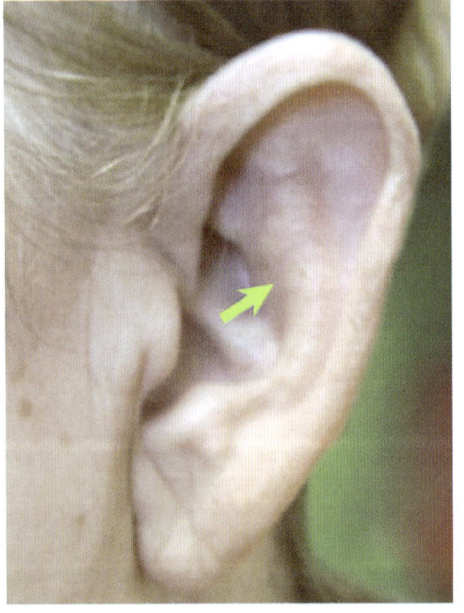

左侧正常

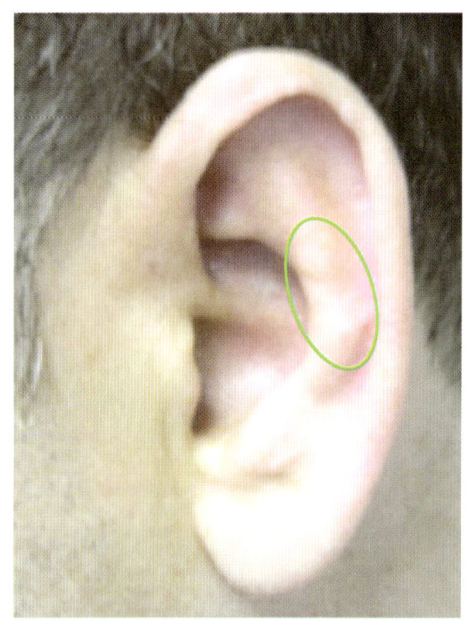

胸椎：排列不正常

○ 胸椎骨质增生

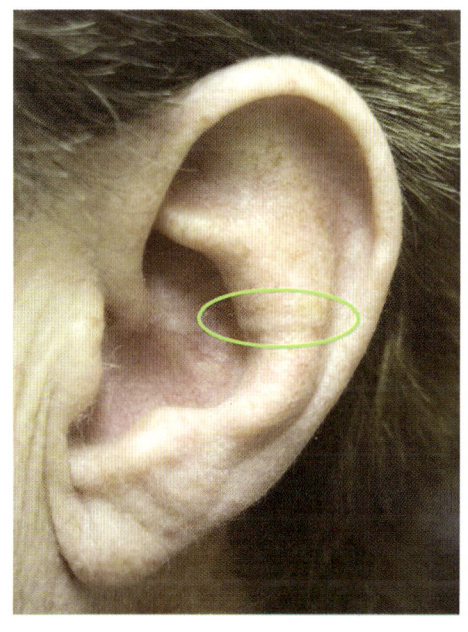

胸椎：呈环状隆起

胸腰椎外伤史

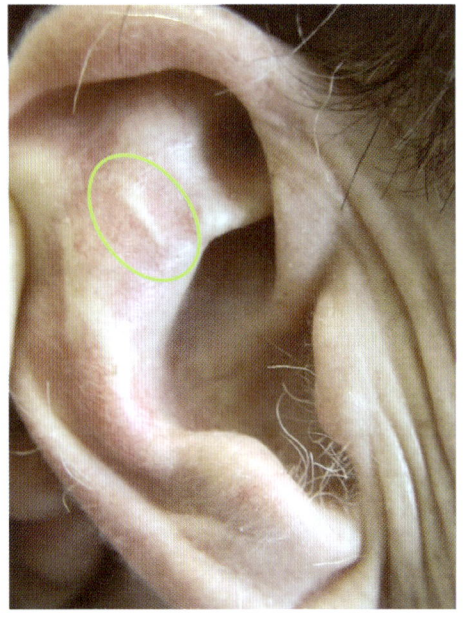

脊椎：排列不正常

腰骶椎即右下肢外伤史

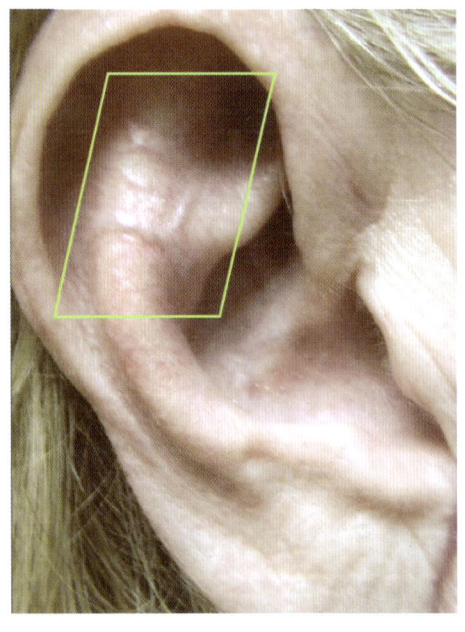

腰骶椎、右下肢：不规则变形

腰椎外伤史

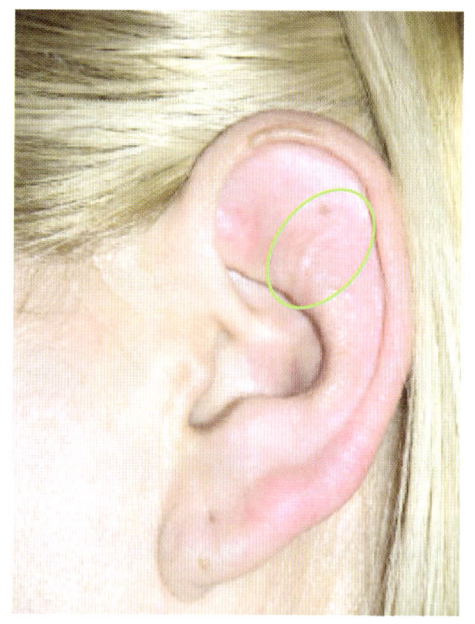

腰椎：条状软骨增生

骶髂关节炎

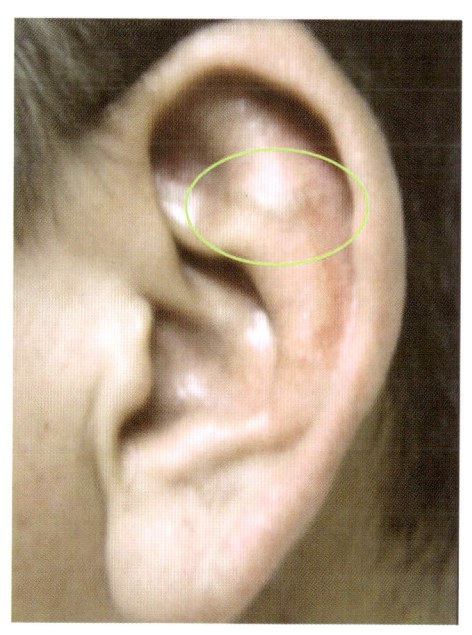

骶髂关节：肿胀变形

腰肌劳损

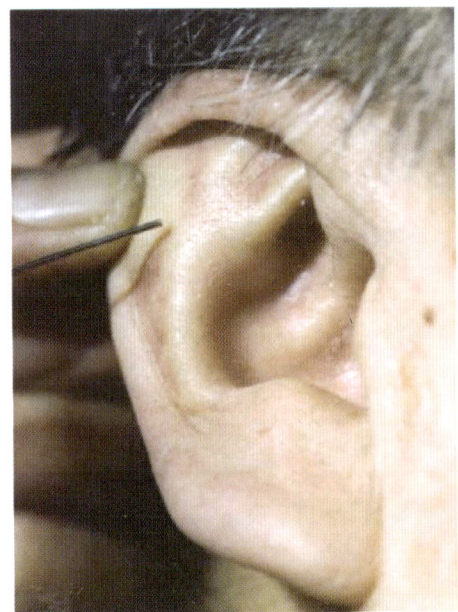

左侧腰肌：突起变形

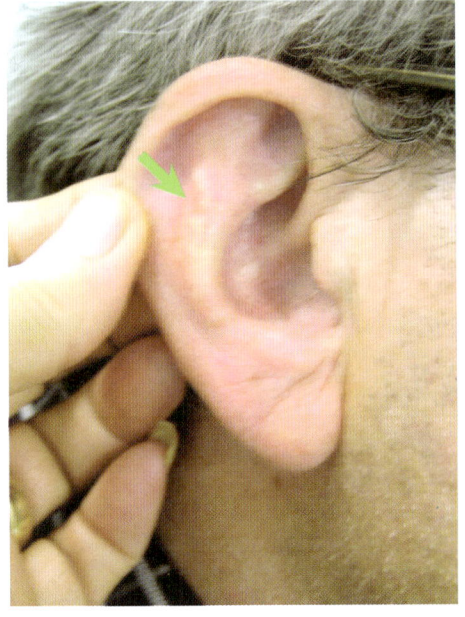

左侧腰肌：突起变形

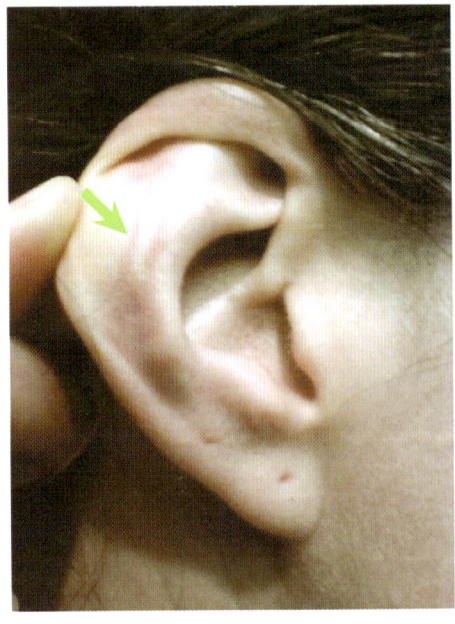

腰肌区：白色条状隆起

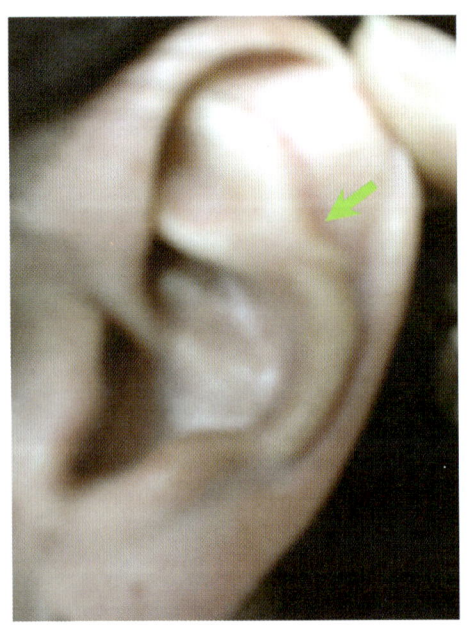

右侧腰肌区：白色片状隆起变形

急性腰痛

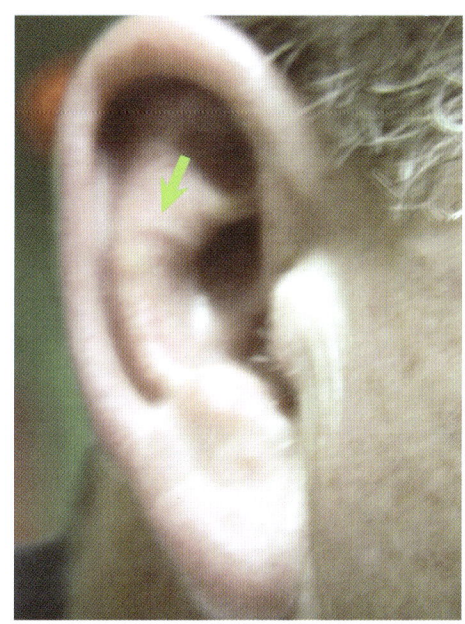

腰区：红色条状隆起变形

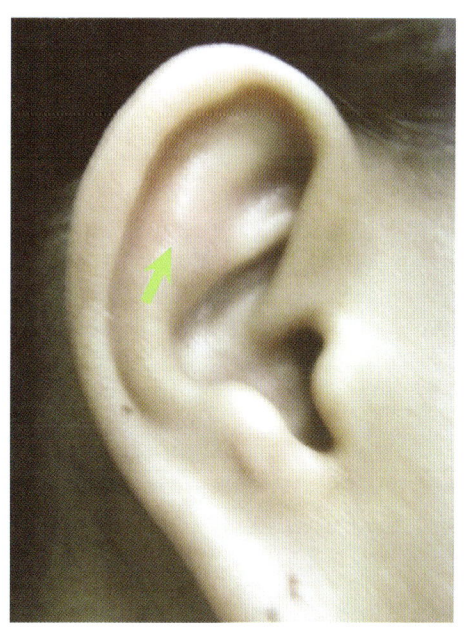

腰骶椎：红色反应

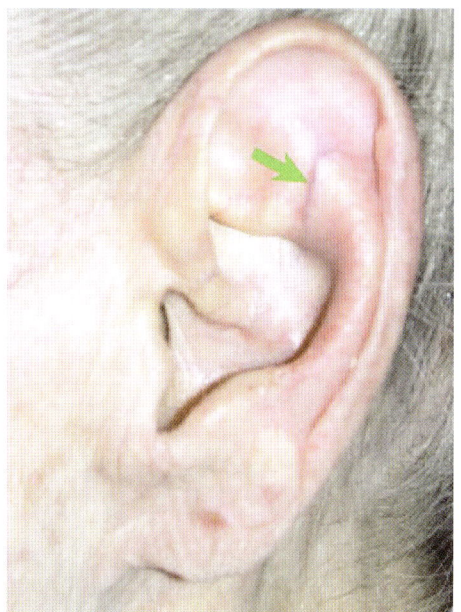

腰：毛细血管红色扩张

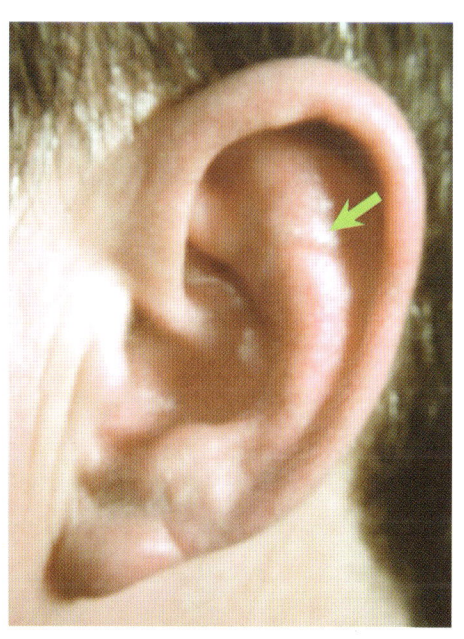

右侧腰部：毛细血管扩张

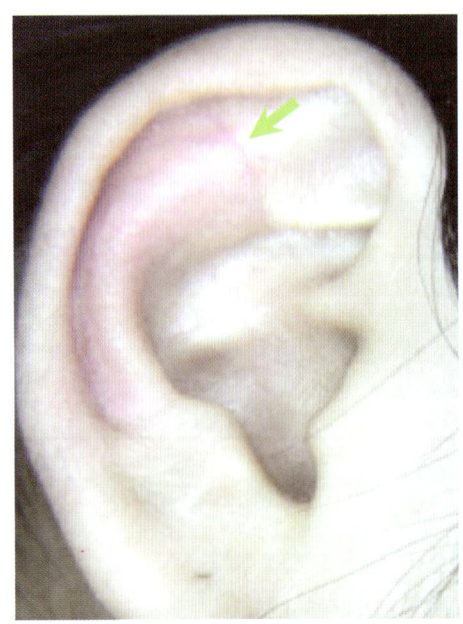

腰部：毛细血管红色扩张

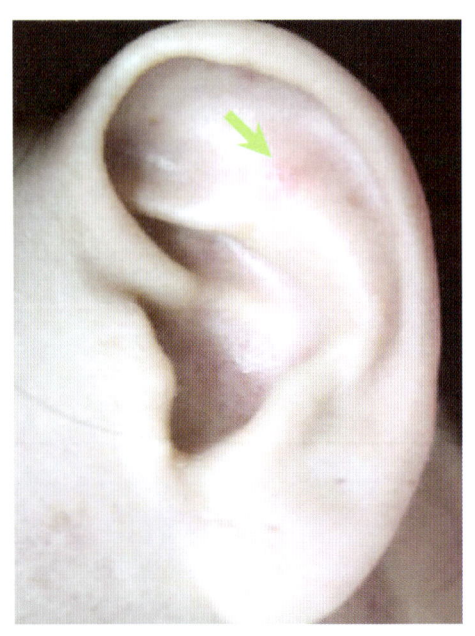

左侧腰肌区：红色变化

慢性腰痛

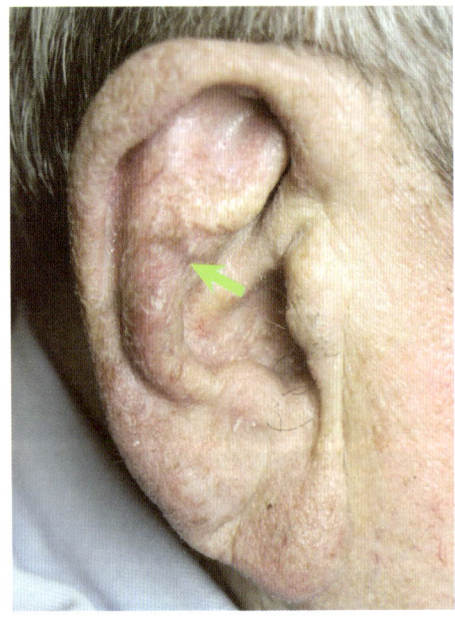

腰部：毛细血管充盈，隆起变形

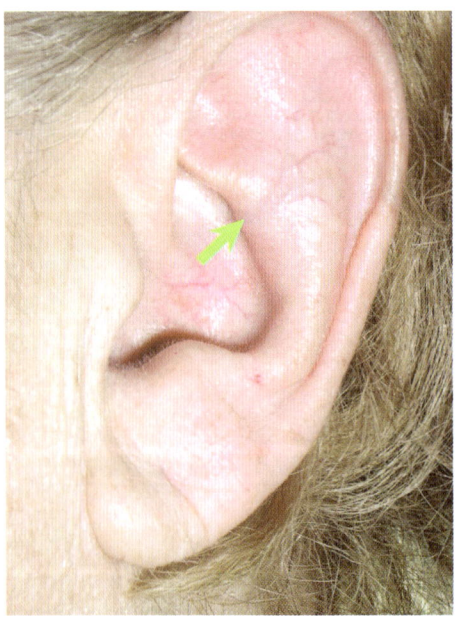

腰部：毛细血管放射状扩张

腰腿痛

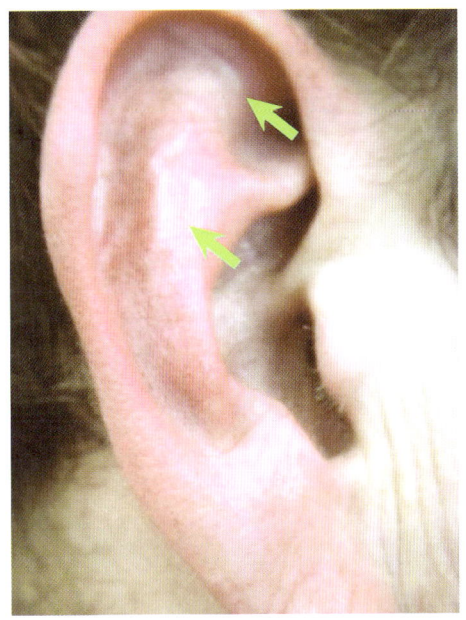 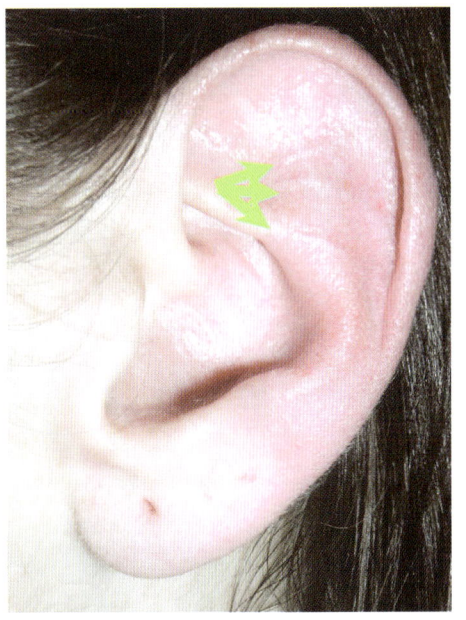

右侧腰肌,下肢：不规则变形　　　　　　　右腰髋部：毛细血管呈斜形扩张

髋关节痛

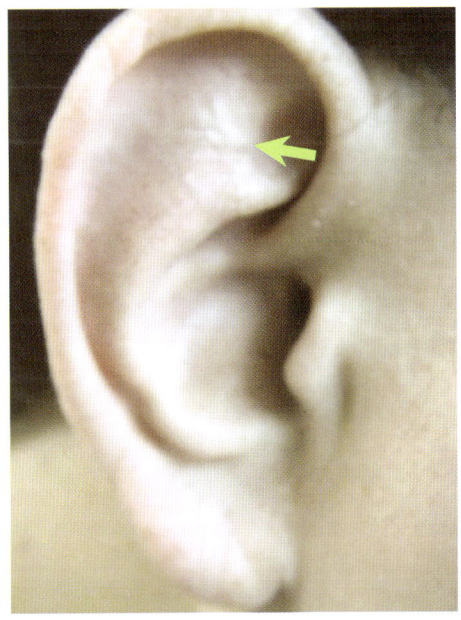 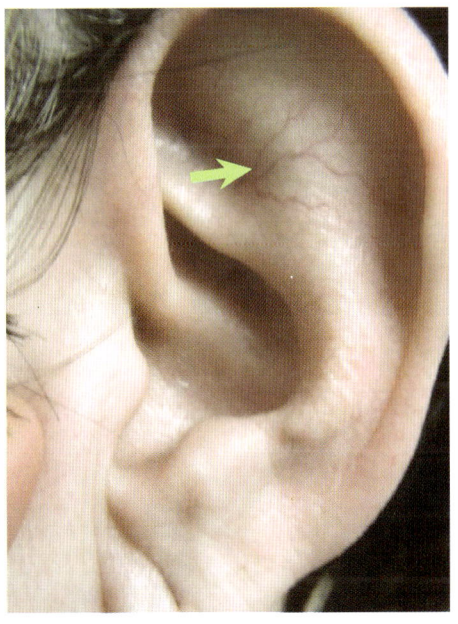

髋关节：变形　　　　　　　　　　　　　髋关节区：可见红色毛细血管扩张

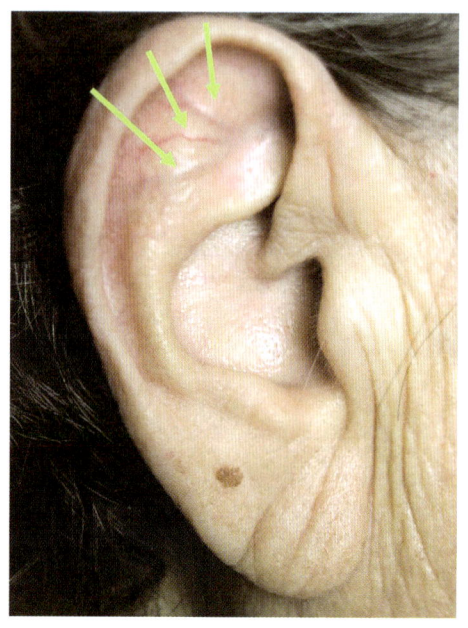

髋关节区：红色毛细血管扩张

下肢外伤

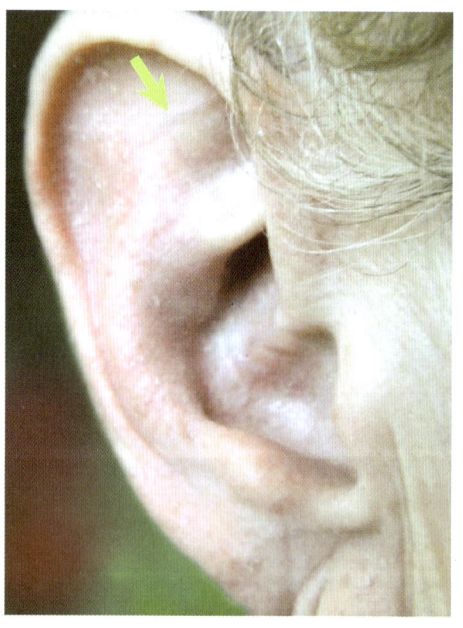

下肢：斜形条状隆起

坐骨神经痛

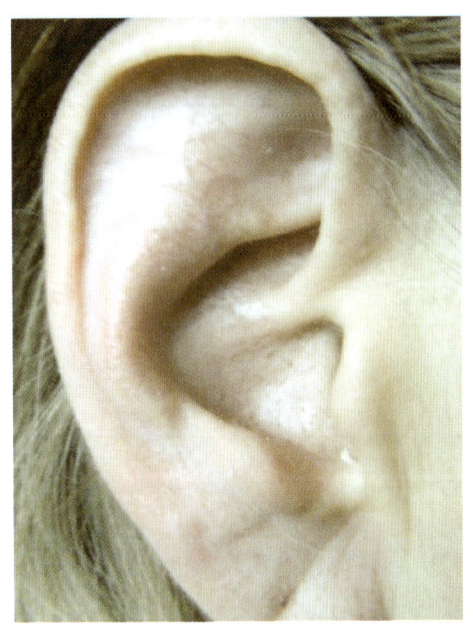

腰骶部：可见毛细血管呈树枝状扩张

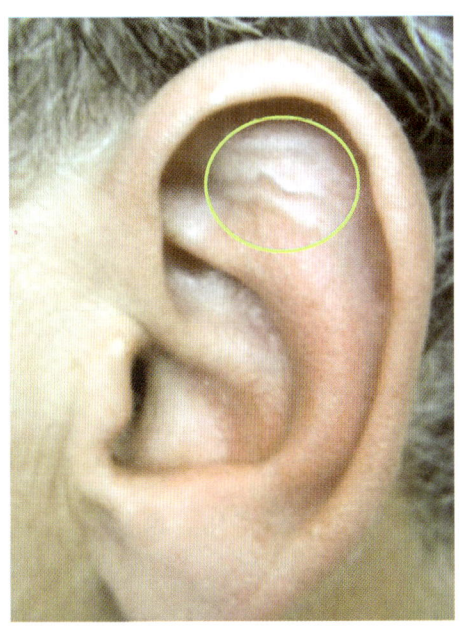

腰、髋、膝：毛细血管呈波浪状扩张

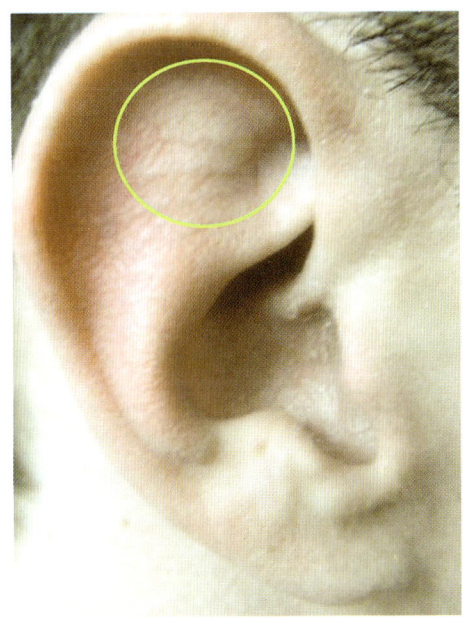

腰、髋、膝：毛细血管呈放射状扩张

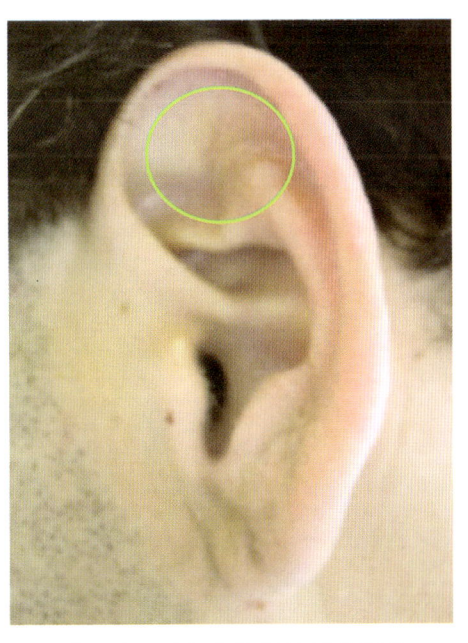

腰、髋、膝：毛细血管呈放射状扩张

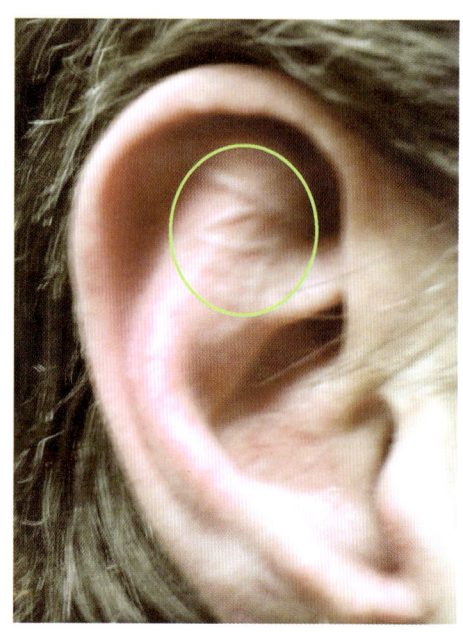 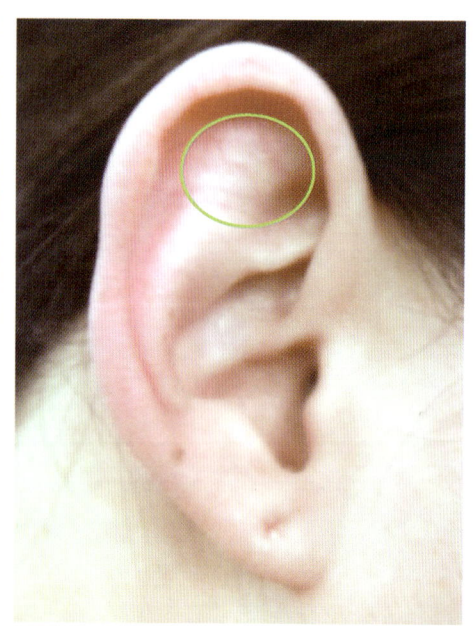

腰、髋、膝：毛细血管呈放射状扩张　　　　腰、髋、膝：毛细血管呈放射状扩张

膝关节痛

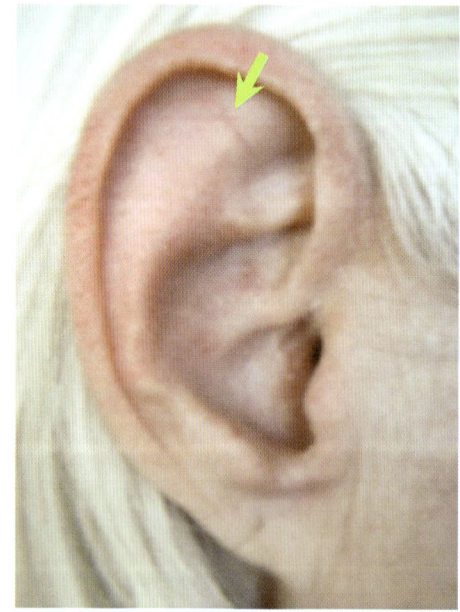 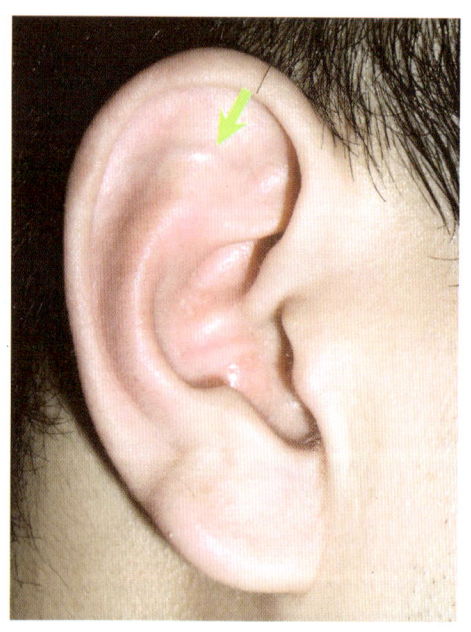

膝关节：毛细血管扩张　　　　膝关节：毛细血管扩张

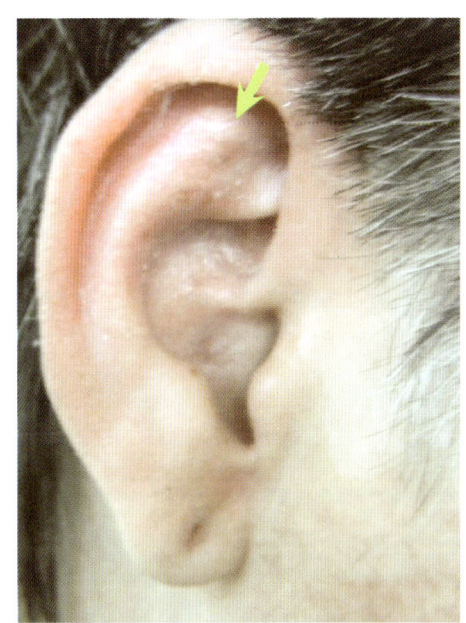
膝关节：毛细血管扩张

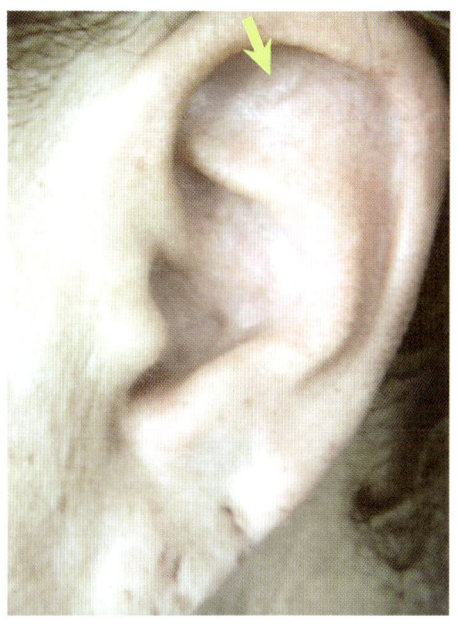
膝关节：毛细血管扩张

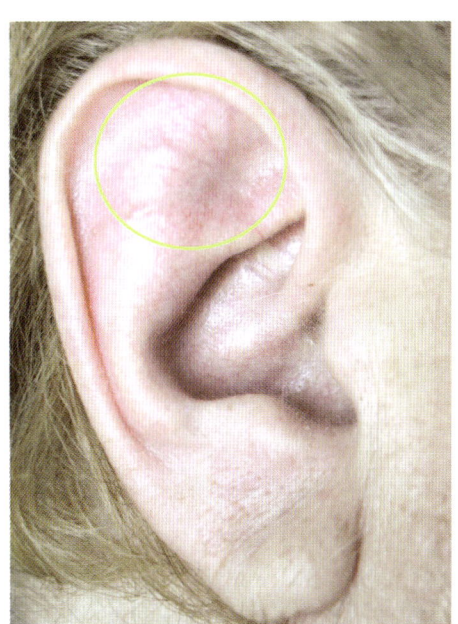
膝关节：毛细血管扩张

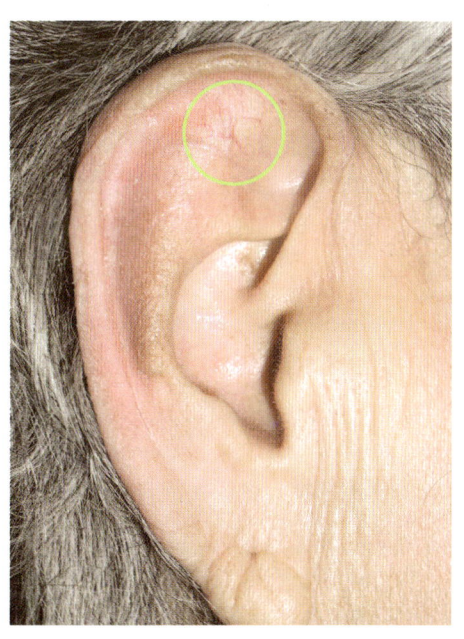
膝关节：毛细血管扩张

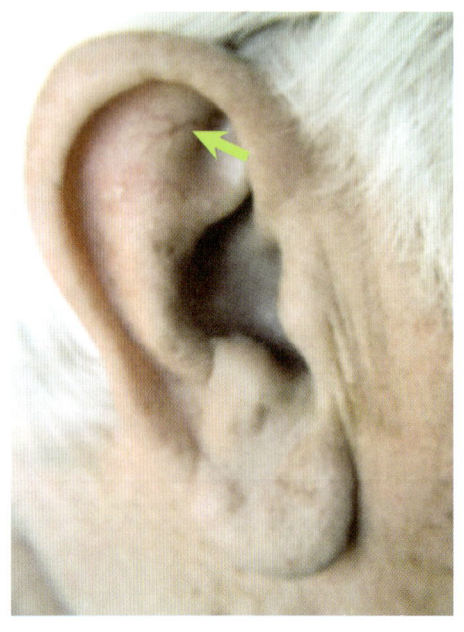
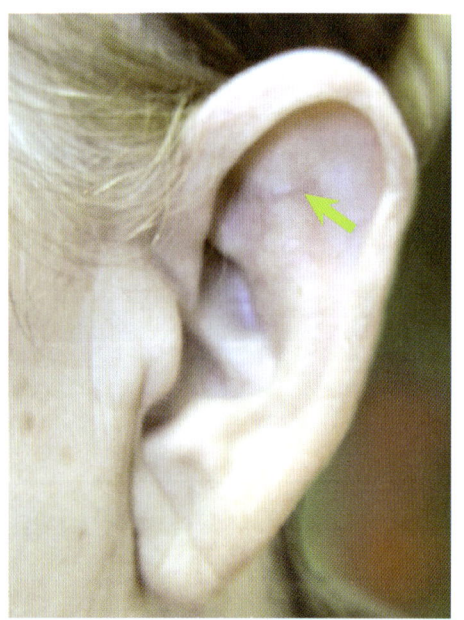

膝关节：毛细血管呈放射状扩张　　膝关节：毛细血管呈条段状扩张

膝关节软骨损伤

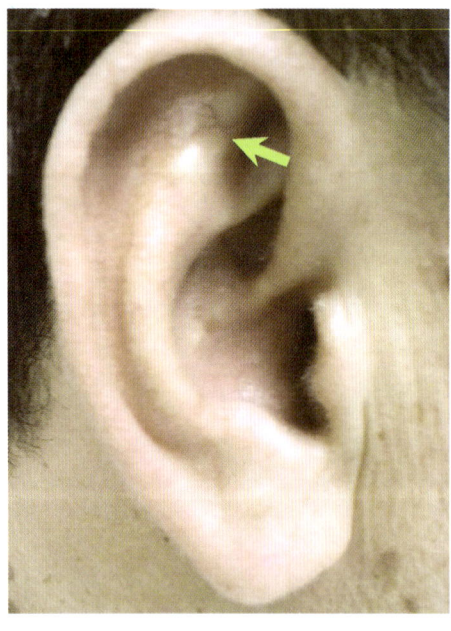
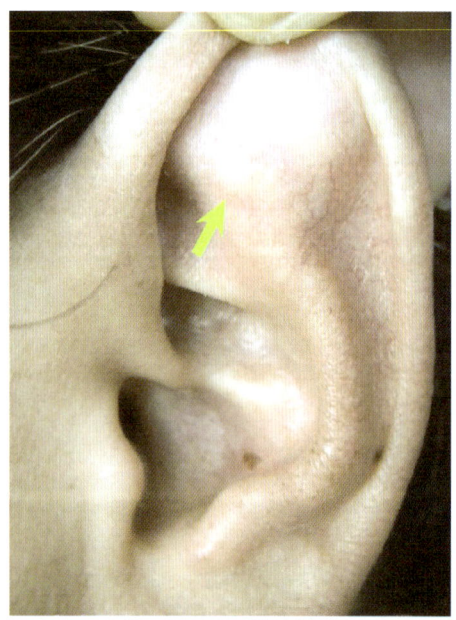

膝关节：白色结节状隆起伴有红色毛细血管充盈　　膝关节：白色结节状隆起

外科运动系统疾病

膝关节炎

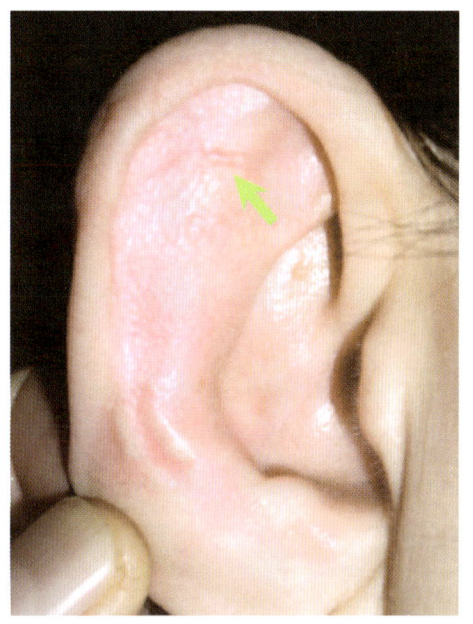

膝关节：毛细血管扩张

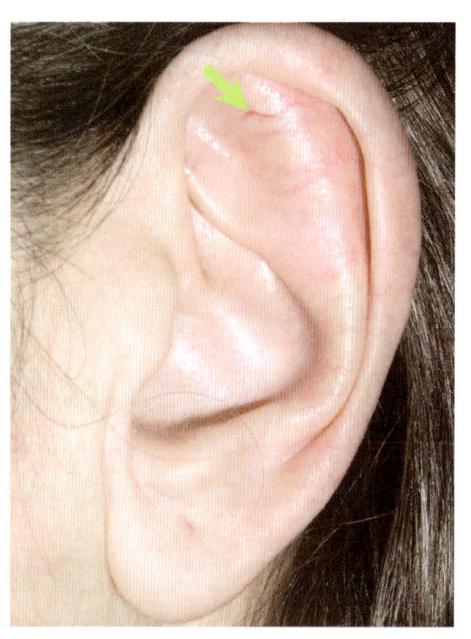

膝关节：毛细血管红色充盈

膝关节外伤史

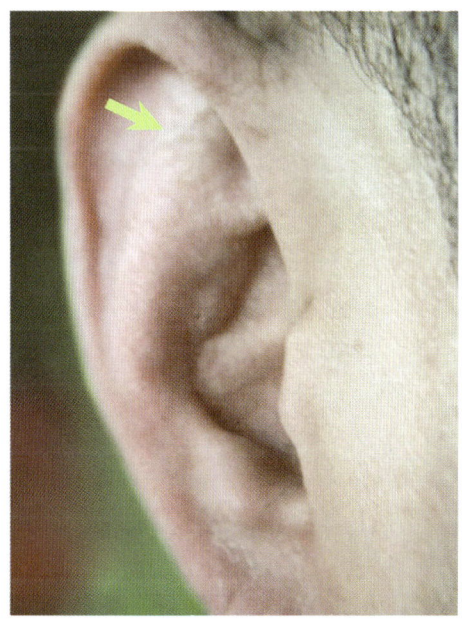

膝关节：不规则毛细血管变形

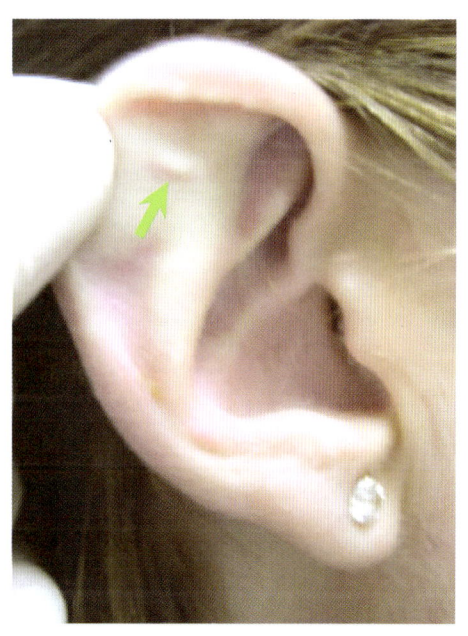

膝关节：条段状隆起

距小腿关节外伤

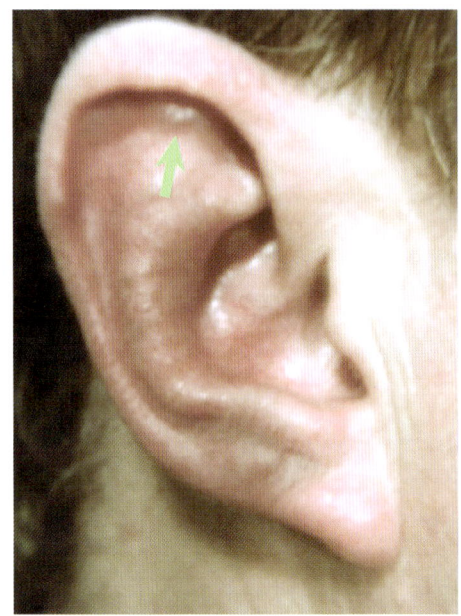

距小腿关节：隆起变形

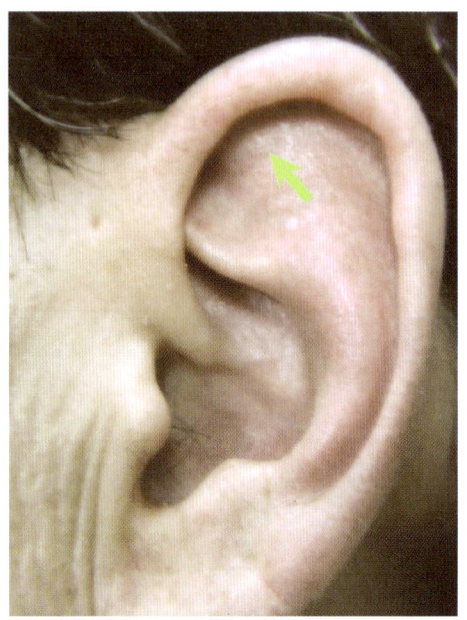

距小腿关节：隆起变形

距小腿关节痛

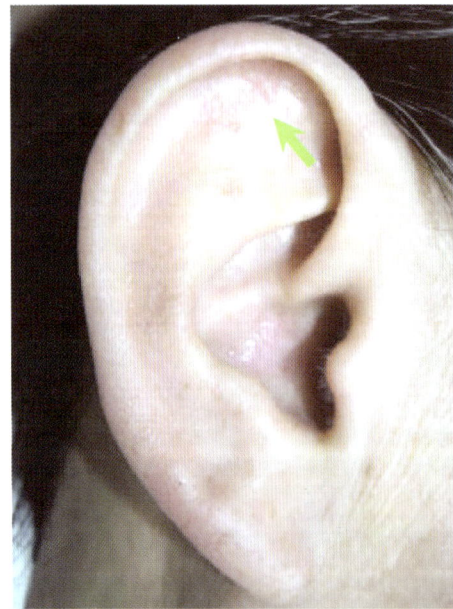

距小腿关节：红色毛细血管扩张

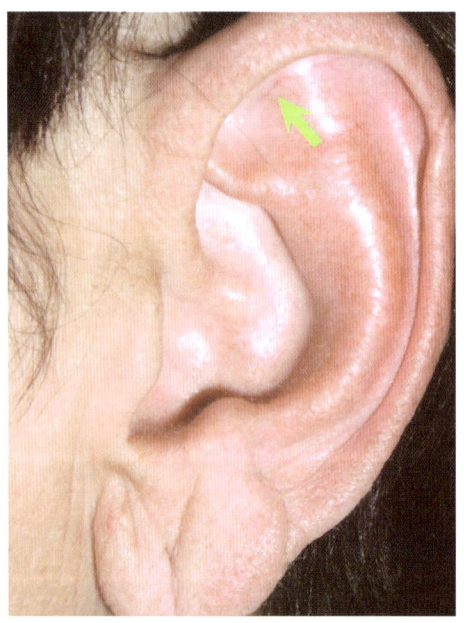

距小腿关节：红色毛细血管扩张

外科运动系统疾病

距小腿关节肿

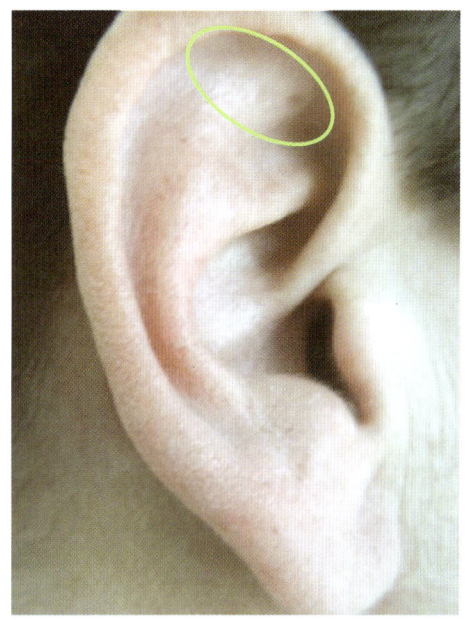

距小腿关节：肿胀压痕

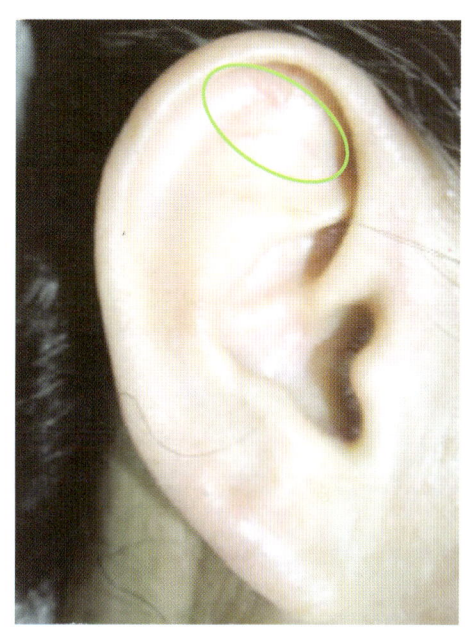

距小腿关节：毛细血管扩张

足底痛

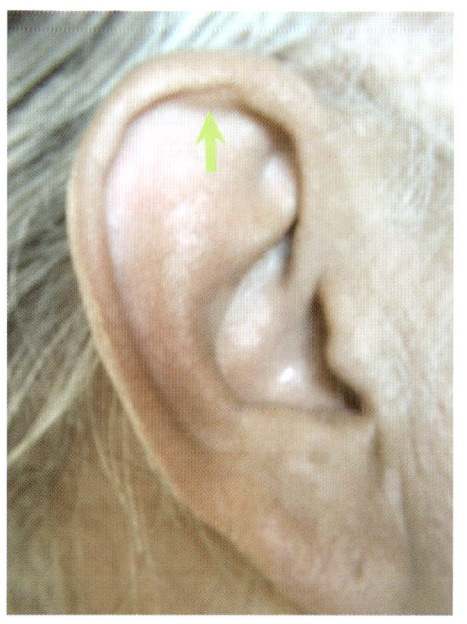

足底：变形隆起

足跟痛

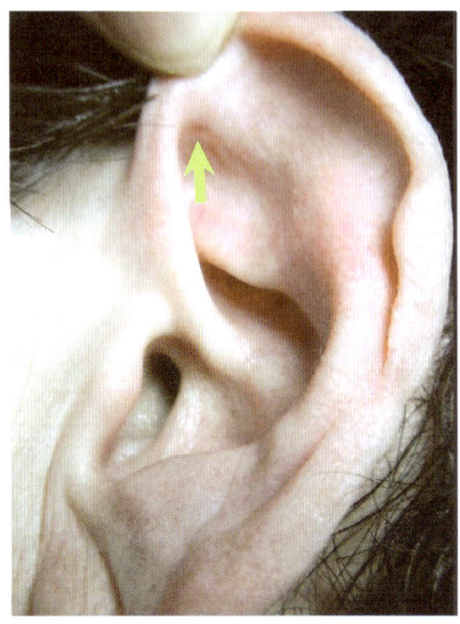

跟部：肿胀压痕

下肢静脉曲张

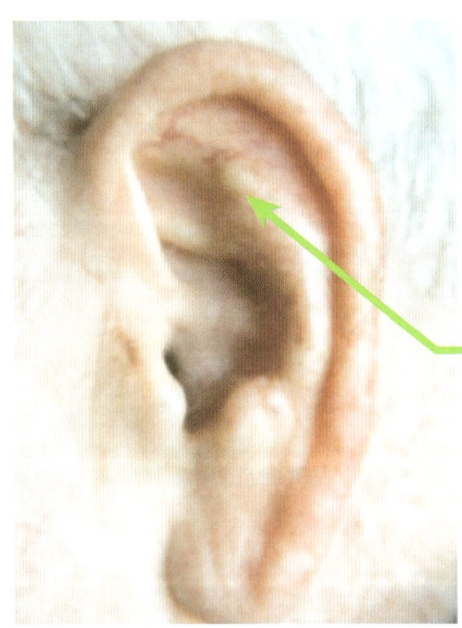 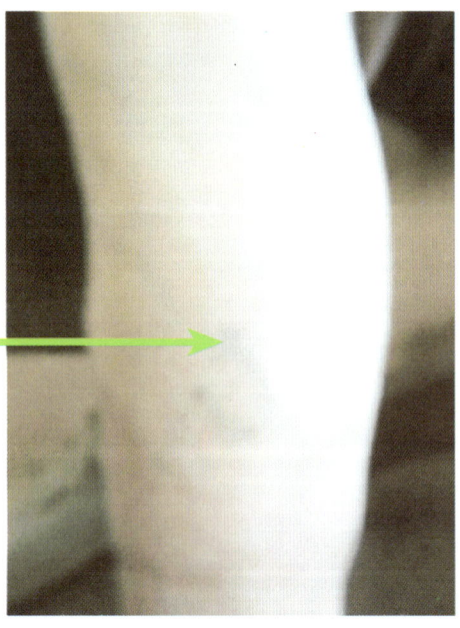

下肢：毛细血管扭曲扩张　　　　　　诊断：下肢静脉曲张

外科运动系统疾病

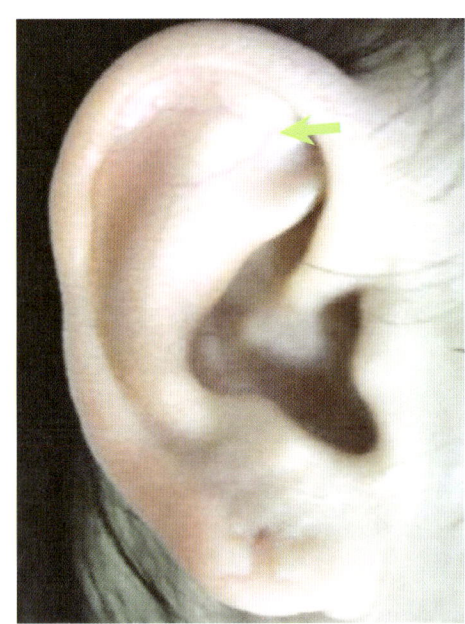

右下肢：毛细血管扭曲性扩张

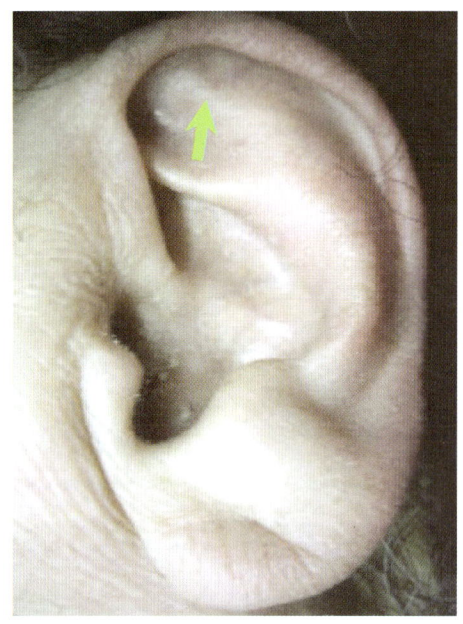

下肢：毛细血管扭曲性扩张

下肢水肿

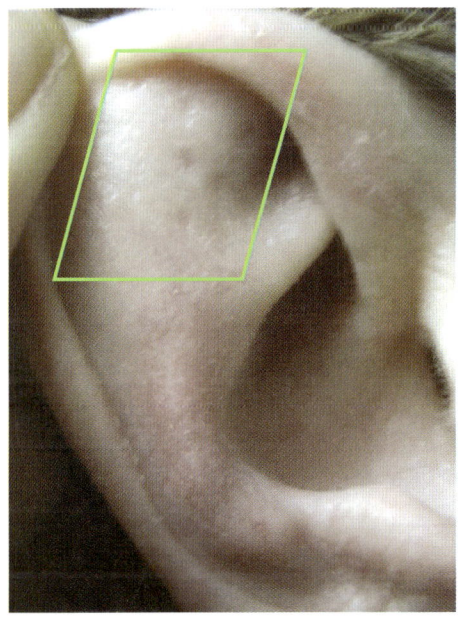

下肢：白色水肿，多处压痕

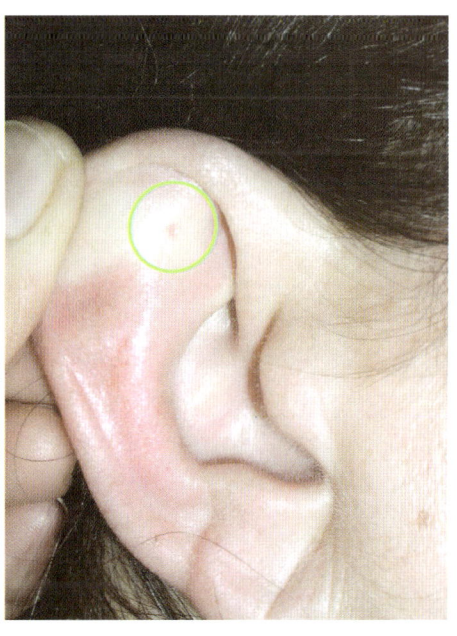

膝关节：水肿，点压痕

外伤史

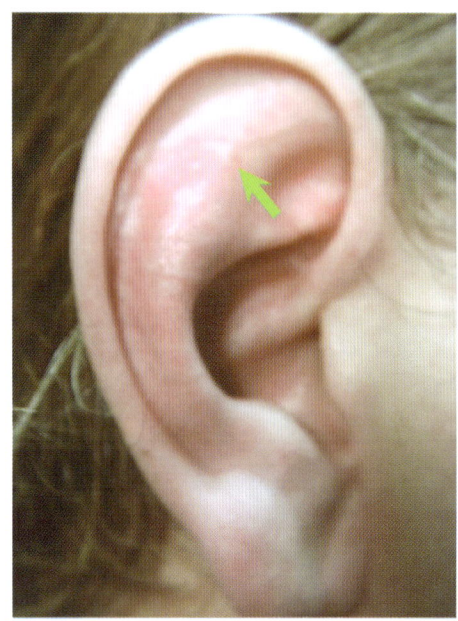

下肢：斜形条状隆起

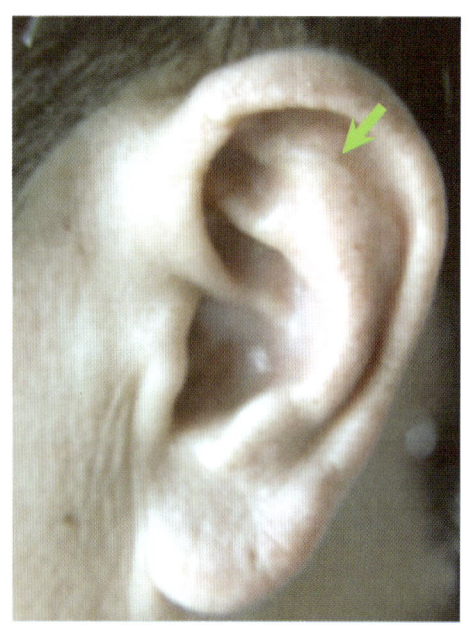

下肢：斜形条状隆起

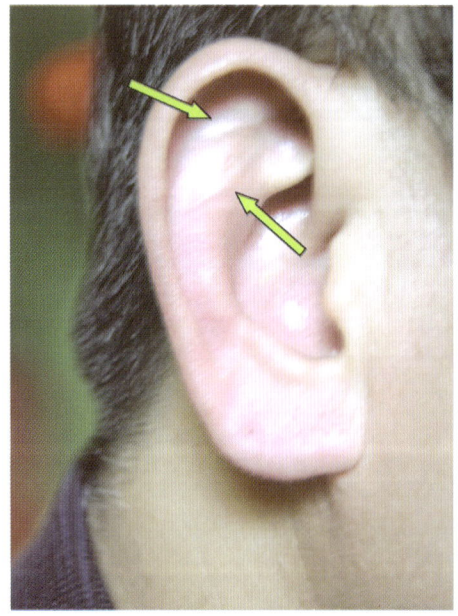

下肢：斜形条状隆起

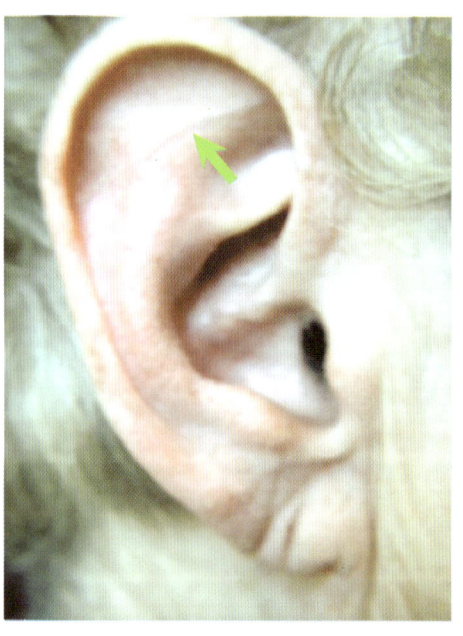

下肢：斜形条状隆起

外科运动系统疾病

网球肘

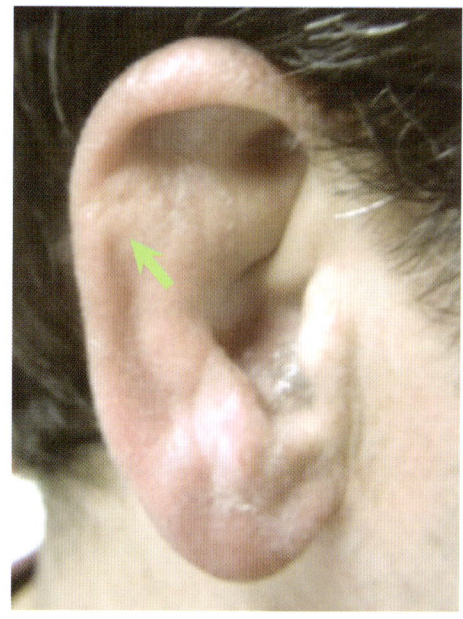

肘关节：片状肿胀

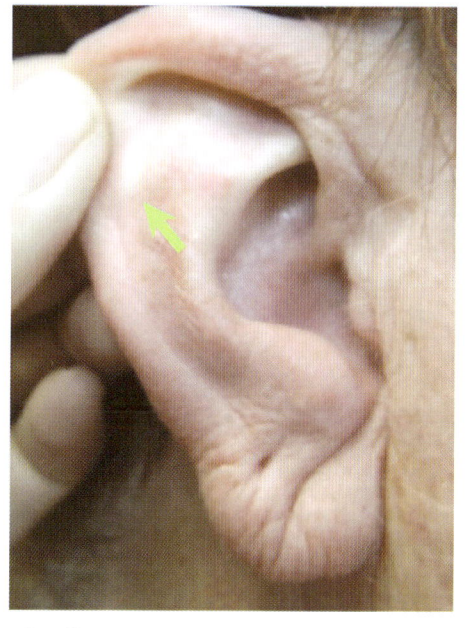

肘关节：白色结节状隆起

腕管综合征

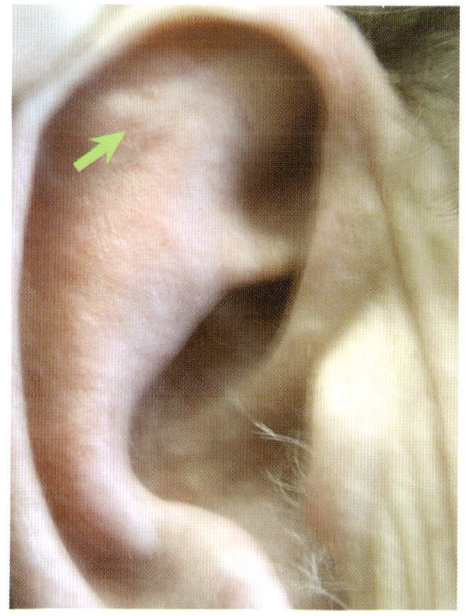

腕关节：肿胀

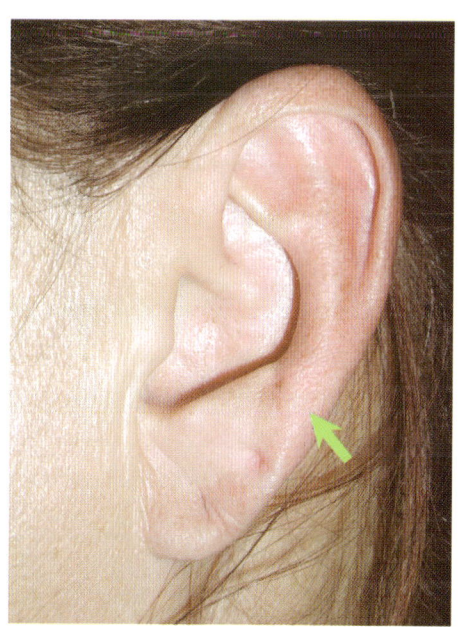

肩关节：片状肿胀

肩关节周围炎

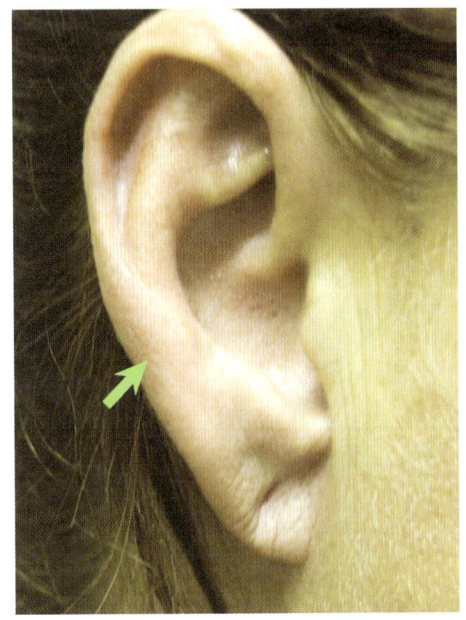

锁骨、肩关节：肿胀粘连

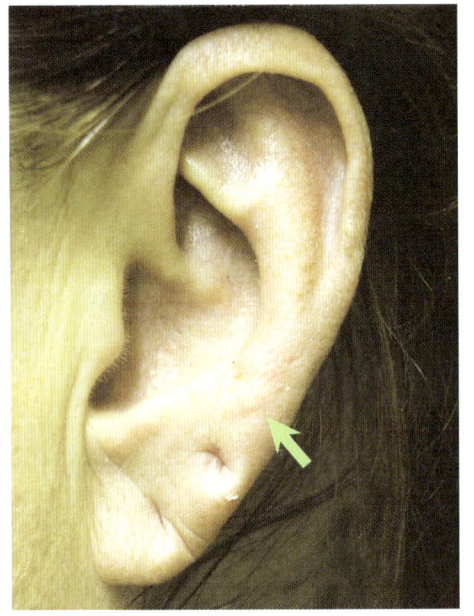

锁骨、肩关节：肿胀粘连

肩关节炎

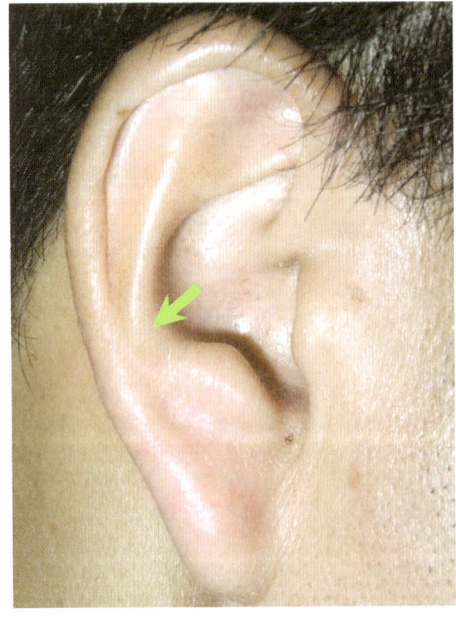

锁骨、肩关节：肿胀变形

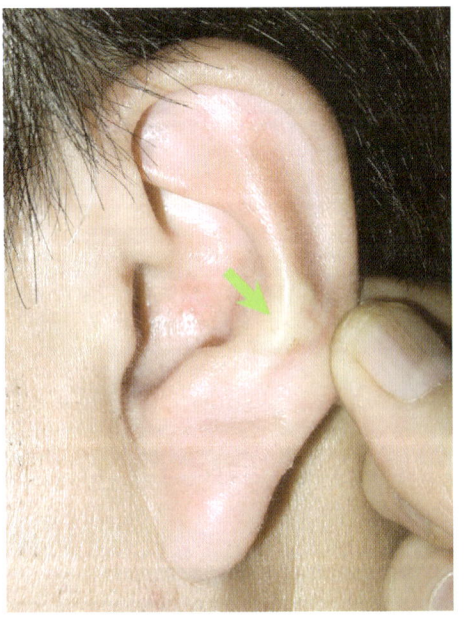

肩背穴：白色隆起

肩背肌纤维炎

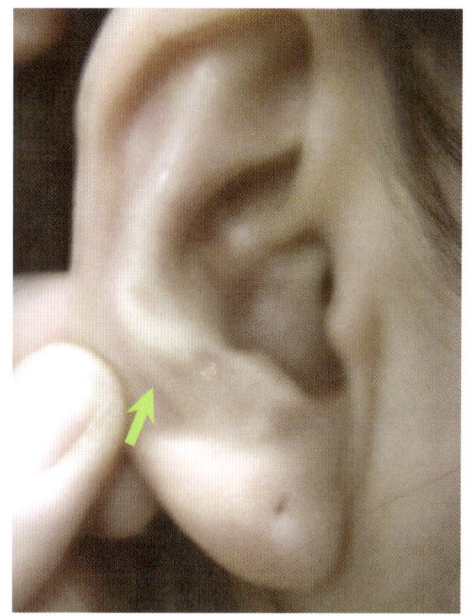

诊断肩背穴：片状白色肿胀

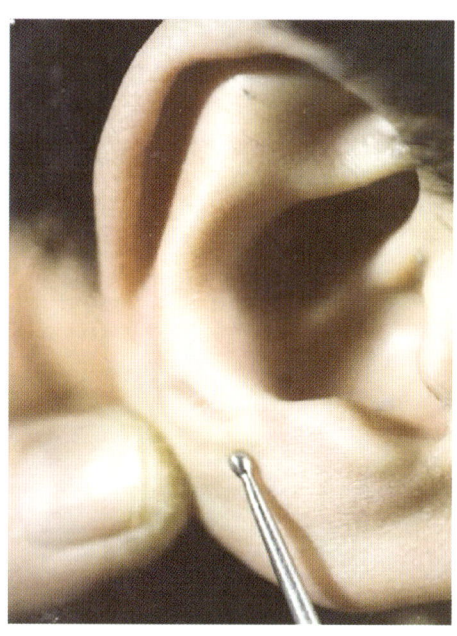

肩背穴：片状白色肿胀

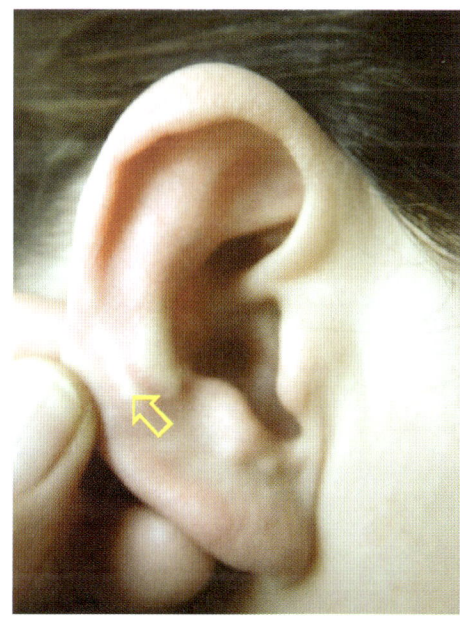

肩背穴：片状白色肿胀

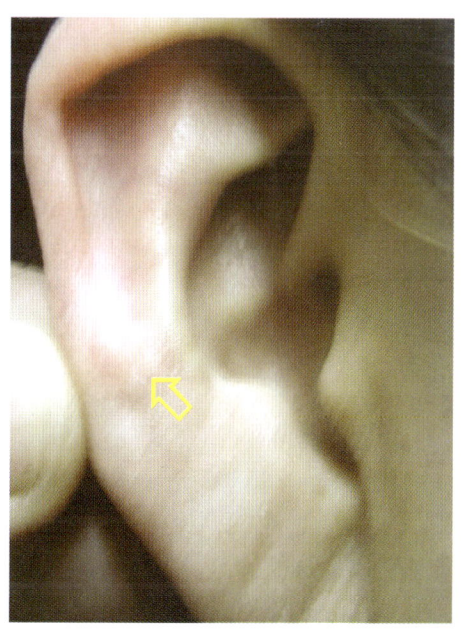

肩背穴：片状白色肿胀

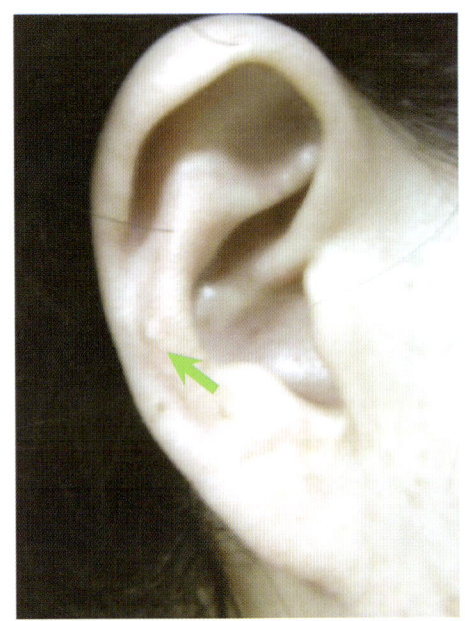
肩背穴：片状白色肿胀

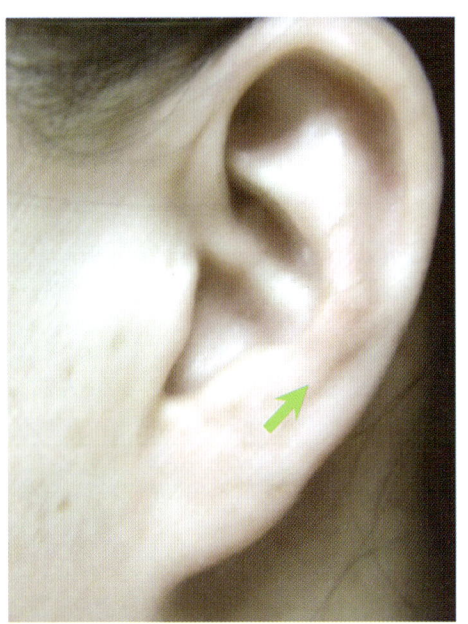
肩背穴：片状白色肿胀

痛　风

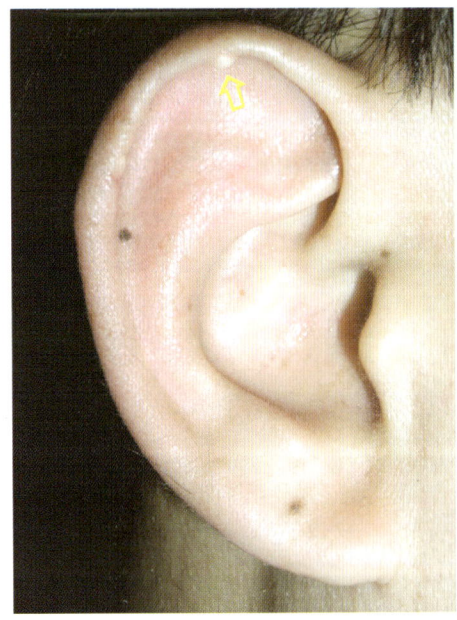
耳轮处：可见白色结节

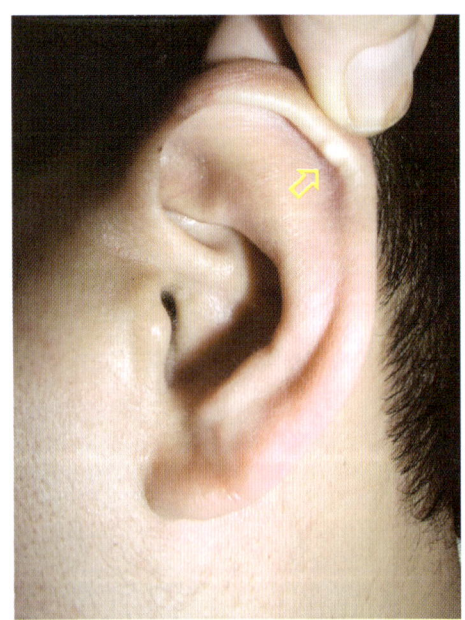
耳轮处：可见白色结节

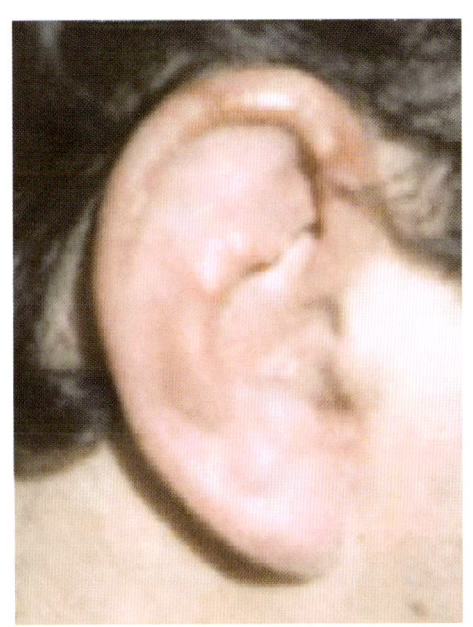
耳轮处及耳廓内：有白色结节

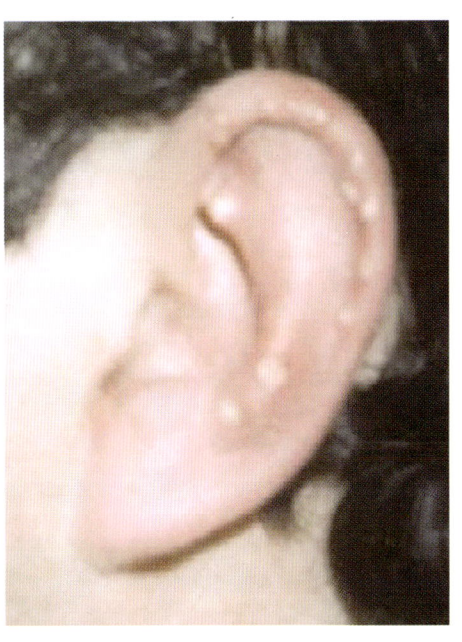
耳轮处及耳廓内：有白色结节

坐骨神经痛 / 颈椎病

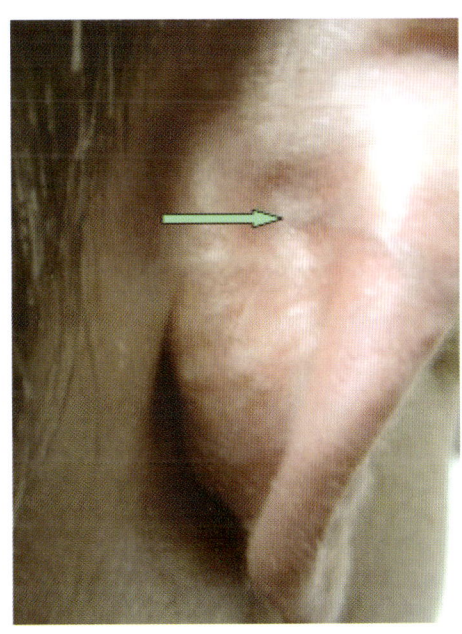
耳背腰部：毛细血管扩张

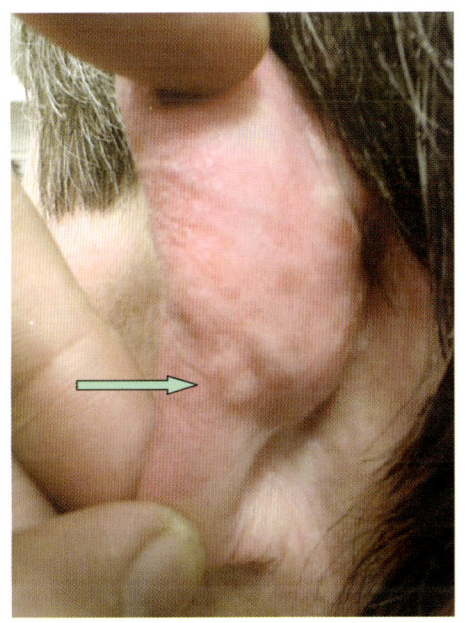
耳背颈椎：白色结节隆起

腰 痛

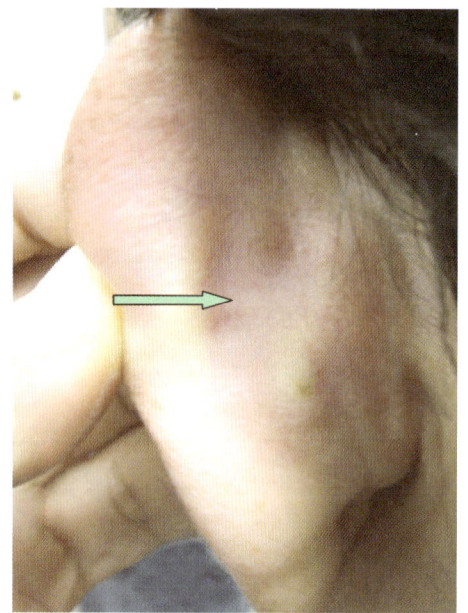
耳背腰部：片红凹陷

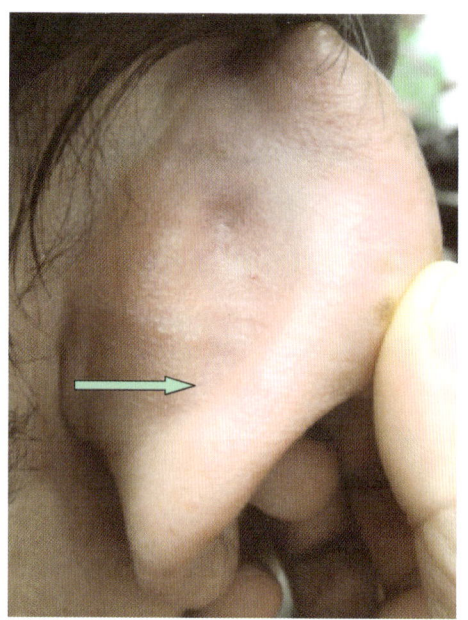
耳背腰部：片红凹陷

痔 疮

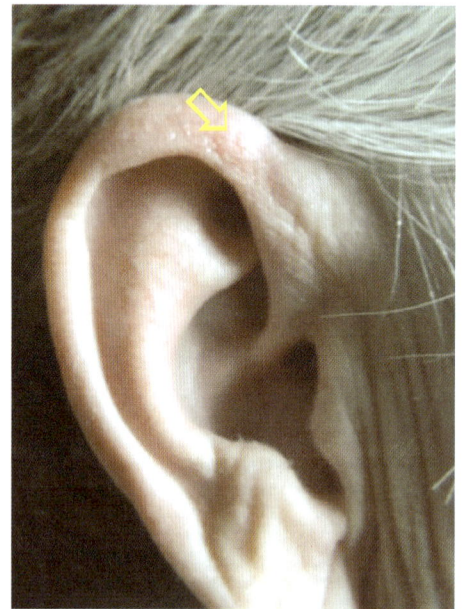
肛门穴：呈丘疹改变

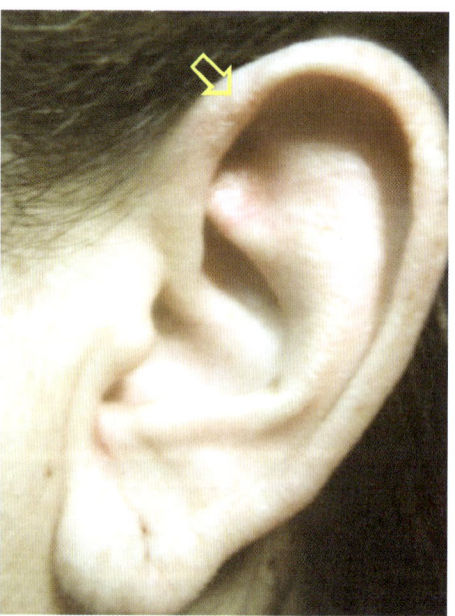
肛门穴：呈丘疹改变

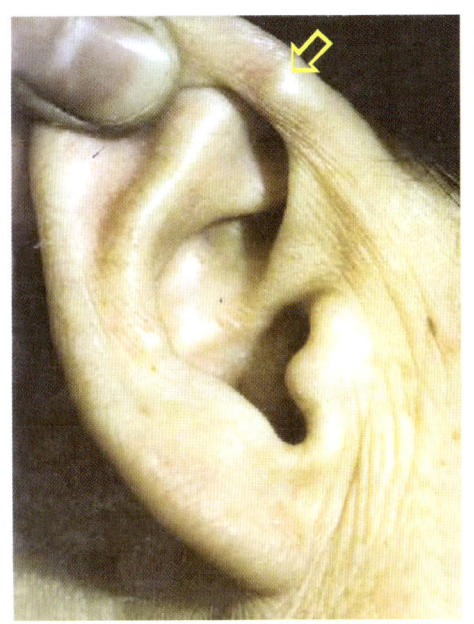
肛门穴：水肿、结节

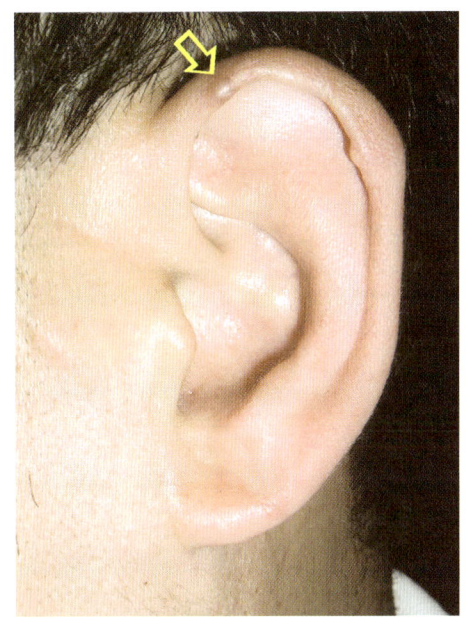
肛门穴：褐色结节

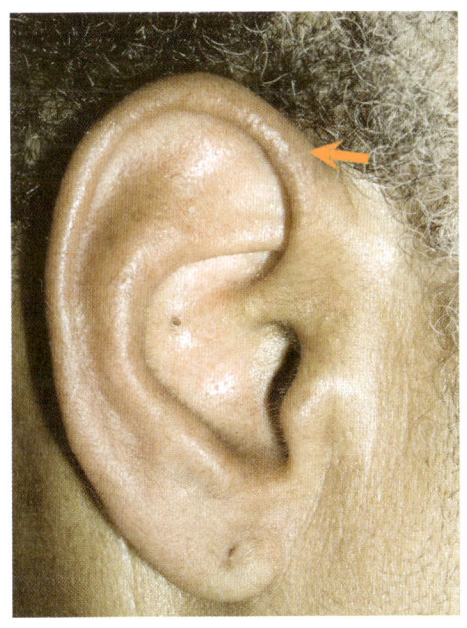
肛门：数目不等的暗灰结节

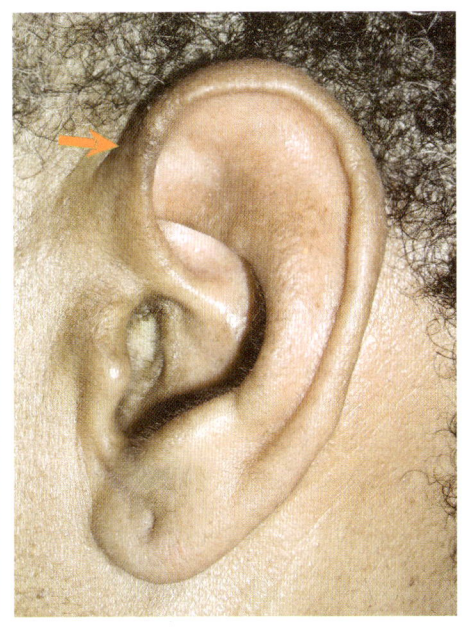
肛门：数目不等的暗灰结节

妇科疾病

子宫内膜炎
子宫内膜增生
子宫肌瘤
子宫多发性肌瘤
盆腔炎
盆腔炎／盆腔肿瘤
宫颈炎
宫颈糜烂
白带
附件炎
输卵管炎

卵巢囊肿
卵巢炎
乳腺癌
乳腺癌手术瘢痕
乳房肿瘤
乳房纤维瘤
月经前期
月经期
月经后期
妇科三角

子宫内膜炎

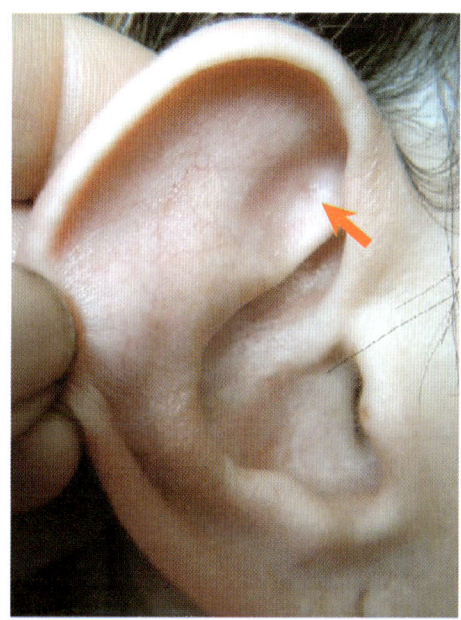

子宫穴：片白肿胀、压痕

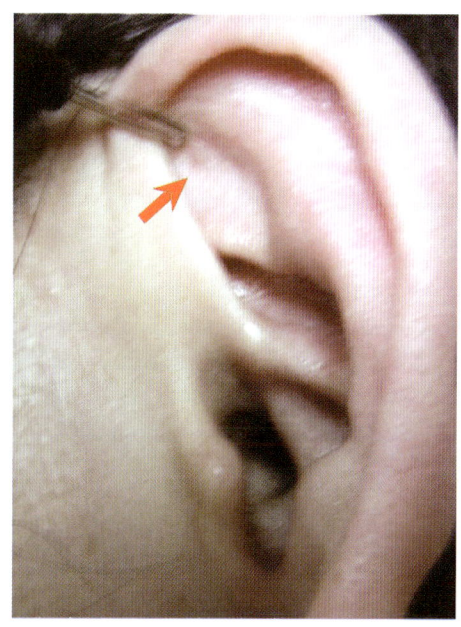

子宫穴：片白肿胀、压痕

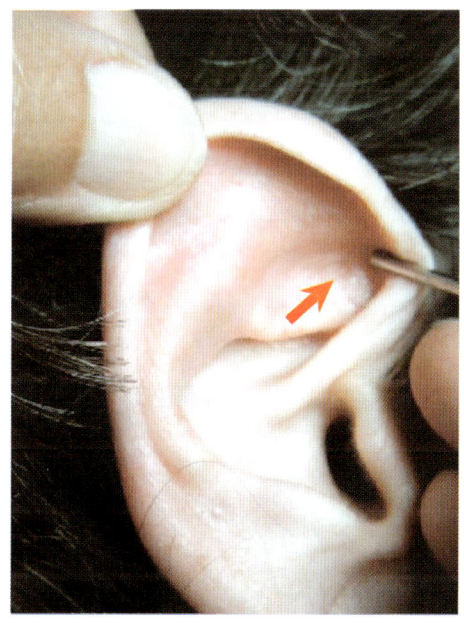

子宫穴：片白肿胀、压痕

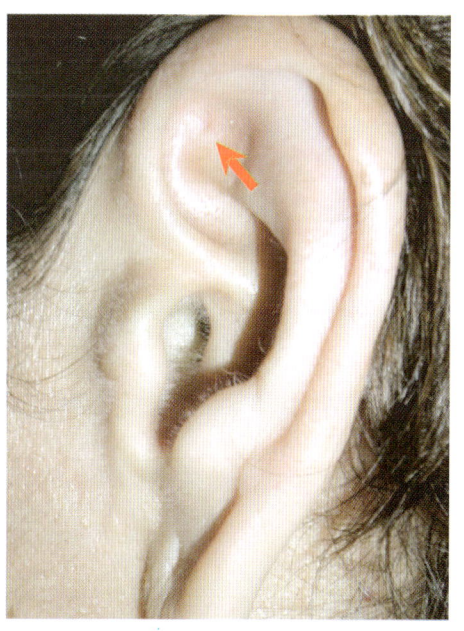

子宫穴：片白肿胀、压痕

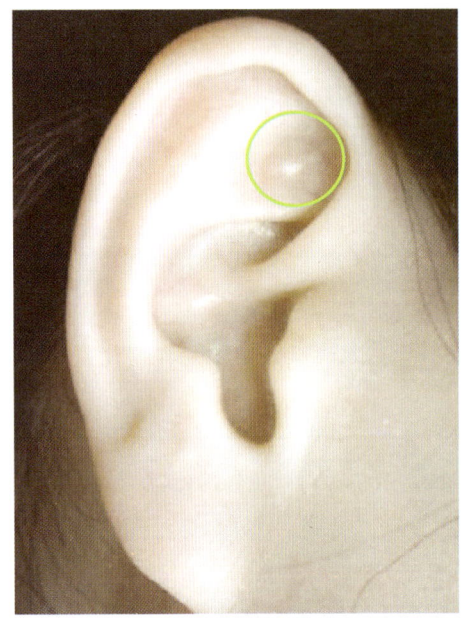

子宫穴：片白肿胀、压痕

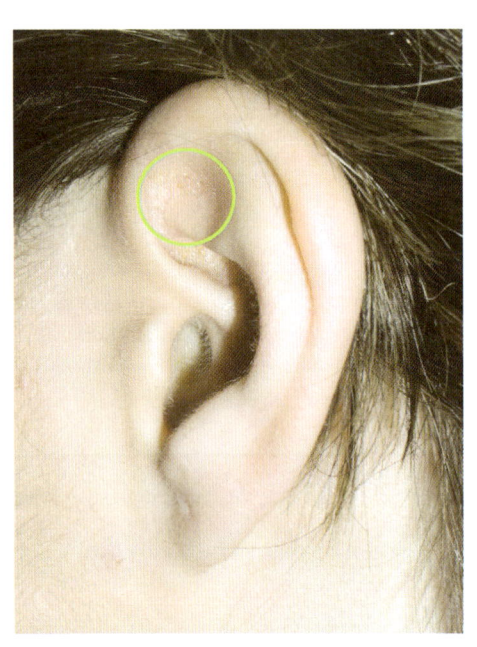

子宫穴：片白肿胀、压痕

子宫内膜增生

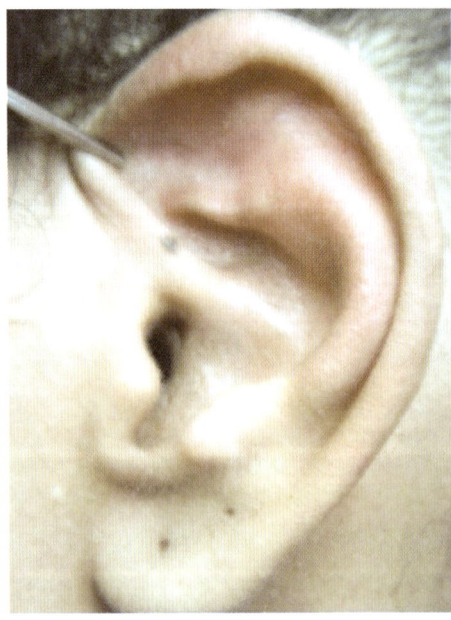

子宫穴：增厚，触之质硬

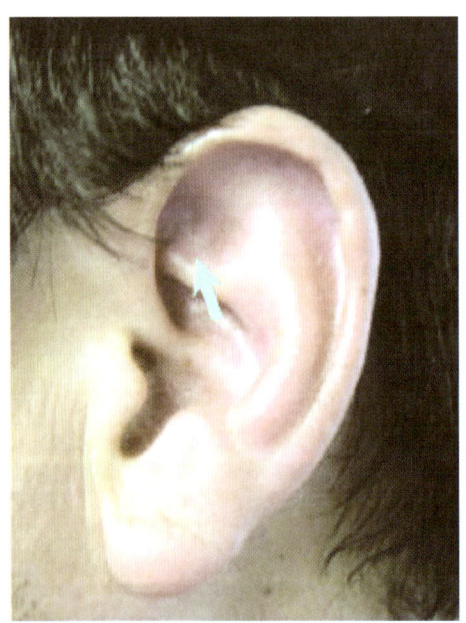

子宫穴：增厚，触之质硬

子宫肌瘤

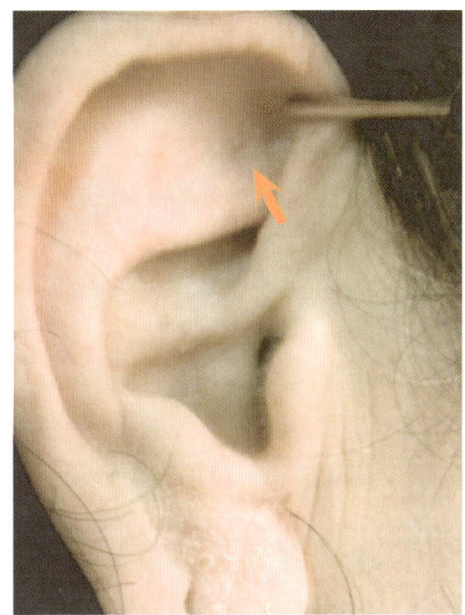

子宫穴：肿块

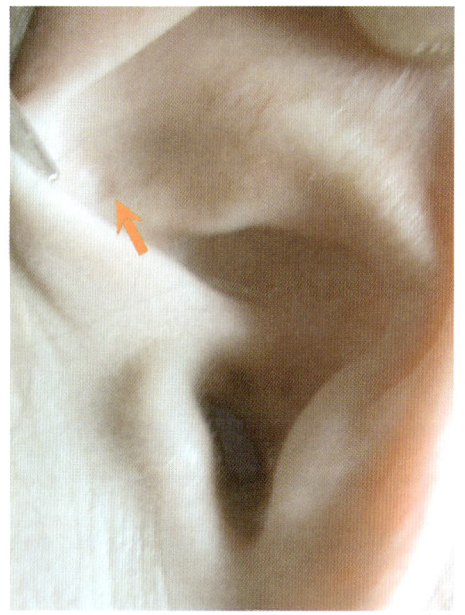

子宫穴：肿块

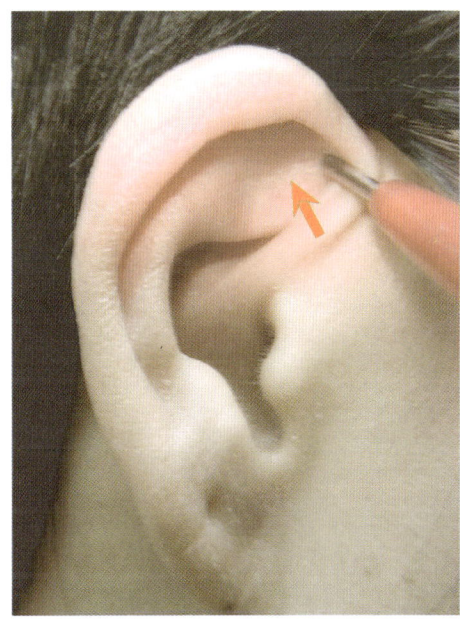

子宫穴：肿块

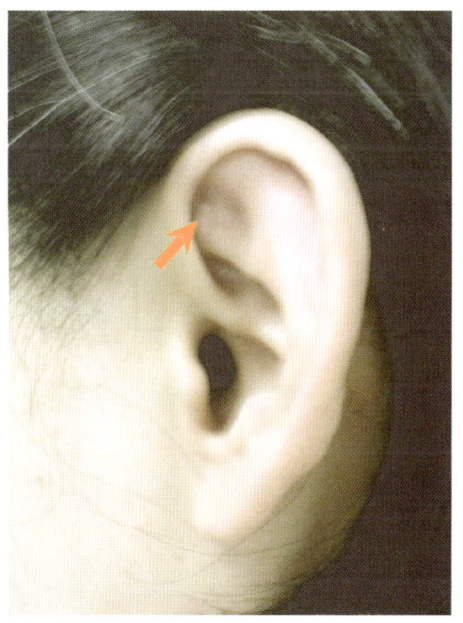

子宫穴：肿块

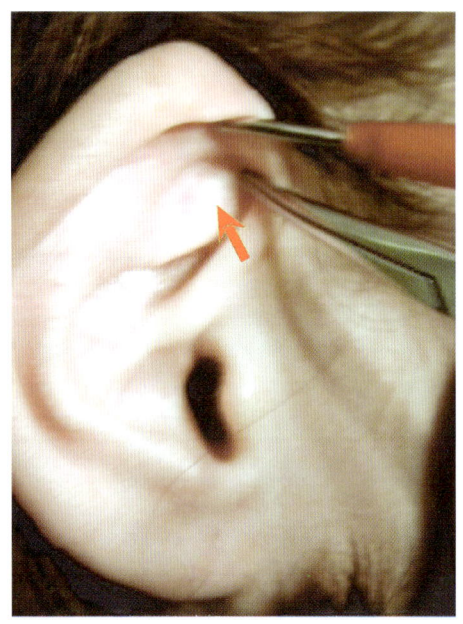
子宫穴：肿块

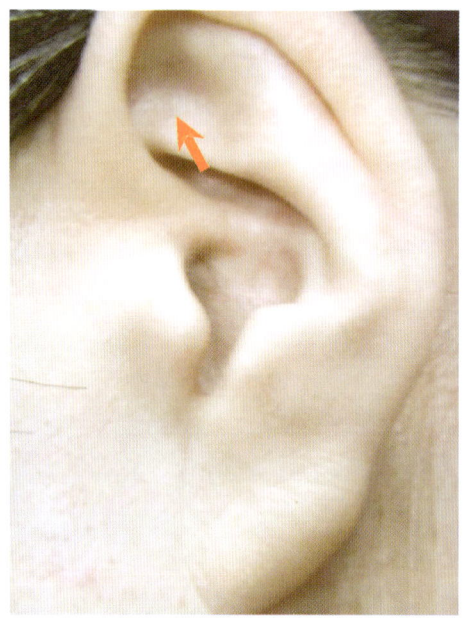
子宫穴：肿块

子宫多发性肌瘤

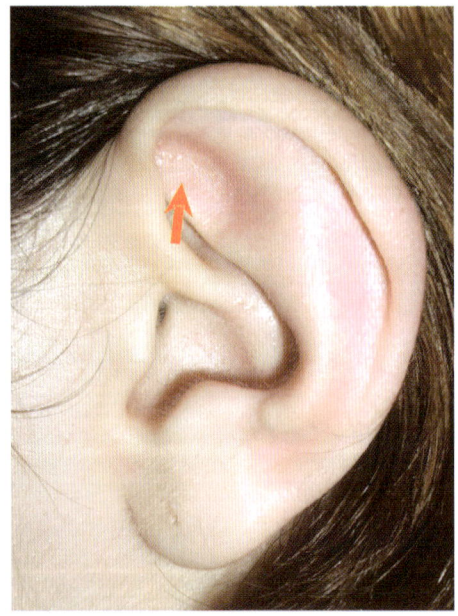
子宫：可见多个小白色的结节

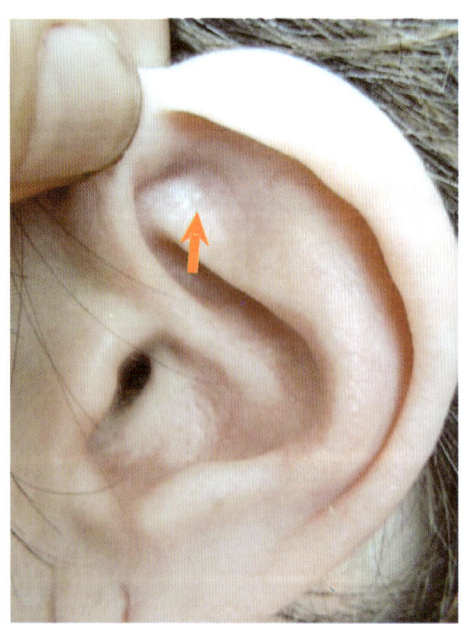
子宫：可见多个小白色的结节

盆腔炎

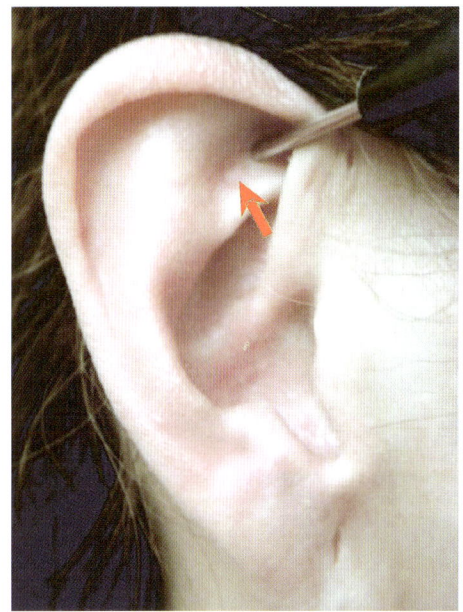
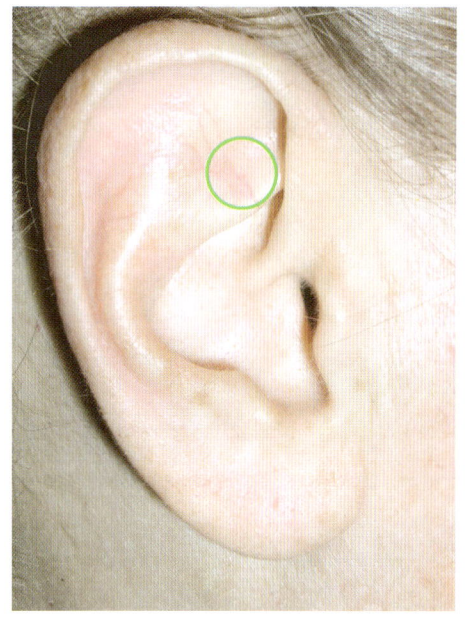

盆腔：色红　　　　　　　　　盆腔：色红

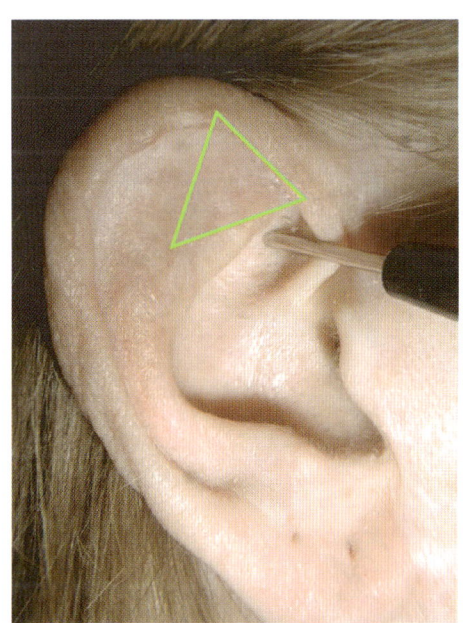
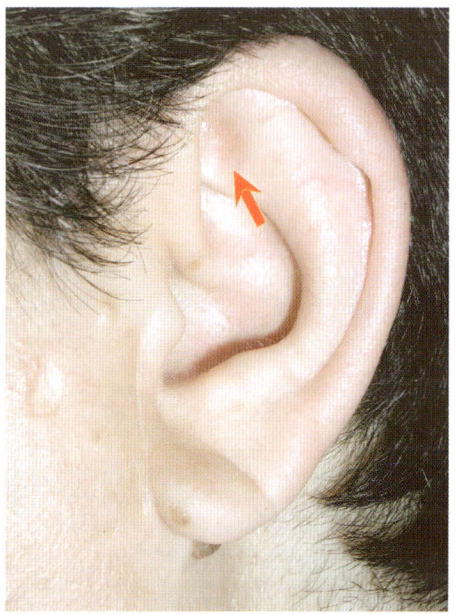

盆腔：水肿　　　　　　　　　盆腔：水肿

盆腔炎 / 盆腔肿瘤

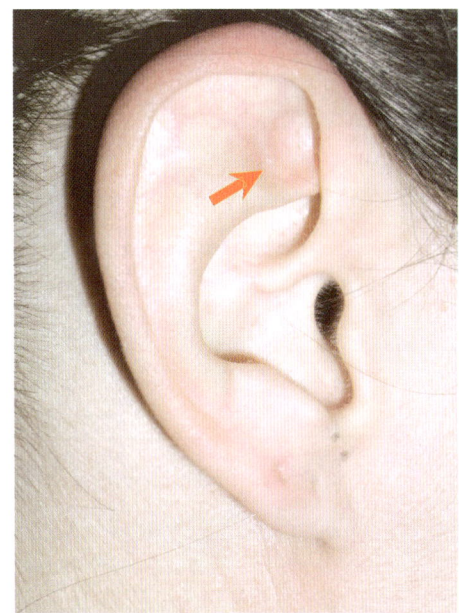

盆腔：红色隆起

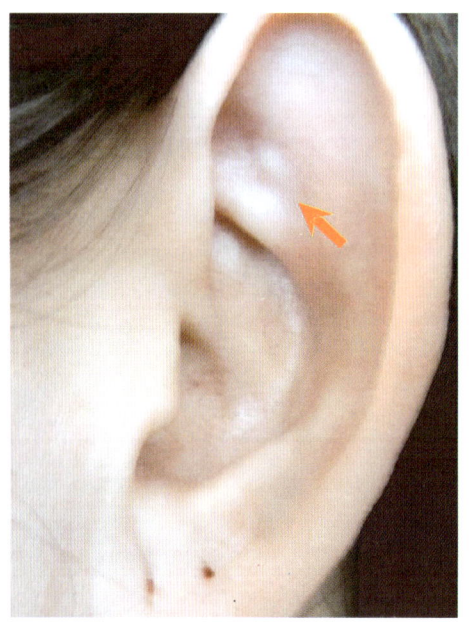

盆腔：肿块

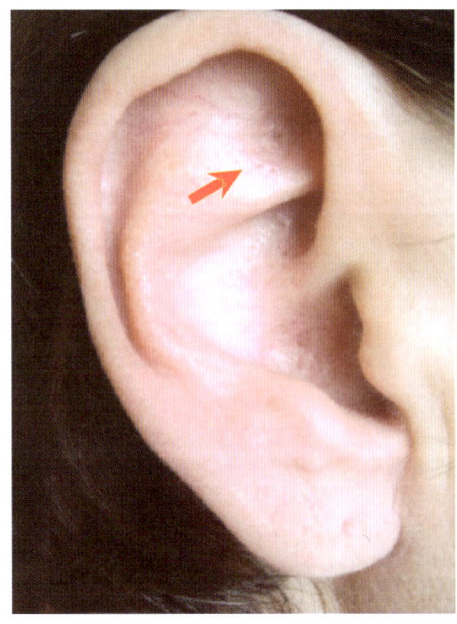

盆腔：红色隆起

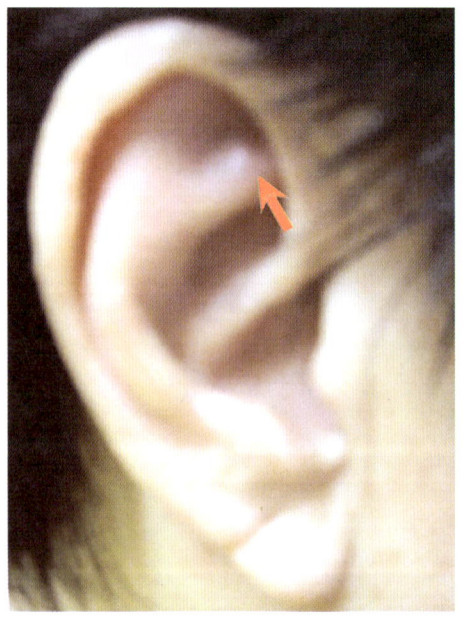

盆腔：肿块

妇科疾病

宫颈炎

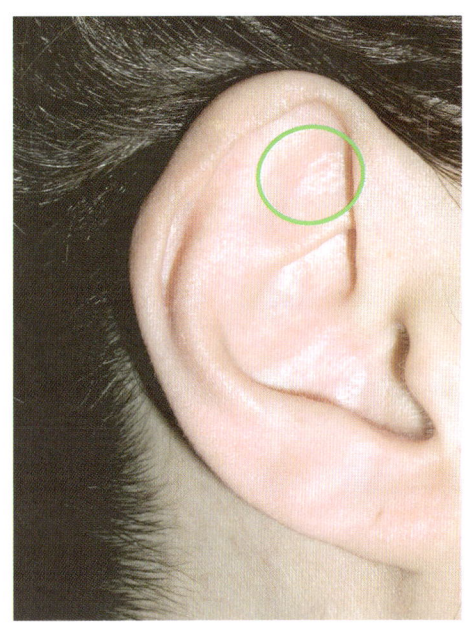

宫颈：水肿，数目不等的丘疹

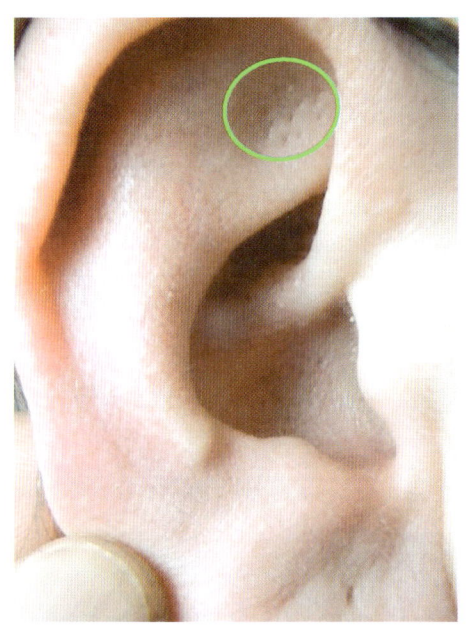

宫颈：白色水肿数目不等的点状凹陷

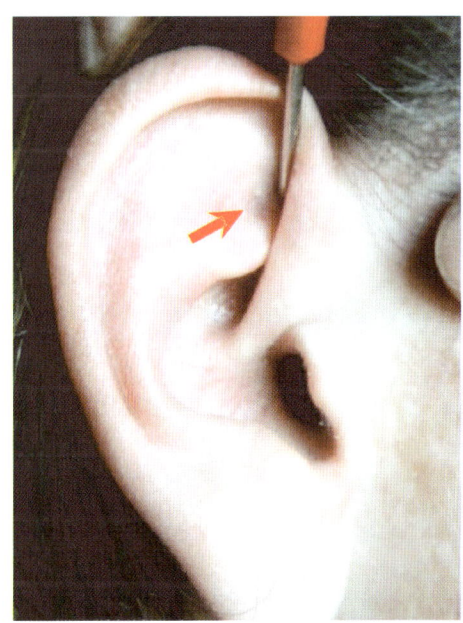

宫颈穴：色红伴脱屑

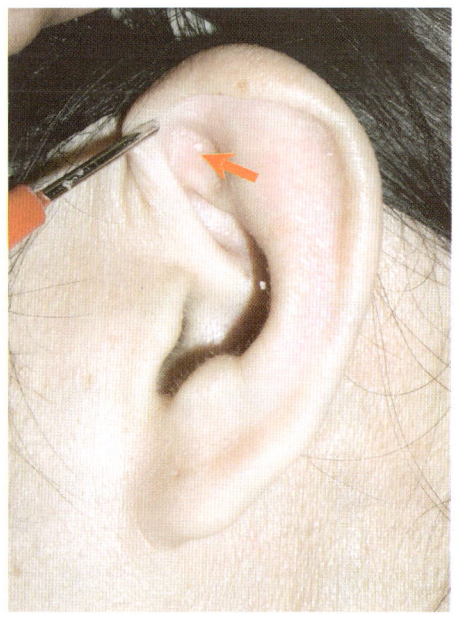

宫颈穴：色红伴脱屑

151

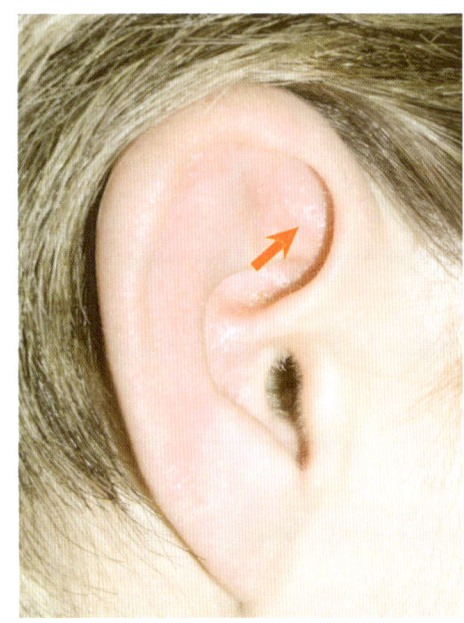
宫颈穴：色红伴脱屑

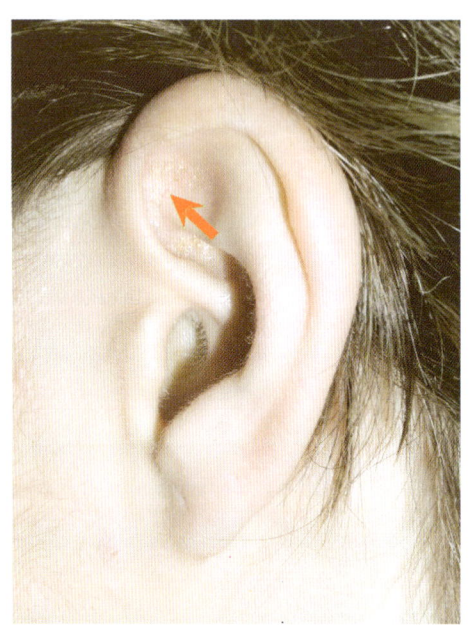
宫颈穴：色红伴脱屑

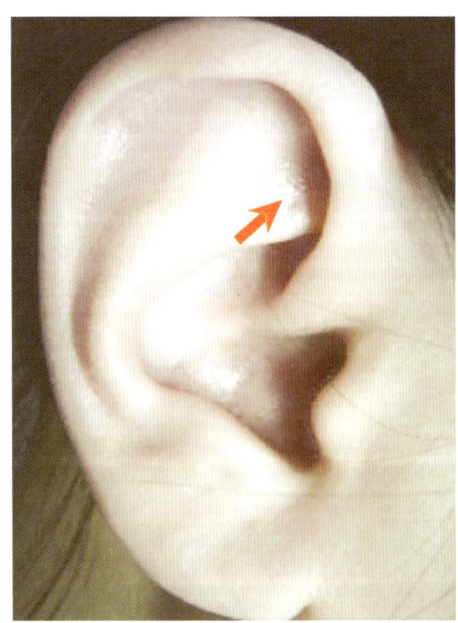
宫颈穴：数目不等的丘疹

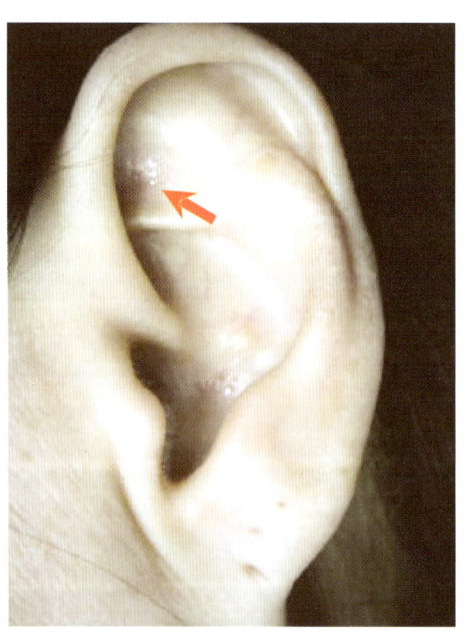
宫颈穴：数目不等的丘疹

妇科疾病

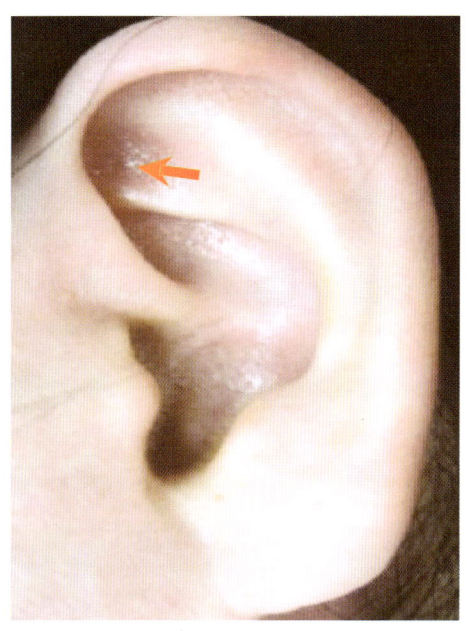
宫颈穴：色红，数目不等的丘疹

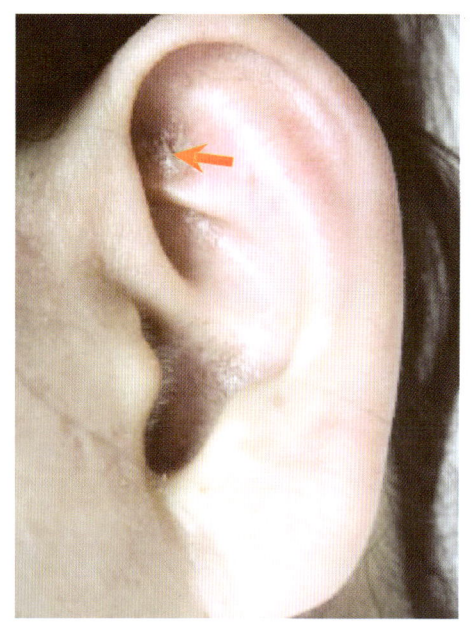
宫颈穴：片状疱疹样疤痕，色红

宫颈糜烂

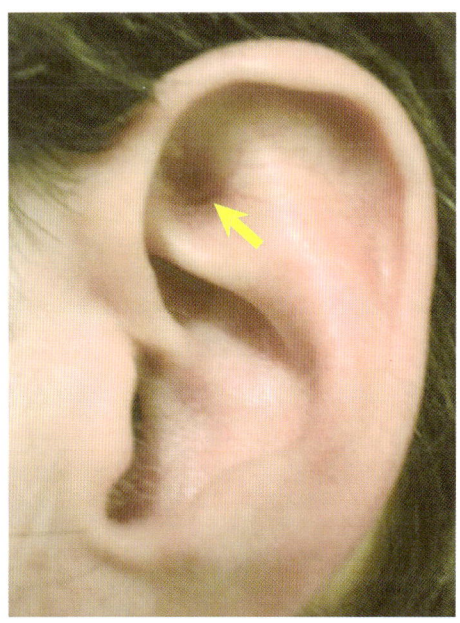
宫颈：充血，毛细血管扩张

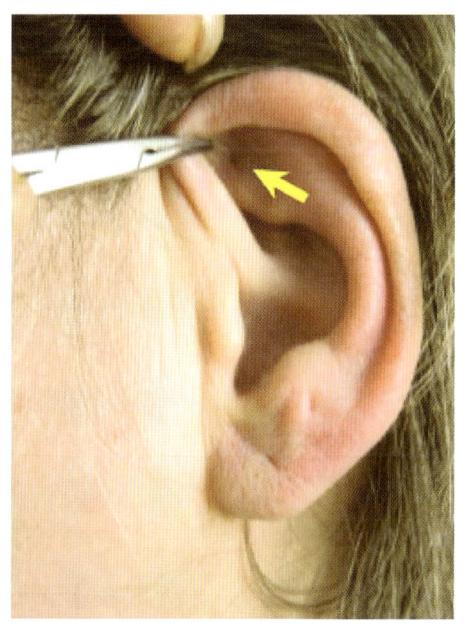
宫颈：片红

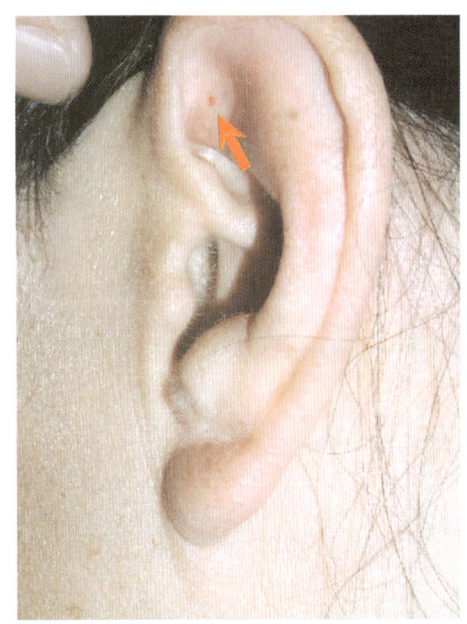 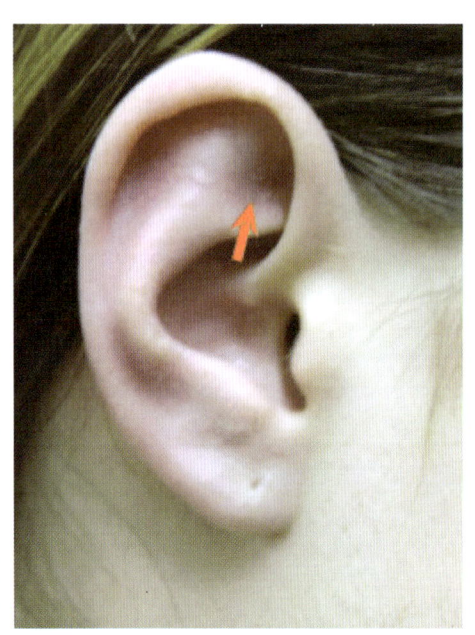

宫颈：水肿、点状出血　　　　　　宫颈：水肿、片状充血，色红

白　带

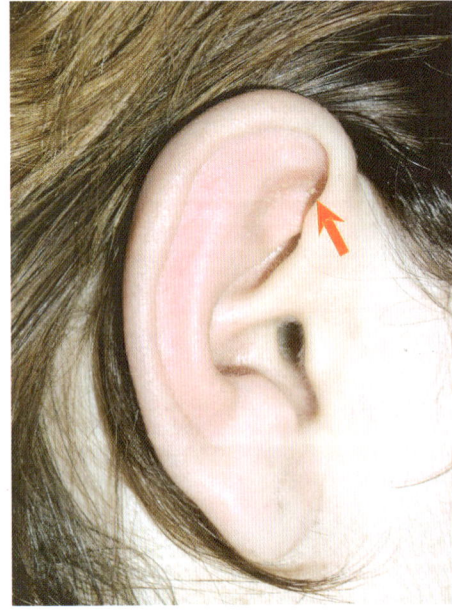 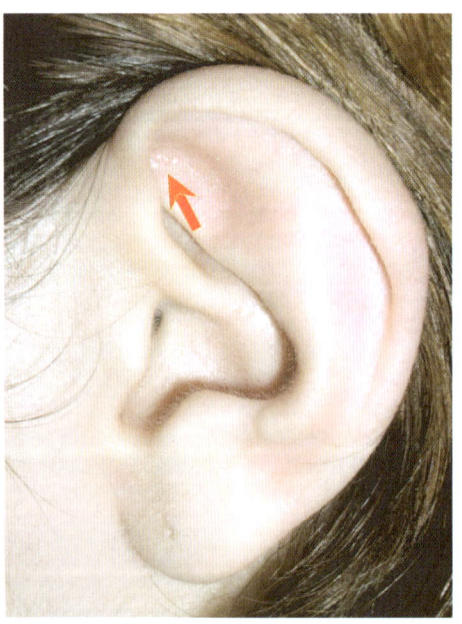

三角窝处脱屑　　　　　　　　　　三角窝处脱屑

妇科疾病

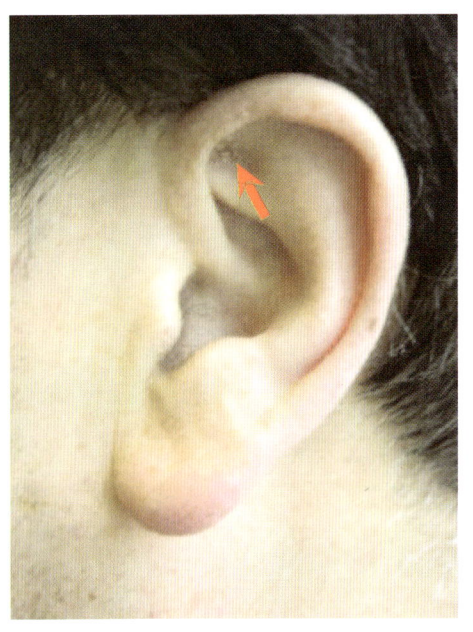

三角窝处脱屑

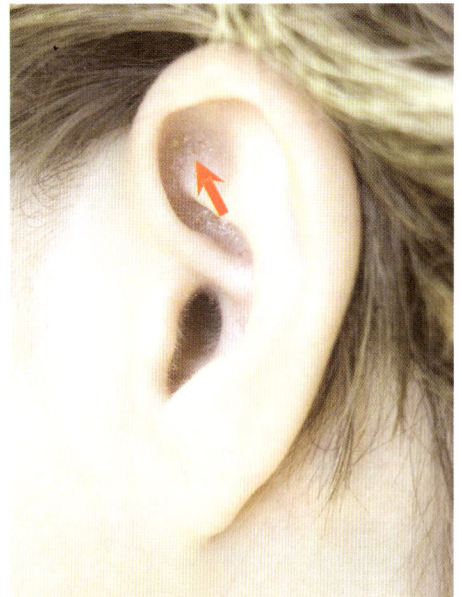

三角窝处脱屑

附件炎

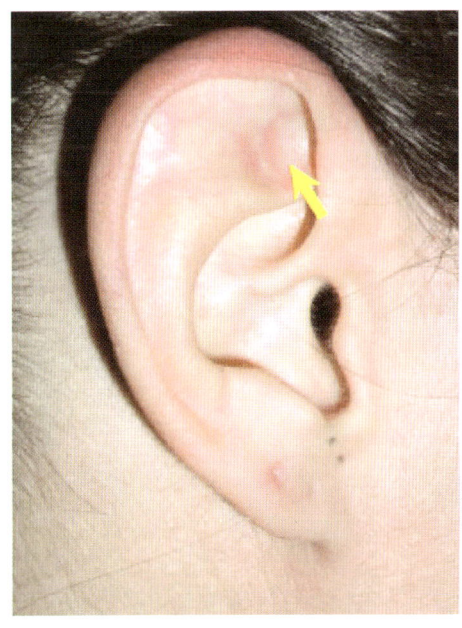

三角窝：红色　附件穴：条状隆起

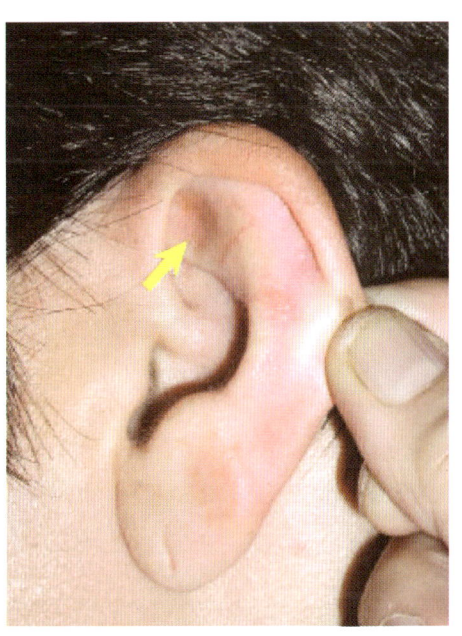

三角窝：红色　附件穴：条状隆起

输卵管炎

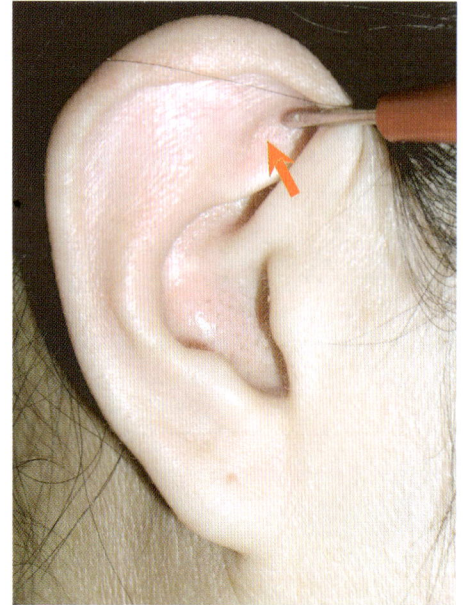
输卵管：点红凹陷

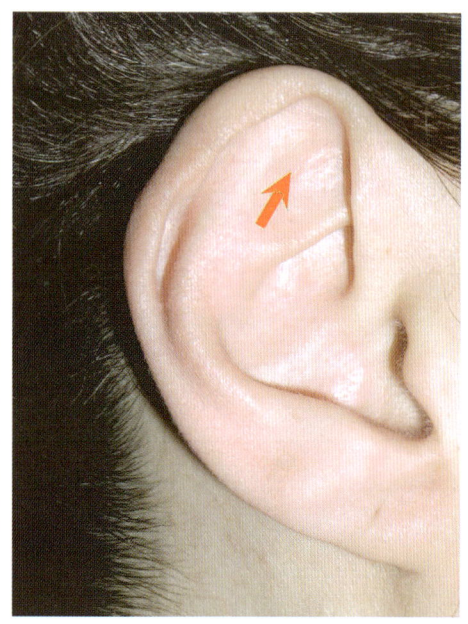
输卵管：白色条状隆起

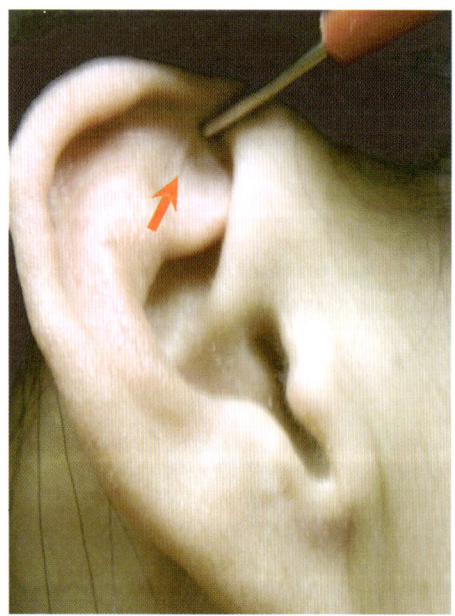
输卵管：白色条状隆起

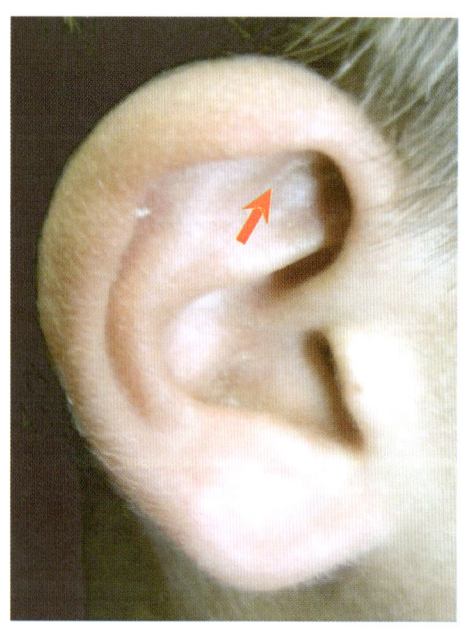
输卵管：白色条状隆起

妇科疾病

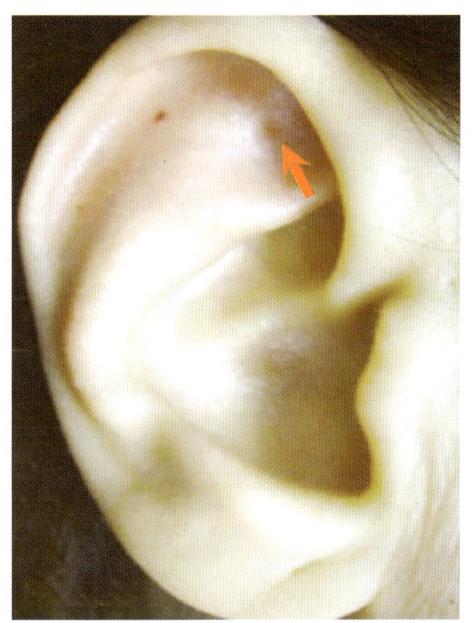

输卵管：点状凹陷，色红

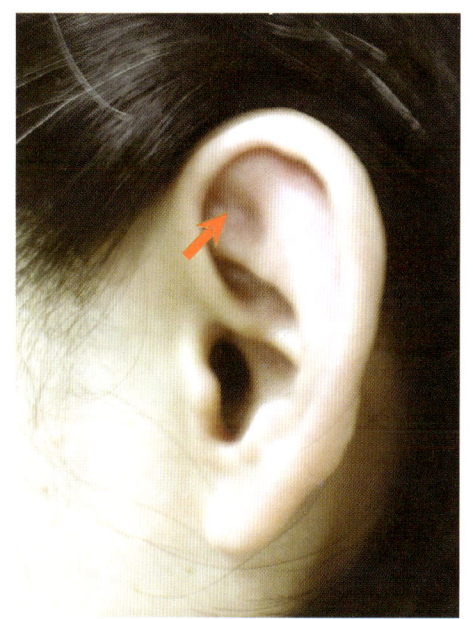

输卵管：点状凹陷，色红

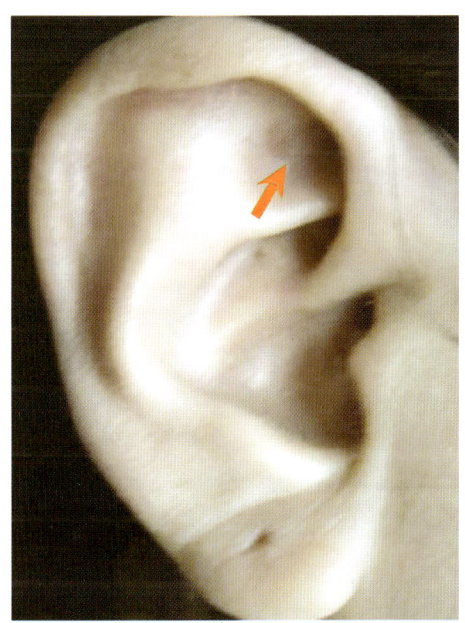

输卵管：水肿，红色，点压痕

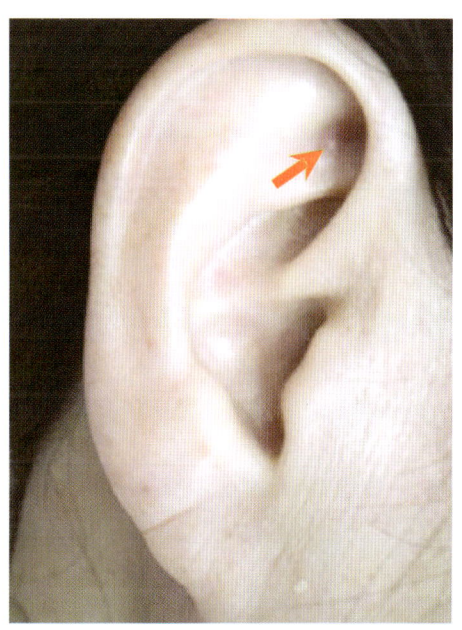

输卵管：红色，点压痕

卵巢囊肿

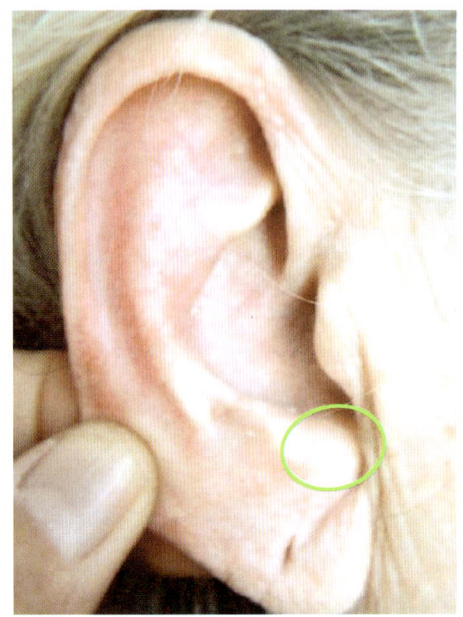

卵巢穴：增厚、增宽

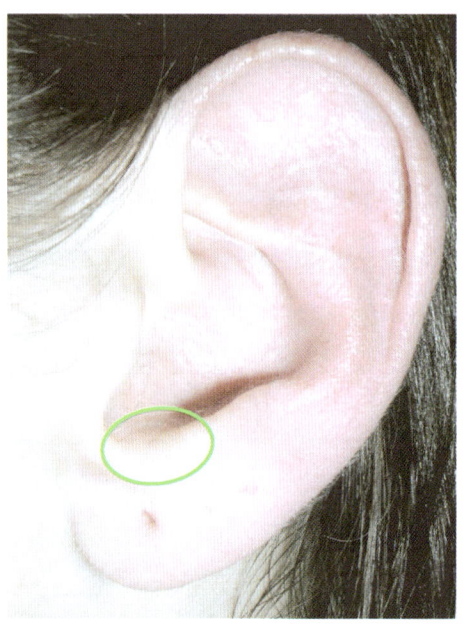

卵巢穴：增厚、增宽

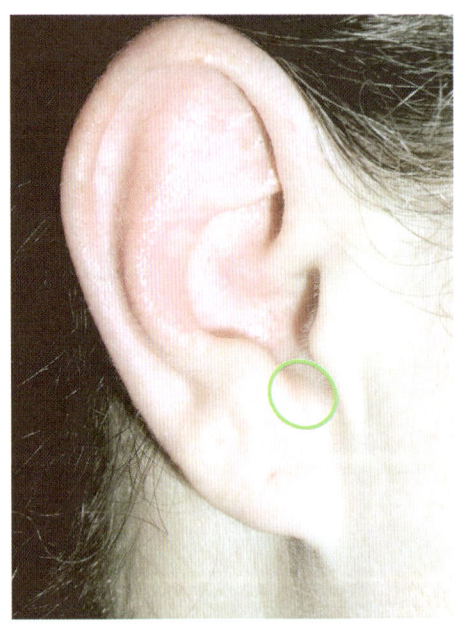

卵巢穴：增宽并有肿胀

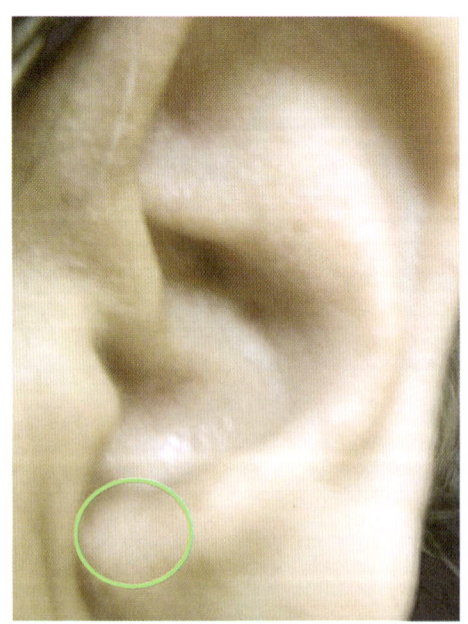

卵巢穴：包块

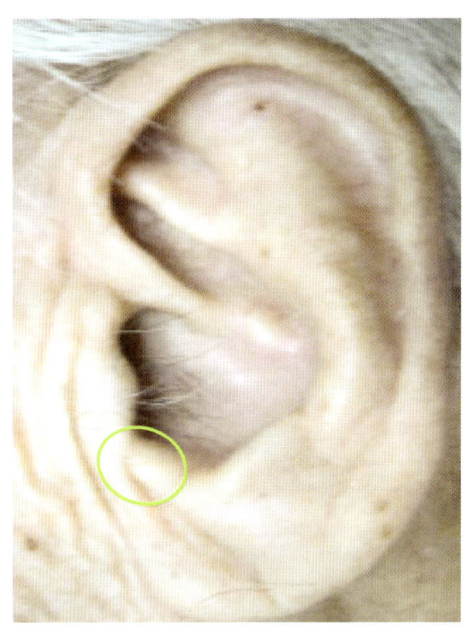

卵巢穴：肿块　　　　　　　　　卵巢穴：肿块

卵巢炎

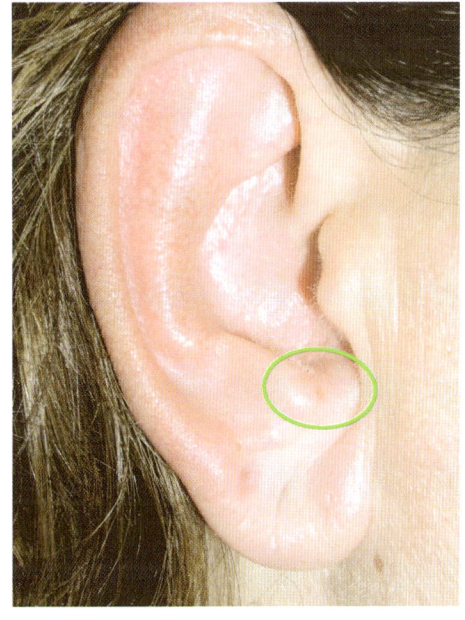 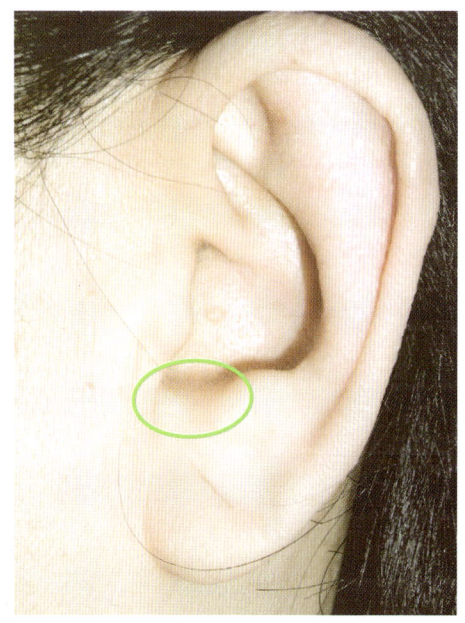

卵巢：色红，水肿　　　　　　　卵巢：色暗，增宽

乳腺癌

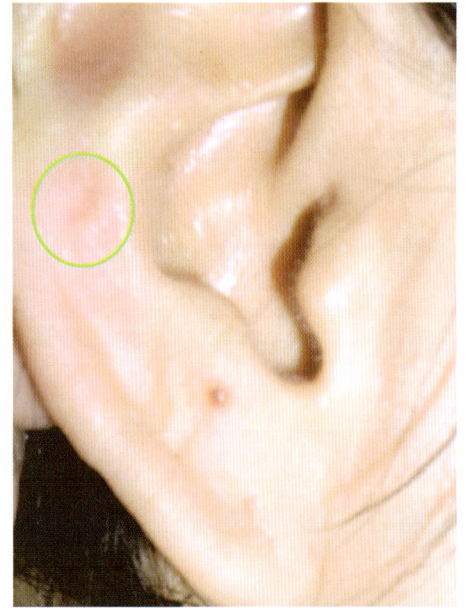
乳腺：结节状包块

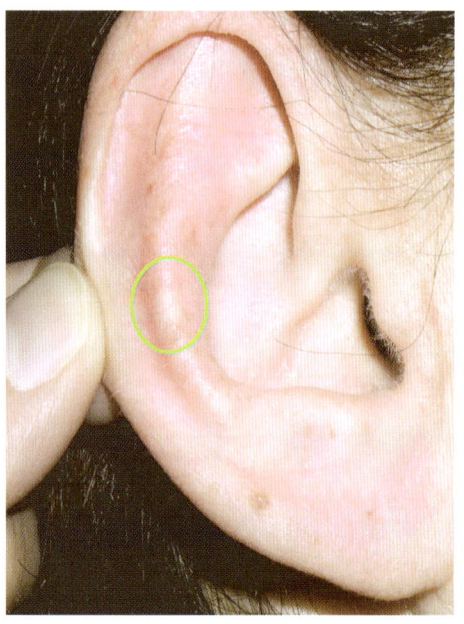
乳腺：结节状包块

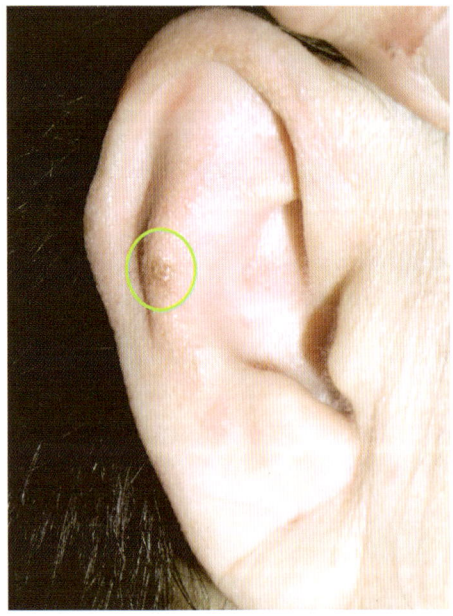
乳腺：褐色结节

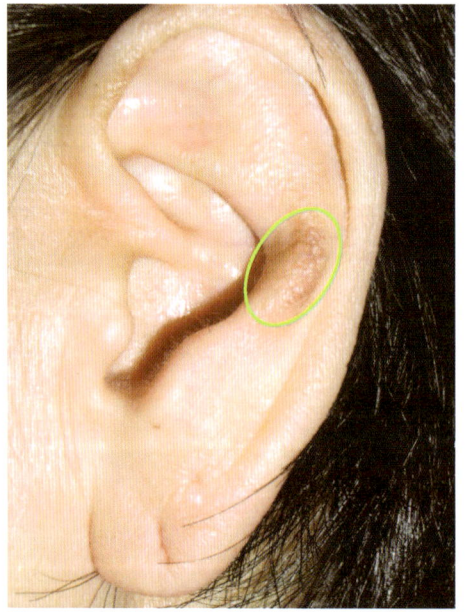
乳腺：褐色结节

妇科疾病

乳腺癌手术瘢痕

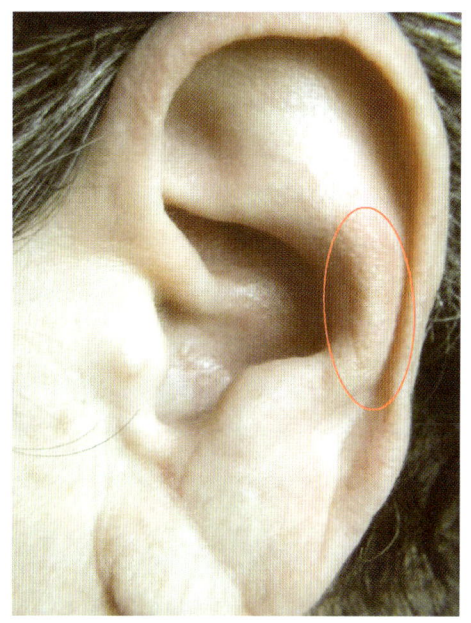
乳腺：条状瘢痕，色暗

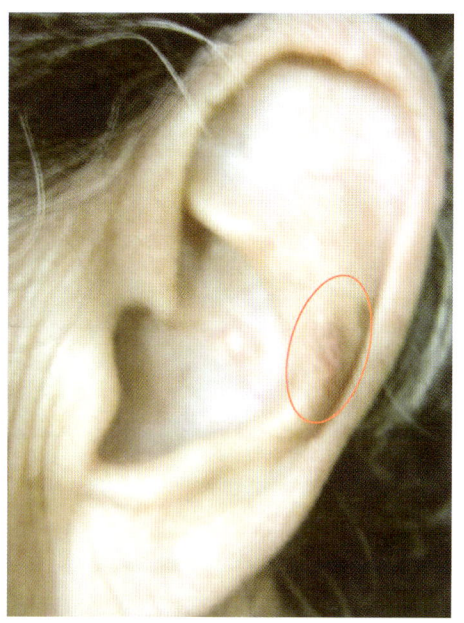
乳腺：条状瘢痕，色暗

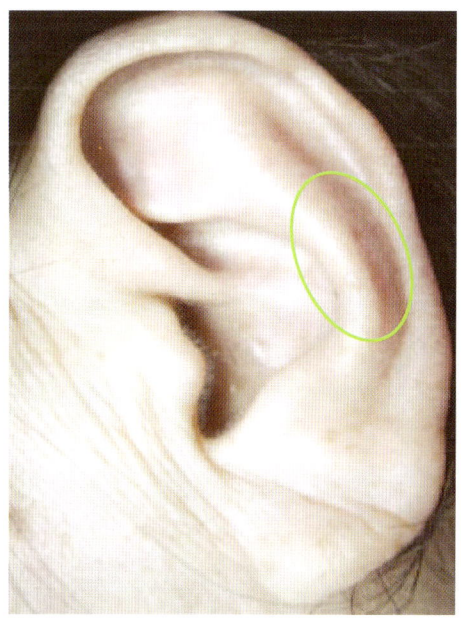
乳腺：条状瘢痕，色红

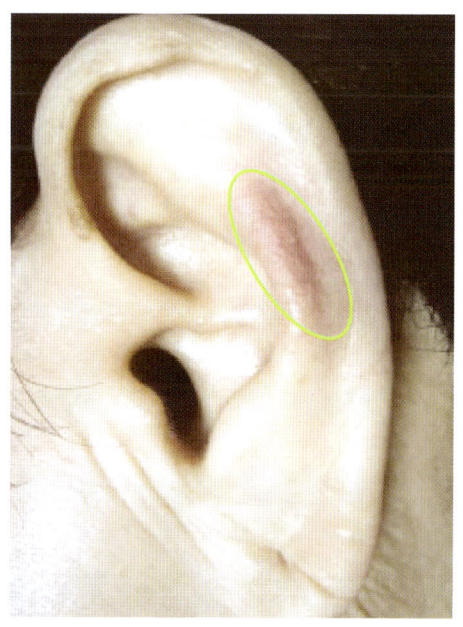
乳腺：条状瘢痕，色红

乳房肿瘤

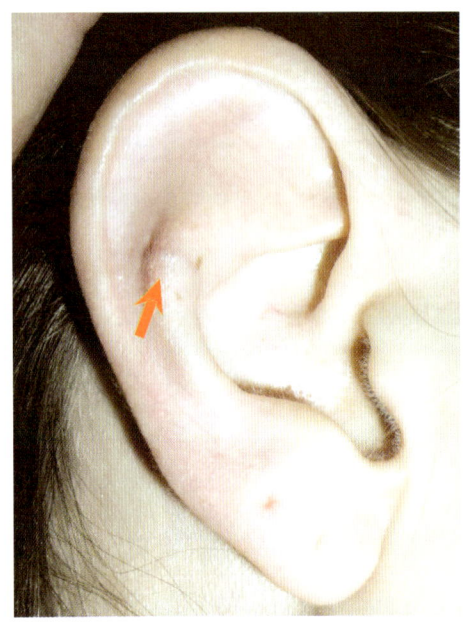

乳腺：条状变形

乳房纤维瘤

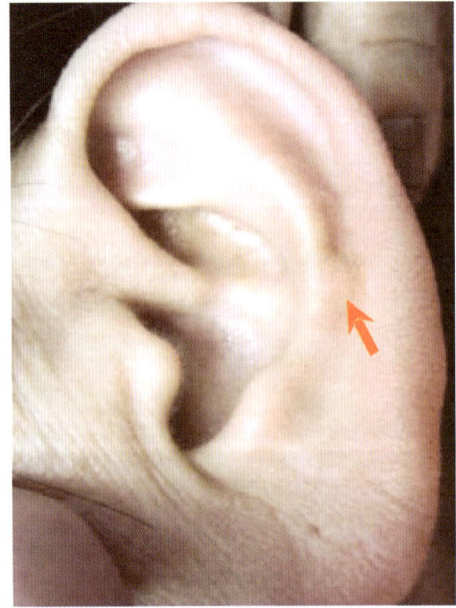

乳腺：两个结节状隆起

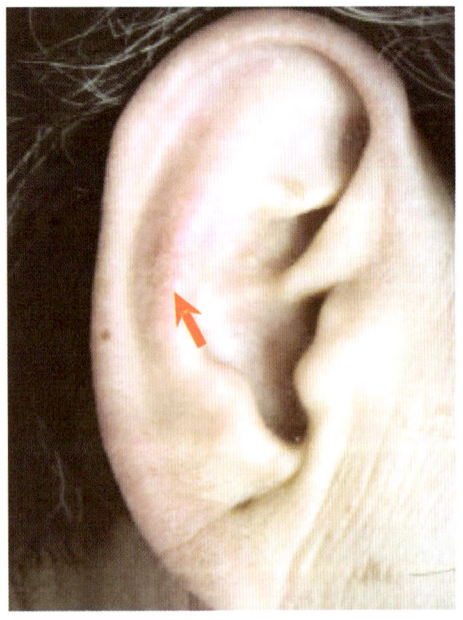

乳腺：结节状隆起

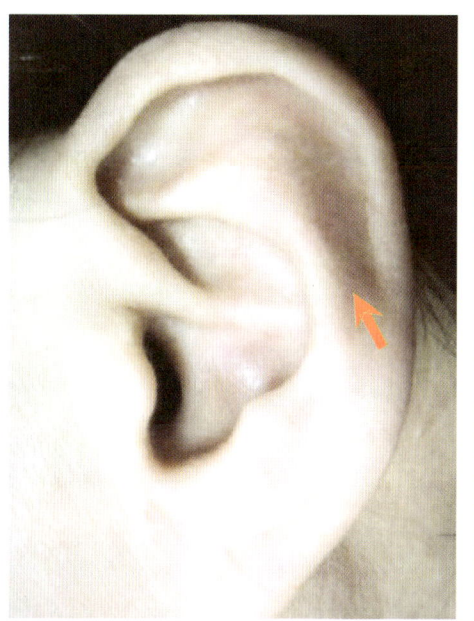
乳腺：结节状隆起

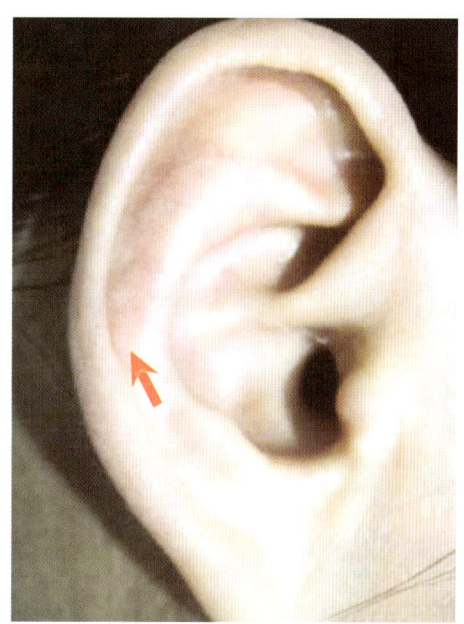
乳腺：两个结节状隆起

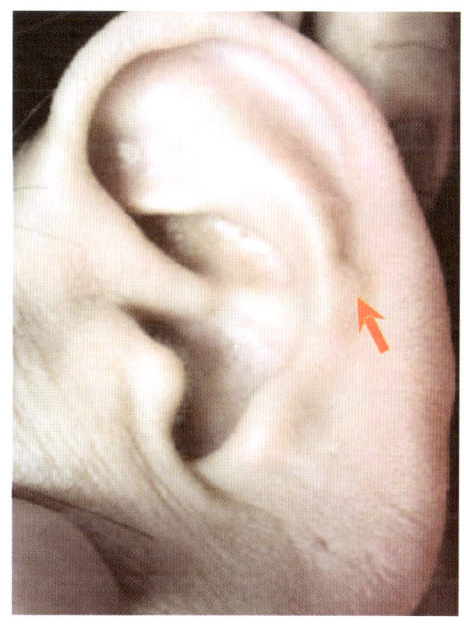
乳腺：结节状隆起

月经前期

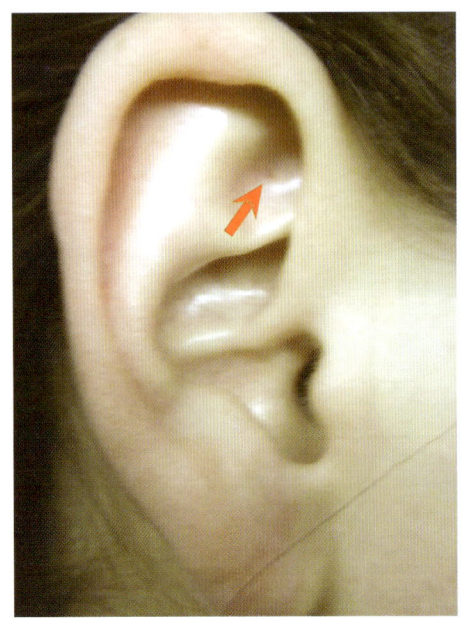

三角窝：增宽，清晰，呈粉红色

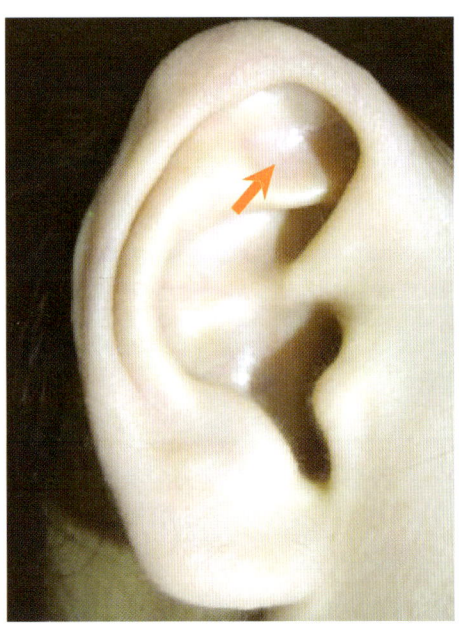

三角窝：增宽，清晰，呈粉红色

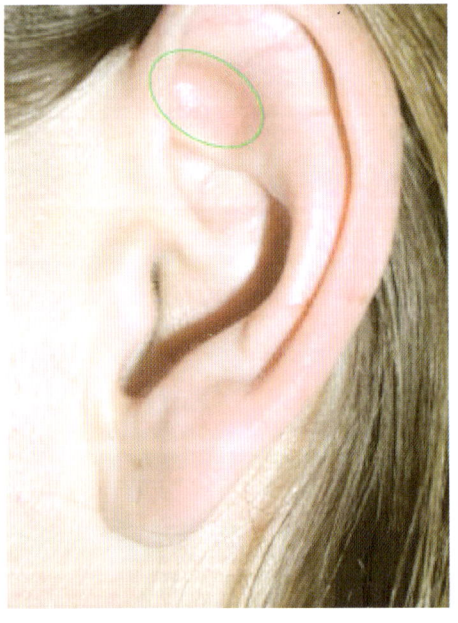

三角窝：增宽，清晰，呈粉红色

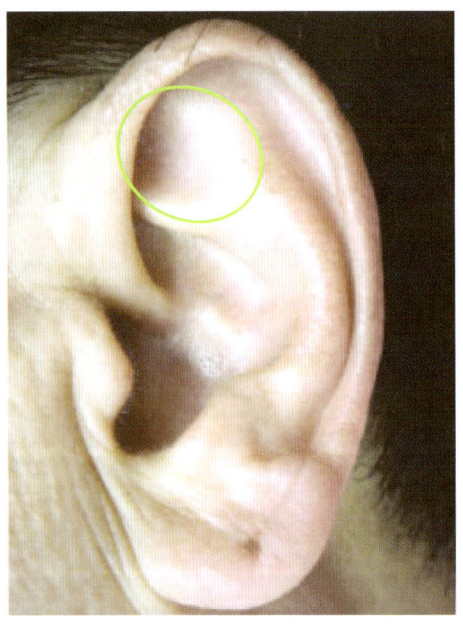

三角窝：增宽，清晰，呈粉红色

妇科疾病

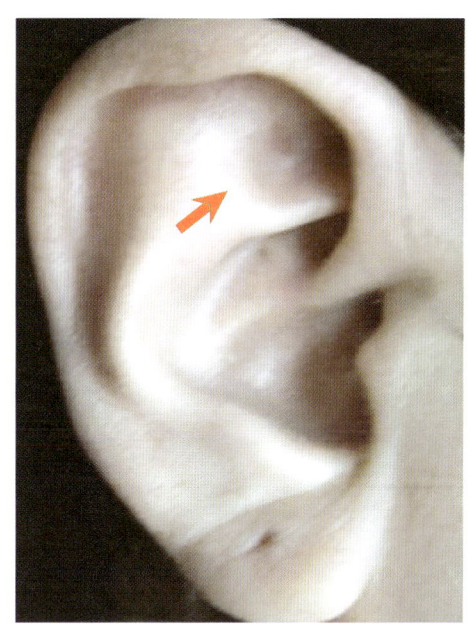

三角窝：增宽，清晰，呈粉红色

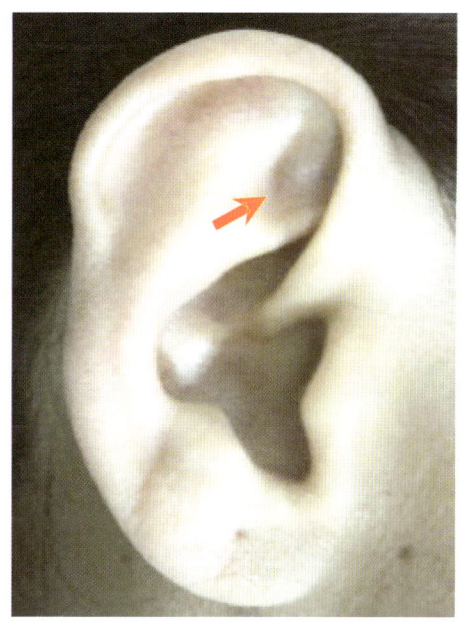

三角窝：增宽，清晰，呈粉红色

月经期

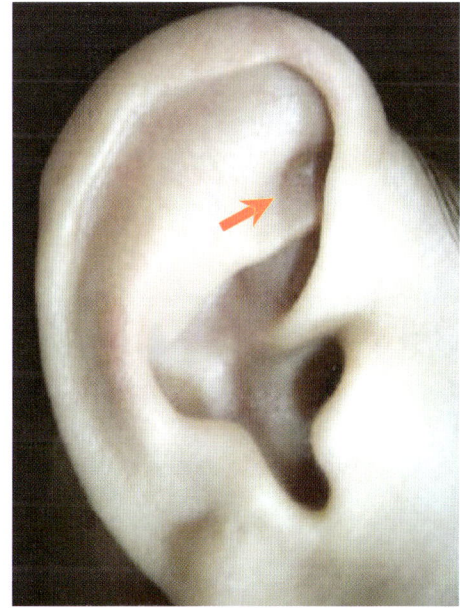

三角窝：充血红润

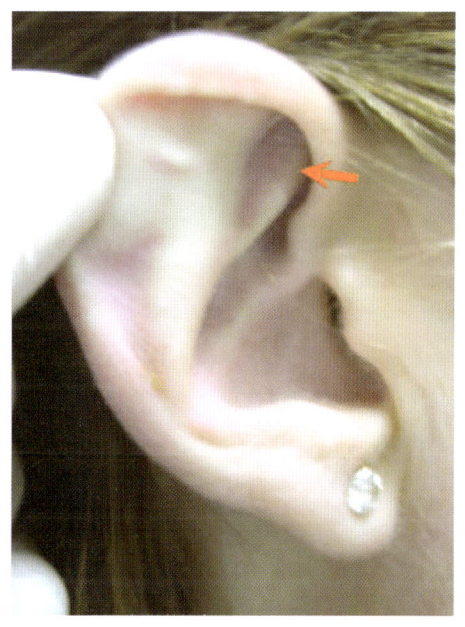

三角窝：充血红润

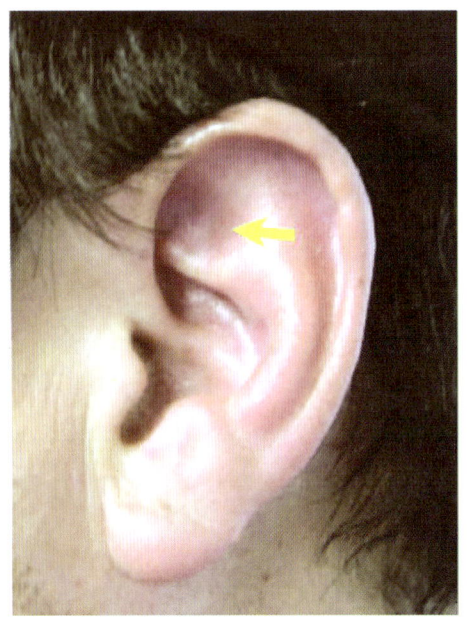

三角窝：充血红润

月经后期

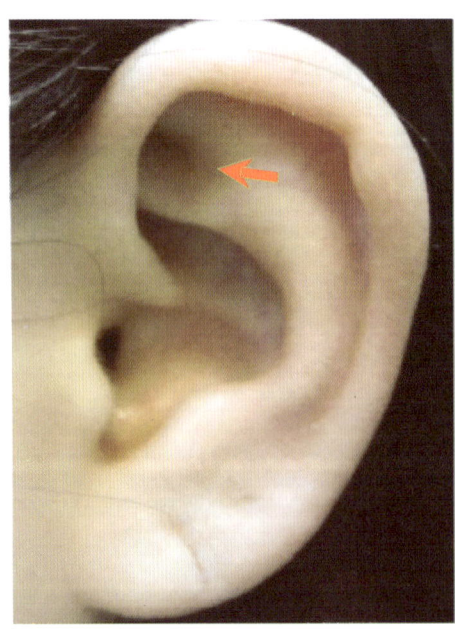

三角窝：暗红

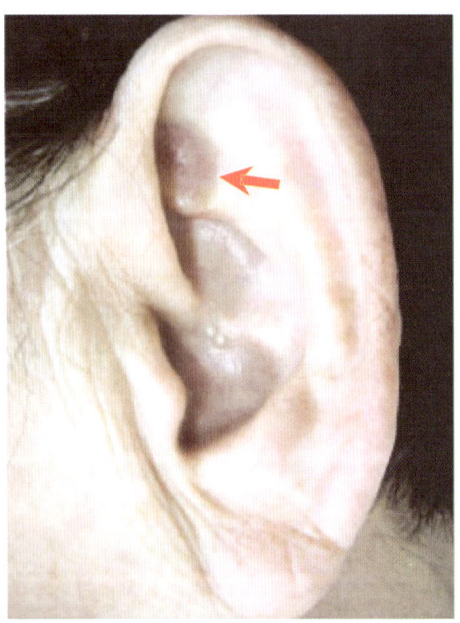

三角窝：暗红

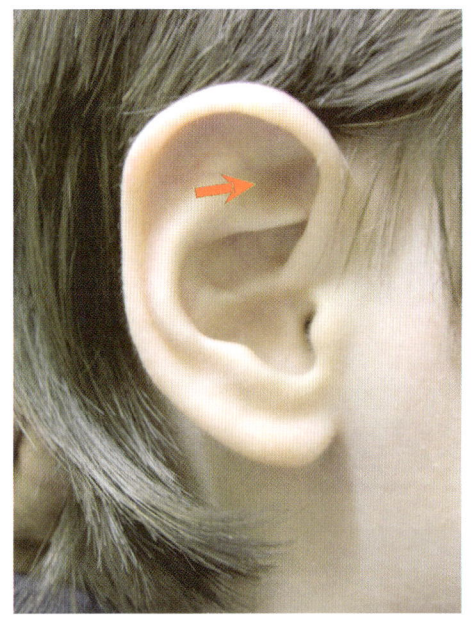

三角窝：暗红　　　　　　　　三角窝：暗红

妇科三角

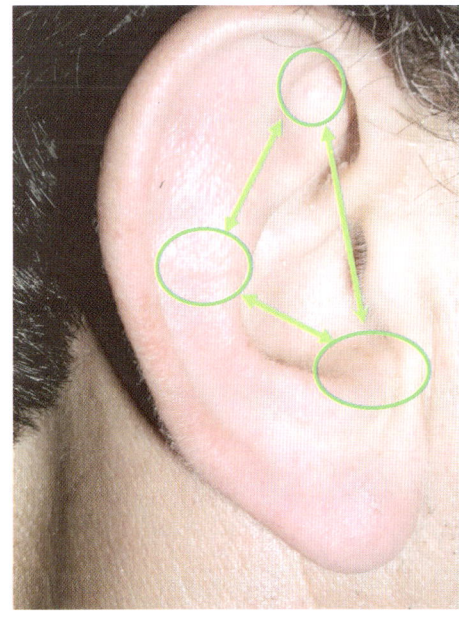 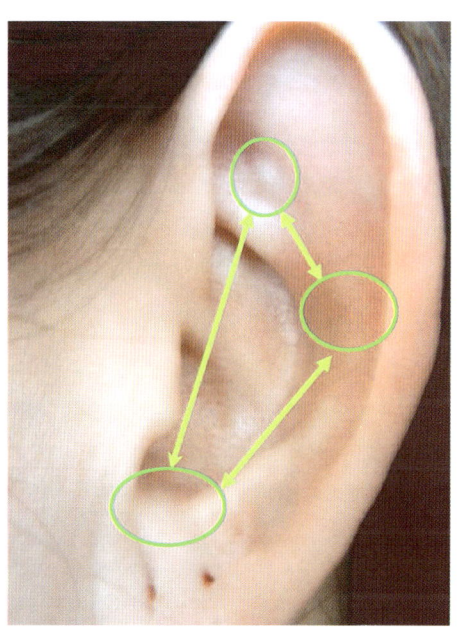

子宫、乳腺、卵巢：同时患病　　　子宫、乳腺、卵巢：同时患病

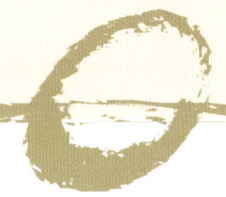

皮肤科疾病

过敏性皮肤病　　脂溢性皮炎
皮肤干燥症　　　外耳道皮炎
皮炎　　　　　　荨麻疹
神经性皮炎　　　过敏体质
湿疹　　　　　　瘢痕体质
鱼鳞癣　　　　　肛门瘙痒
牛皮癣　　　　　外阴瘙痒

过敏性皮肤病

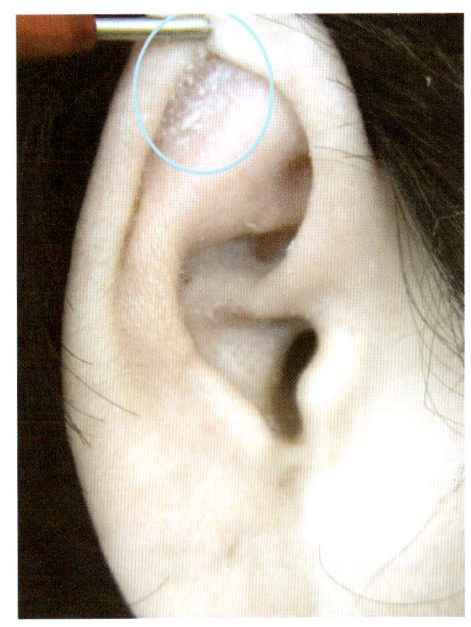

过敏区：脱屑

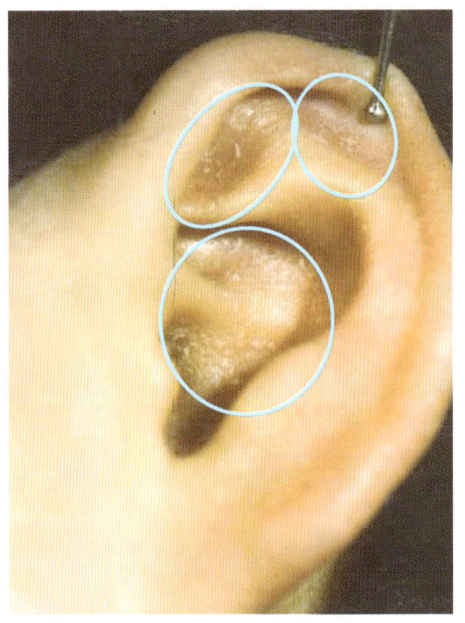

过敏区：脱屑

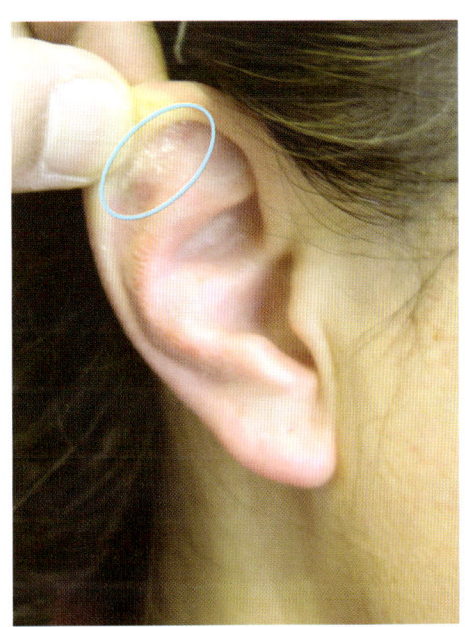

过敏区：脱屑

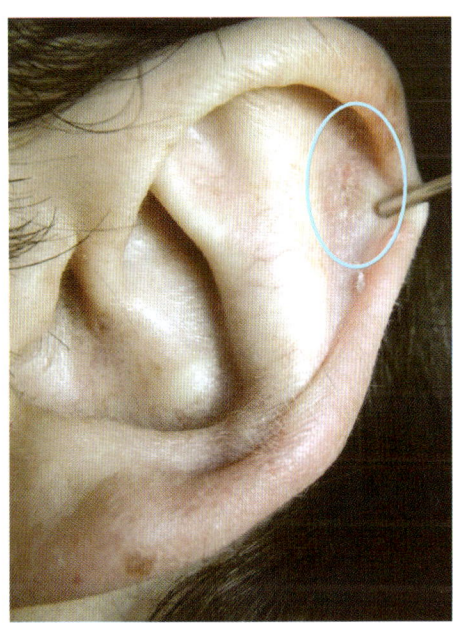

过敏区：脱屑

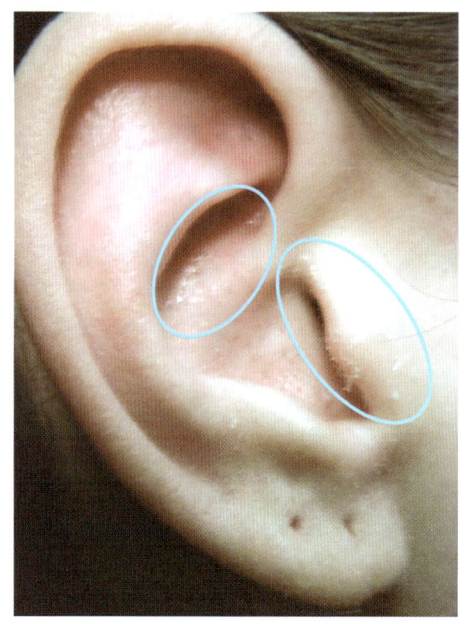
肾上腺穴、耳道：脱屑

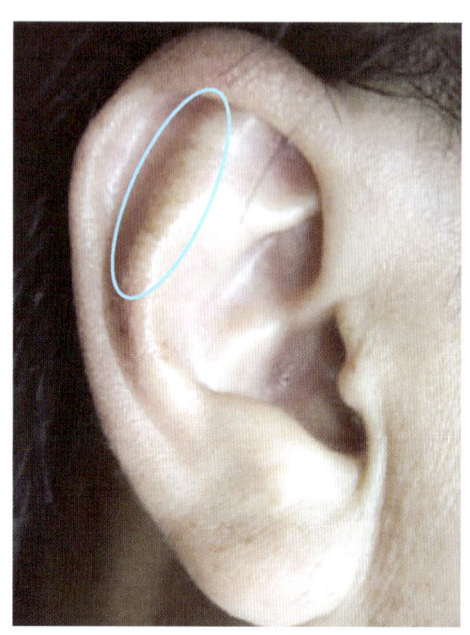
过敏区：片状色红

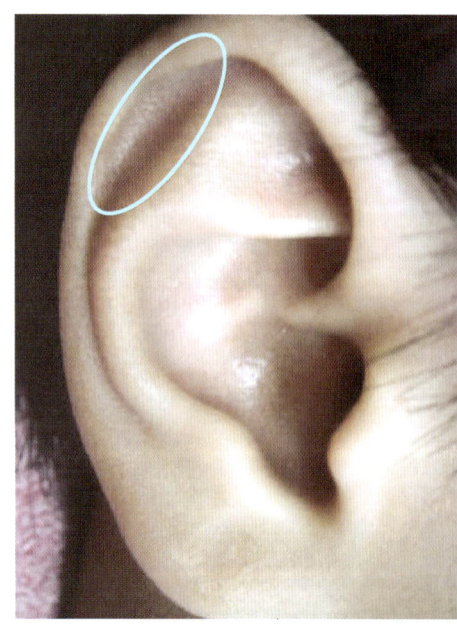
过敏区：充血色红

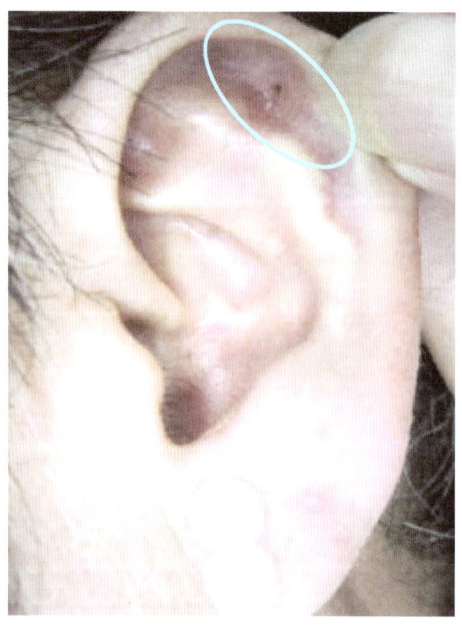
过敏区：充血色红

皮肤干燥症

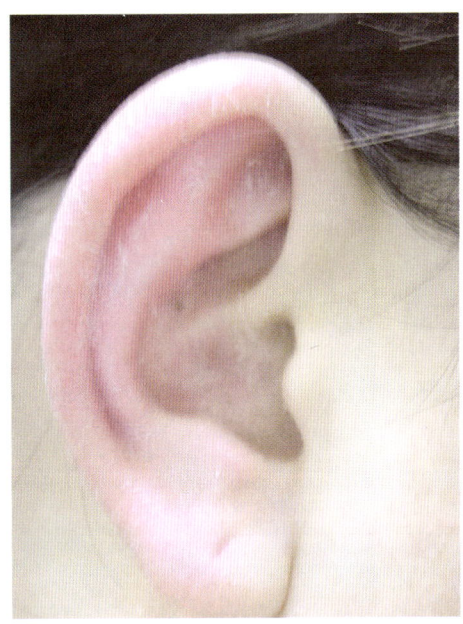

耳廓：皮肤干燥脱屑

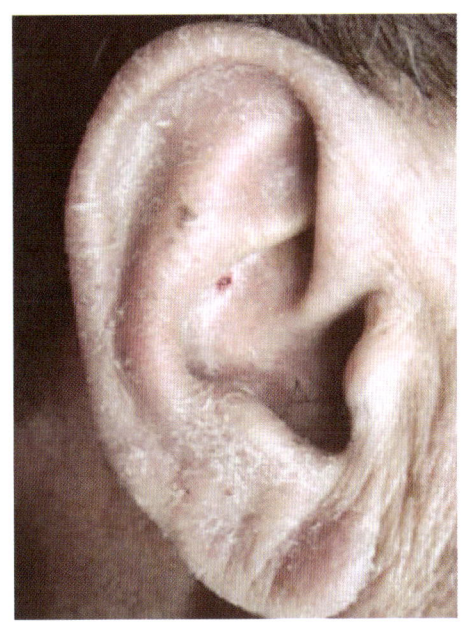

耳廓：皮肤干燥脱屑

皮 炎

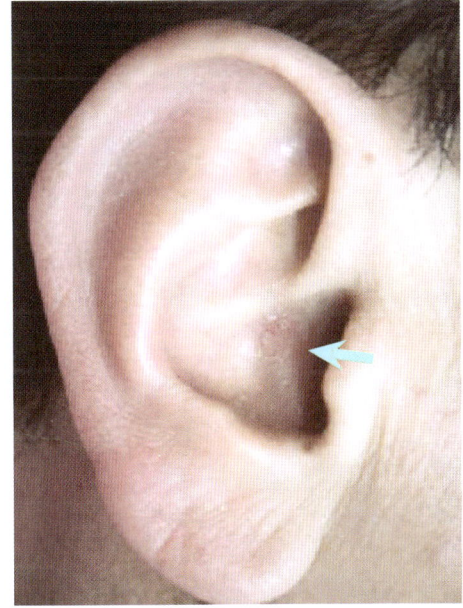

耳甲腔：脱屑

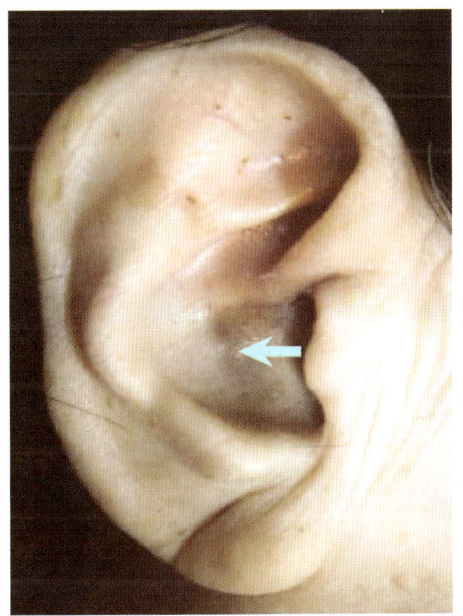

耳甲腔：脱屑变色

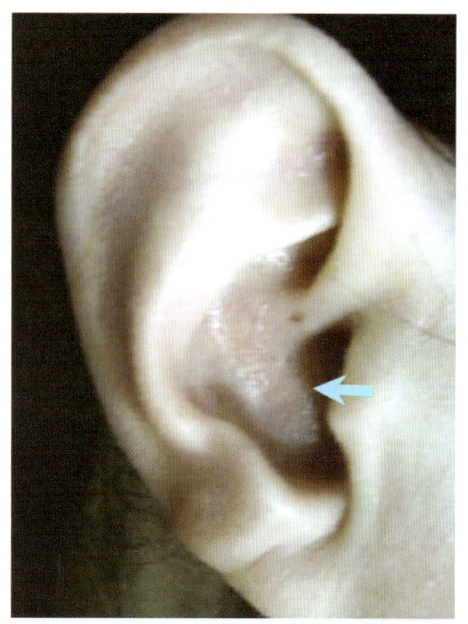

耳甲腔：脱屑　　　　　　　　　耳廓：皮肤干燥脱屑

神经性皮炎

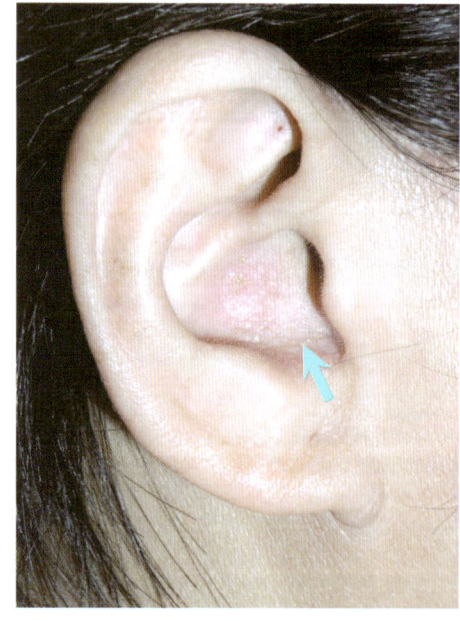
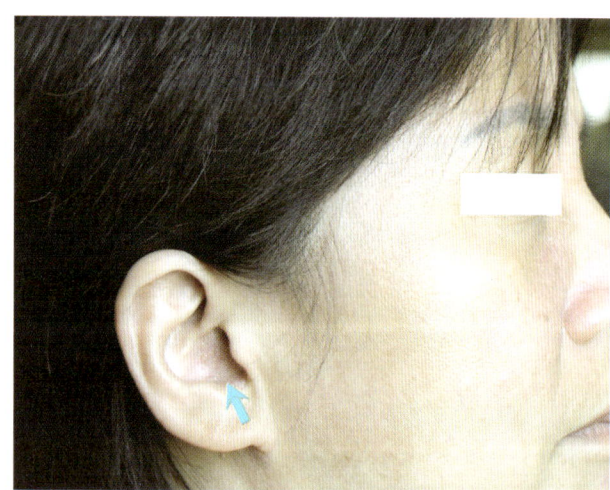

耳甲腔：丘疹　　　　　　　　　面部的神经性皮炎

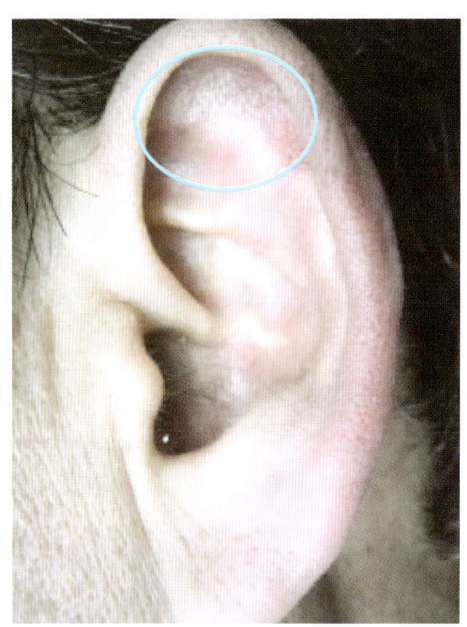 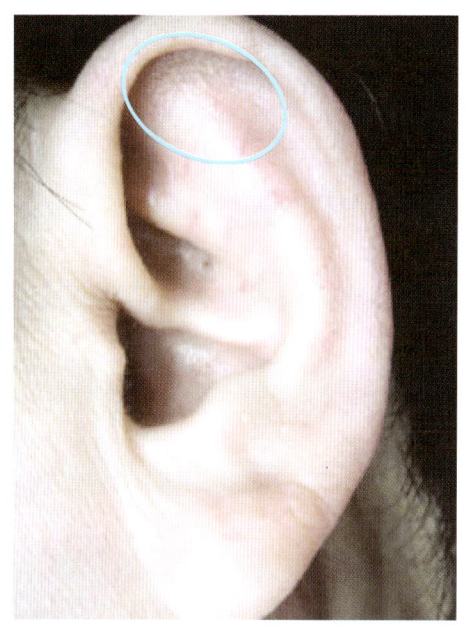

对耳轮上脚：皮肤丘疹　　　　　　对耳轮上脚：皮肤丘疹

湿　疹

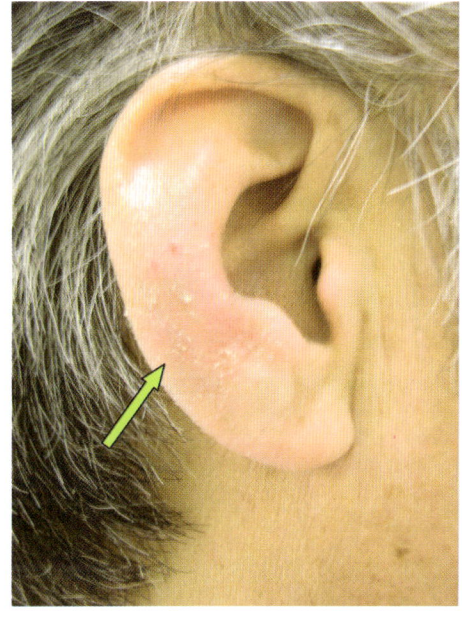 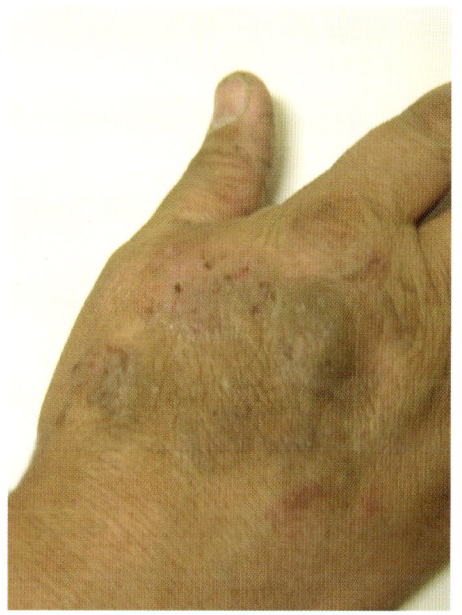

耳廓皮肤：红肿、脱屑、渗出　　　手部湿疹

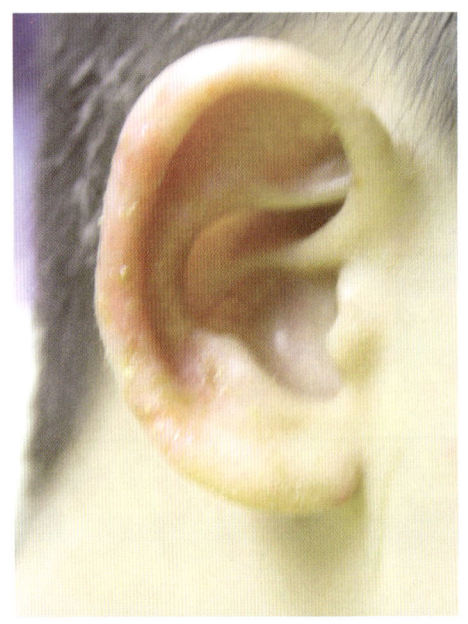
耳轮及耳廓外下方：色红脱屑

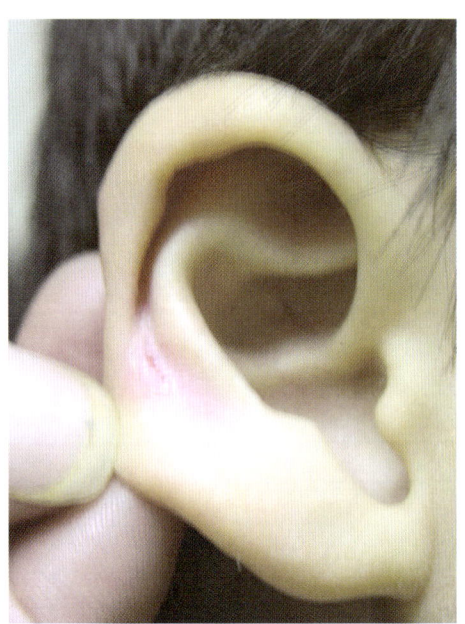
耳舟：脱屑、皲裂

鱼鳞癣

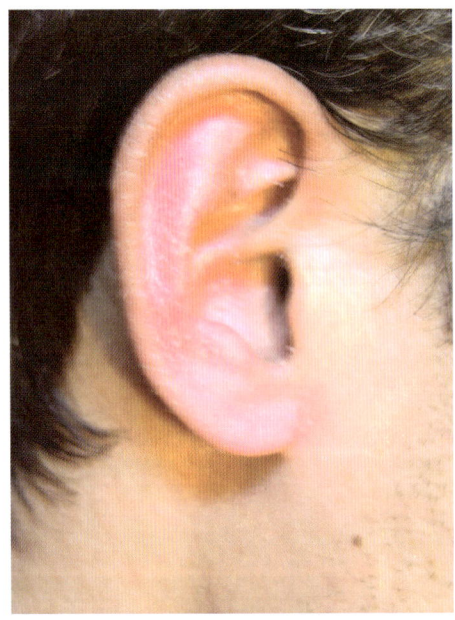
耳廓：皮肤干燥脱屑

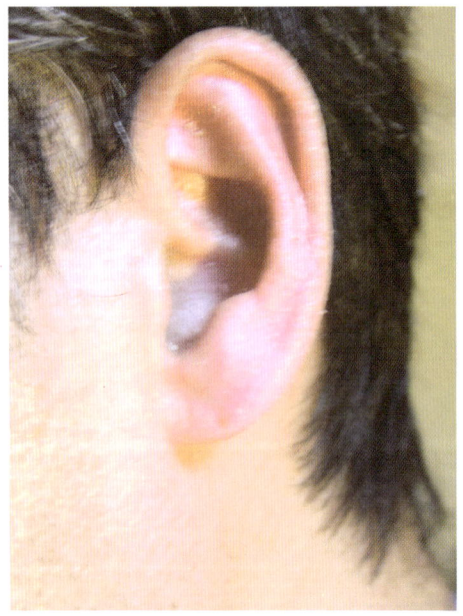
耳廓：皮肤干燥脱屑

皮肤科疾病

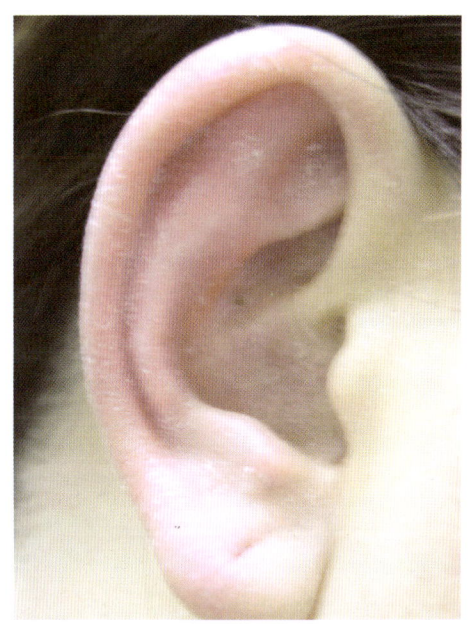

耳廓：皮肤干燥脱屑

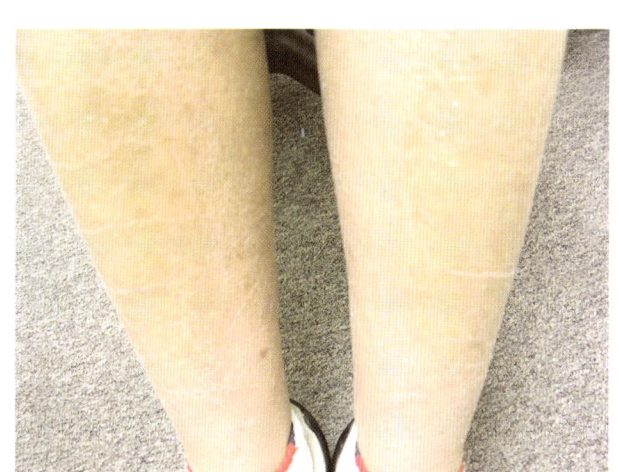

皮肤干燥脱屑

牛皮癣

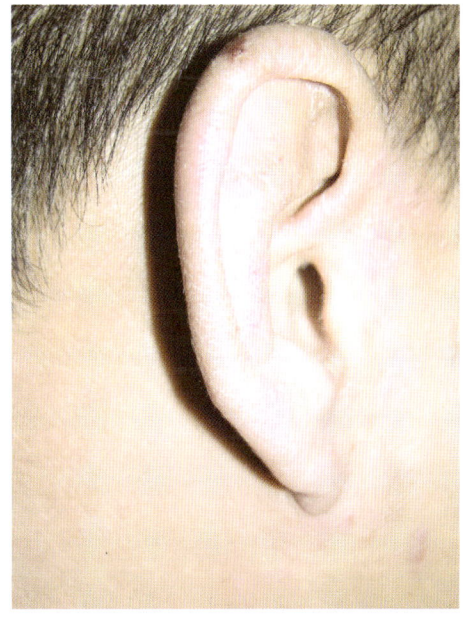

耳廓：皮肤脱屑　耳轮：红斑

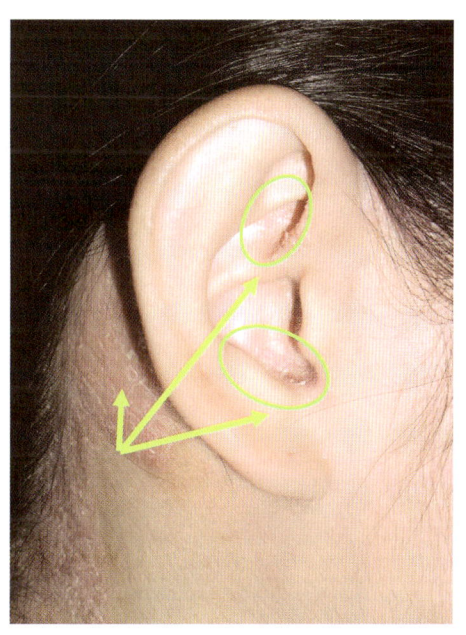

肺、大肠、内分泌穴：脱屑

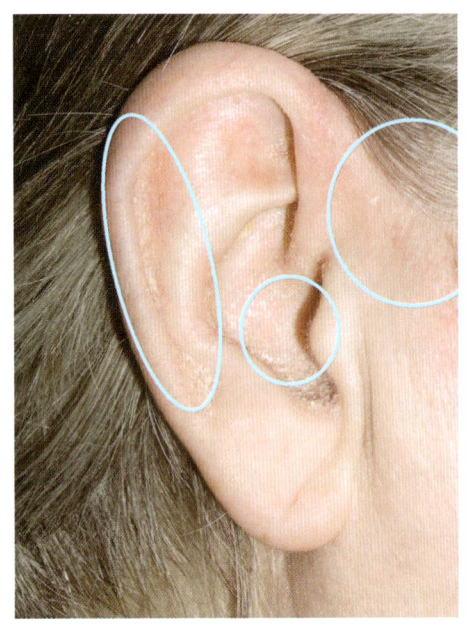
耳廓:皮肤脱屑

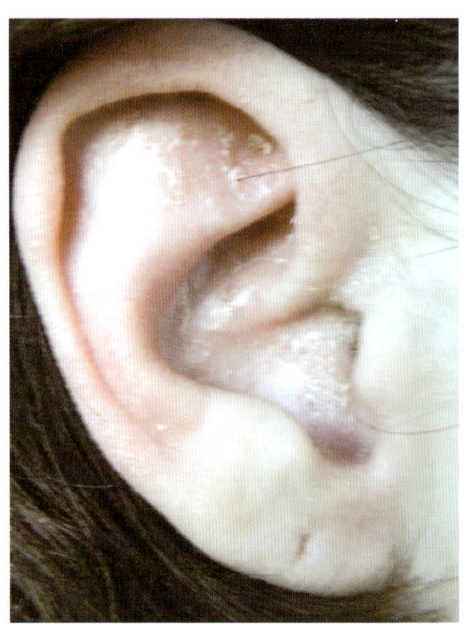
耳廓:皮肤脱屑

脂溢性皮炎

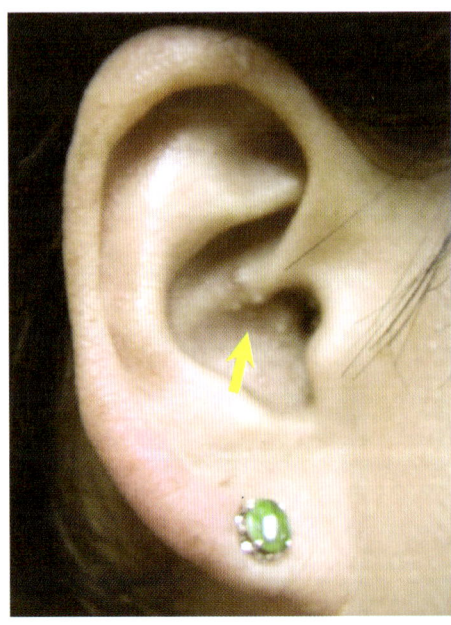
耳甲腔:脂溢性皮疹

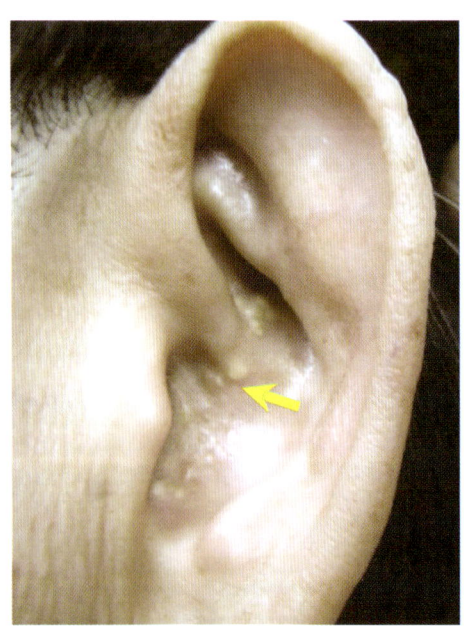
耳甲腔:脂溢性皮疹

外耳道皮炎

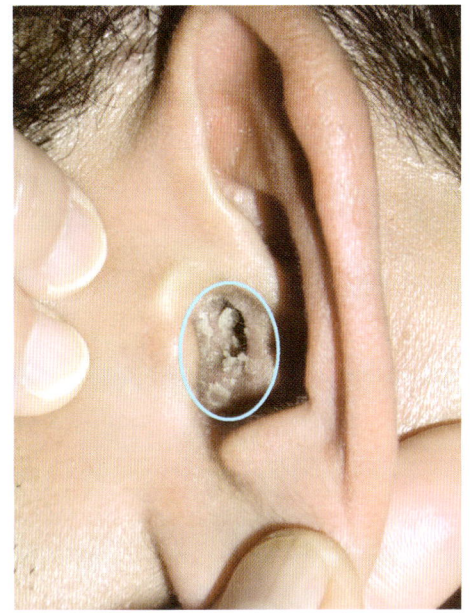

外耳道：脱屑

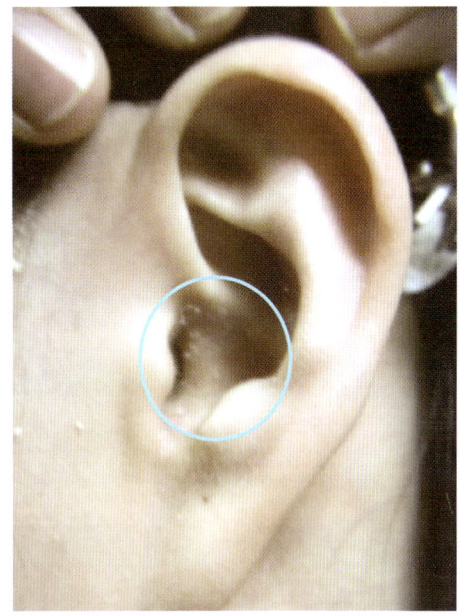

外耳道：周围脱屑

荨麻疹

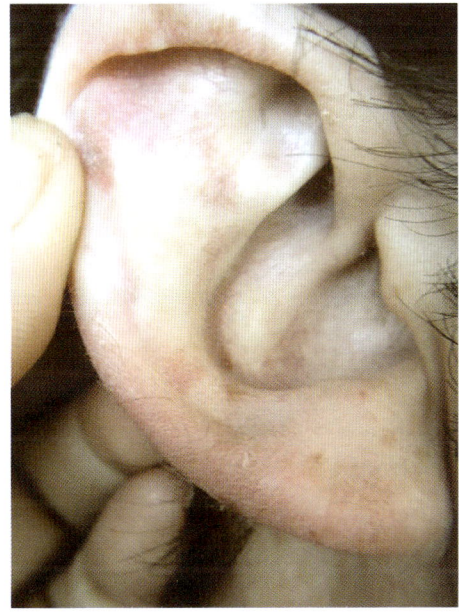

过敏区：呈红色

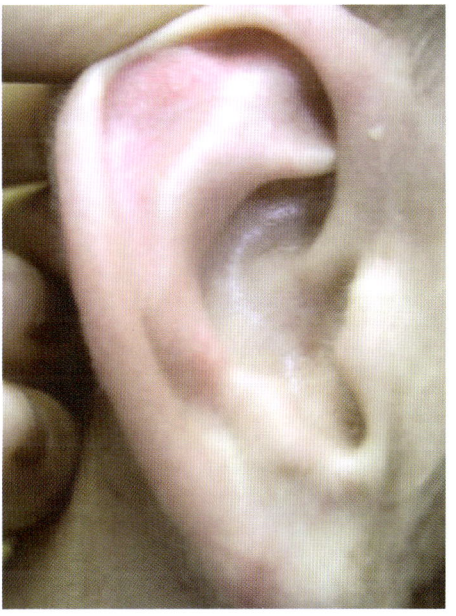

过敏区：呈红色

过敏体质

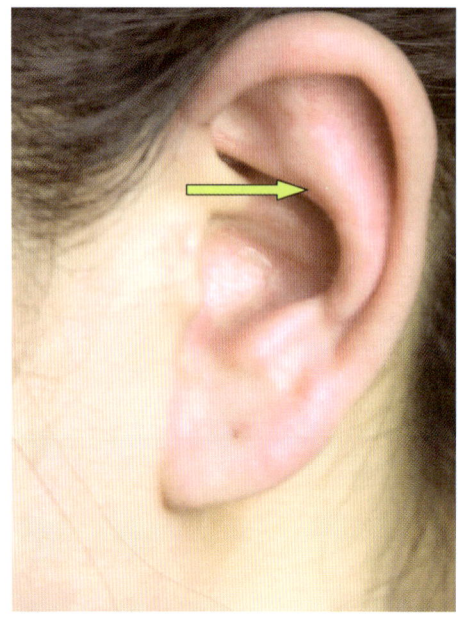

耳廓：探测后划痕并水肿

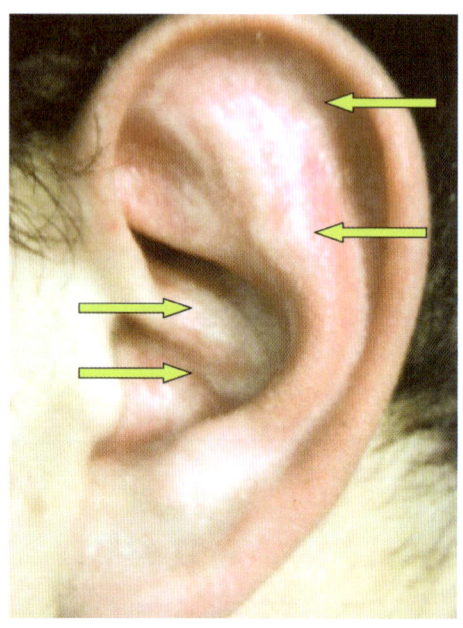

耳廓：探测后划痕并水肿

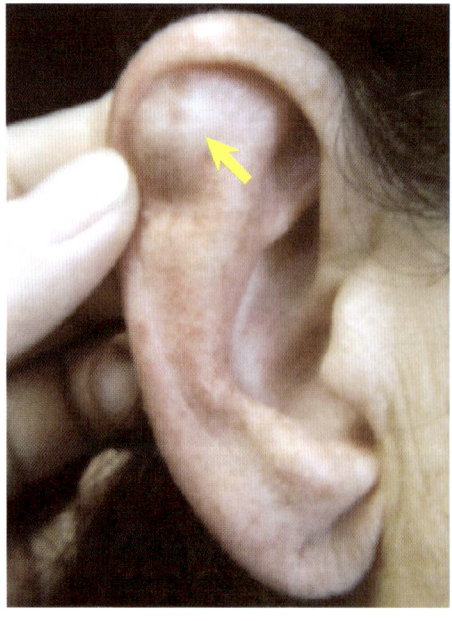

过敏区：白色肿胀压痕

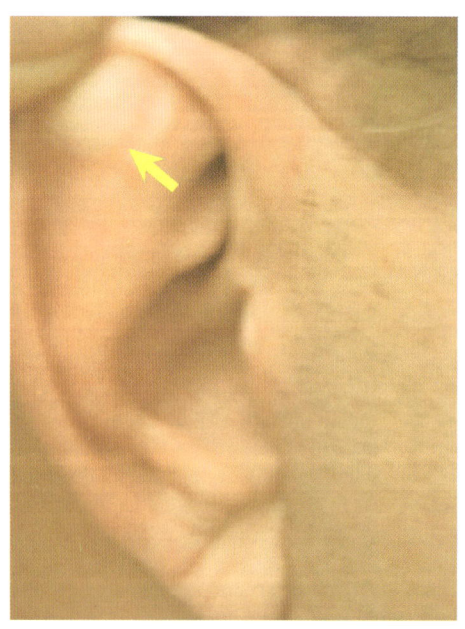

过敏区：白色肿胀

瘢痕体质

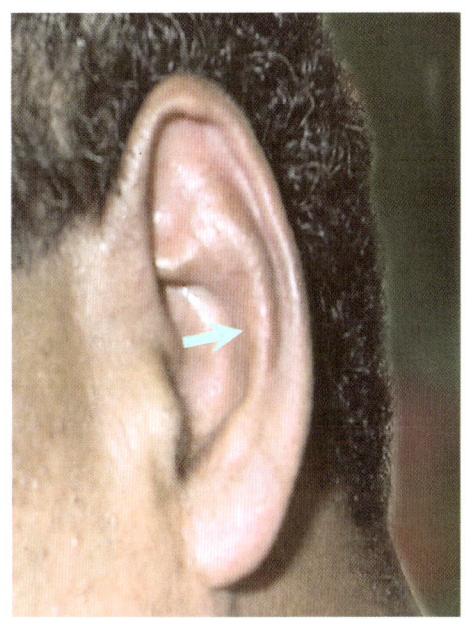
胸：红色瘢痕样反应

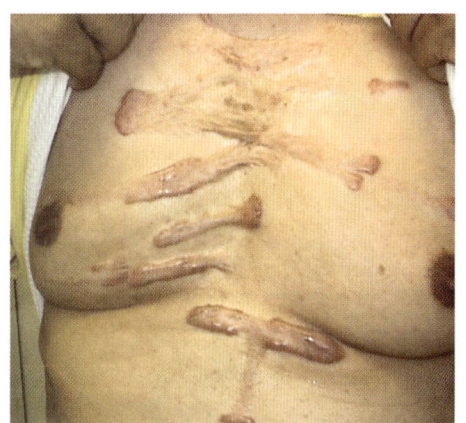
胸部瘢痕

肛门瘙痒

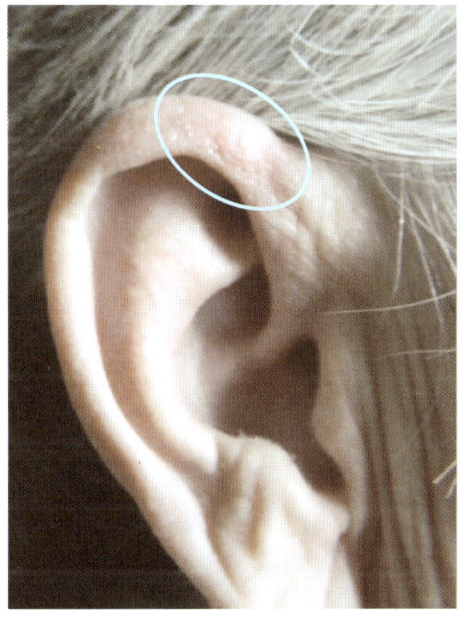
肛门穴：呈丘疹样改变，粗糙不平

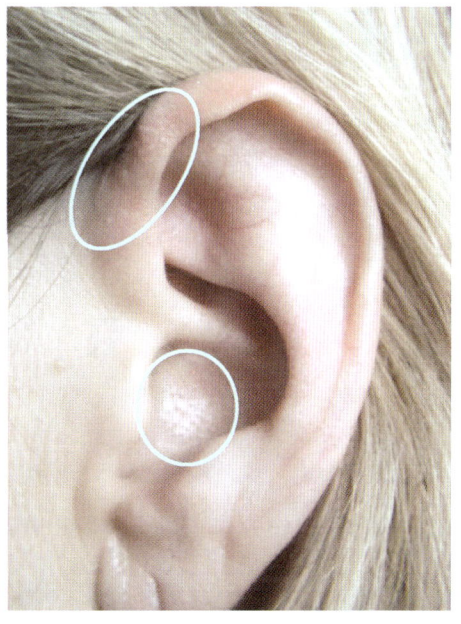
肛门穴：呈丘疹样改变，粗糙不平

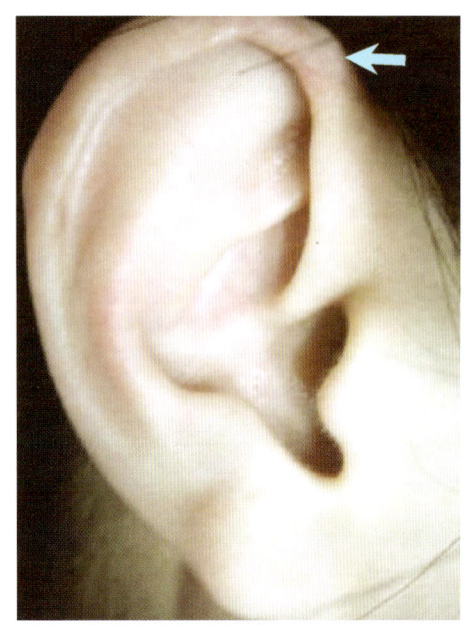
肛门穴：皮肤粗糙、肿胀

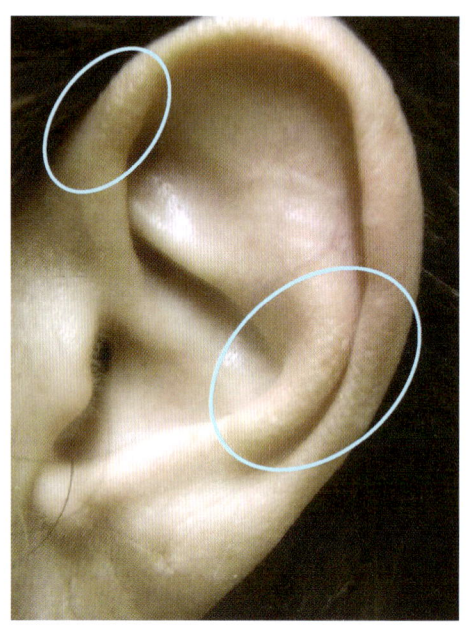
肛门穴：皮肤粗糙，丘疹呈褐色

外阴瘙痒

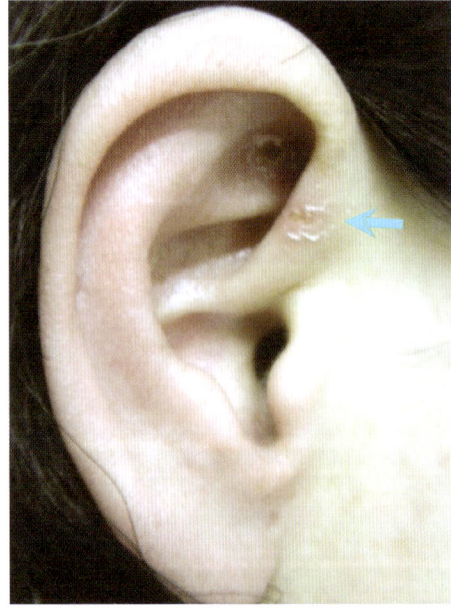
尿道、外生殖器穴：脱屑

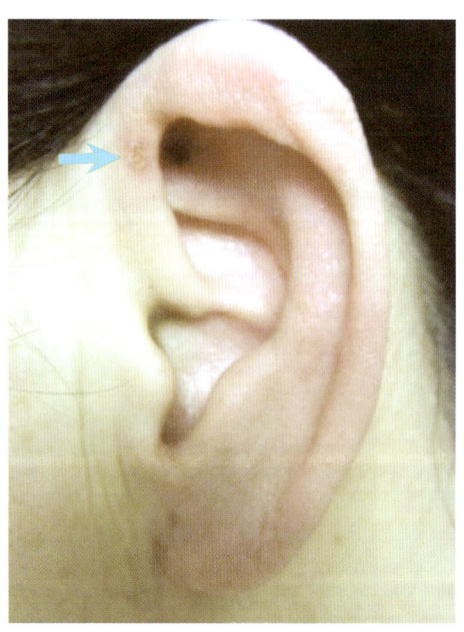
外生殖器穴：皮肤粗糙，色泽加深

五官科疾病

屈光不正	副鼻窦炎	牙周病
近视	咽喉炎	牙周炎
远视	喉切除	颞下颌关节综合征
散光	鼓膜内陷	颌面部外伤史
近视加散光	中耳炎	缺齿
远视加散光	听力减退	缺下齿沟
眼睑过敏	耳鸣／听力减退	缺上、下齿沟
突眼症	口腔炎	缺上齿沟
鼻炎	口腔溃疡	腮腺肿瘤
过敏性鼻炎	急性牙周炎	
肥大性鼻炎	急性牙周病	

屈光不正

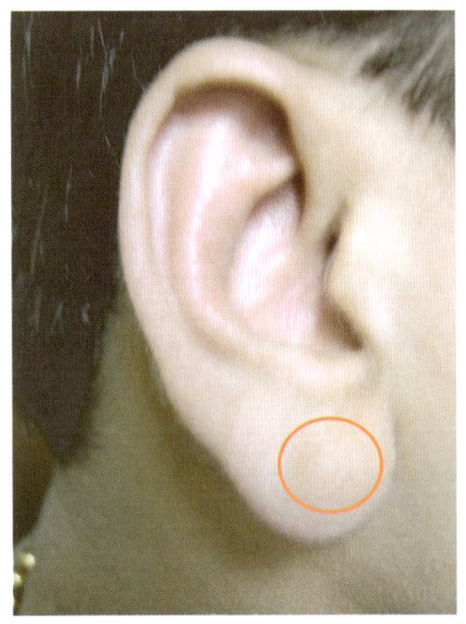
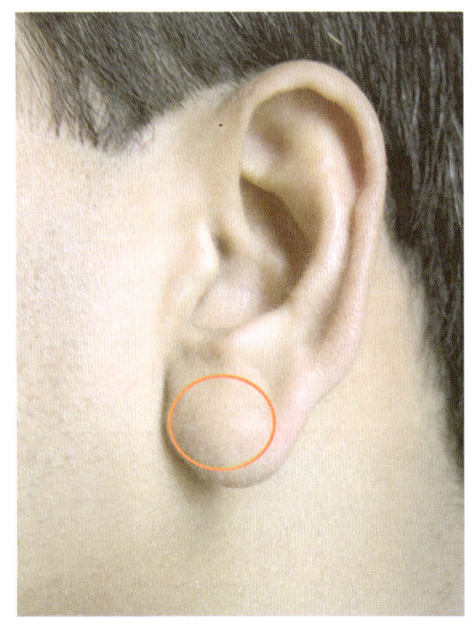

眼区：呈圆形大片隆起　　　　　眼区：呈圆形大片隆起

近 视

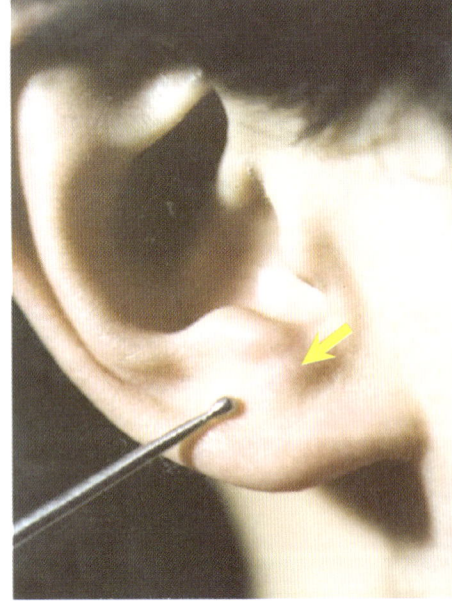
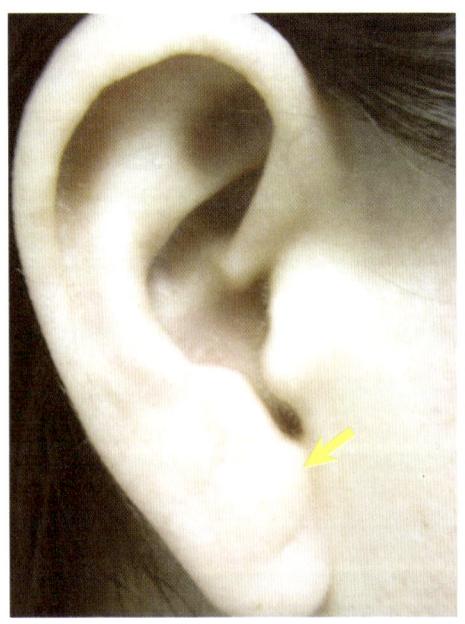

目2：片状隆起　　　　　　　　目2：片状隆起

五官科疾病

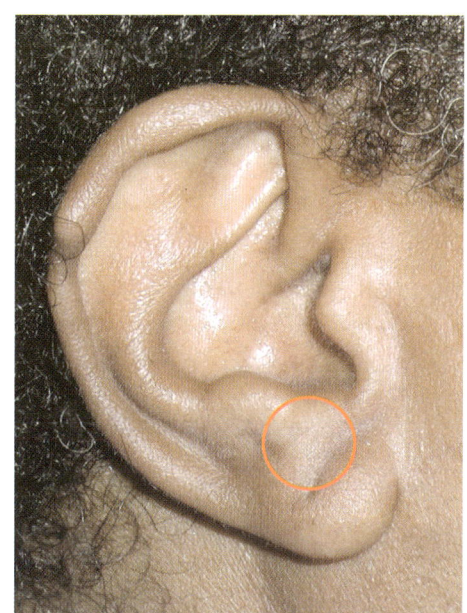

目2：片状隆起

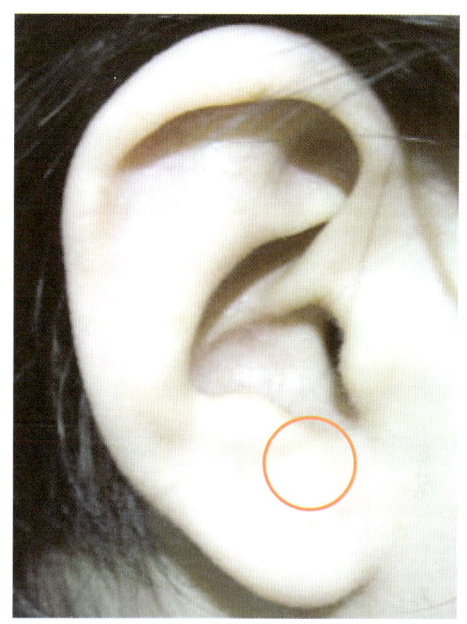

目2：片状隆起

远 视

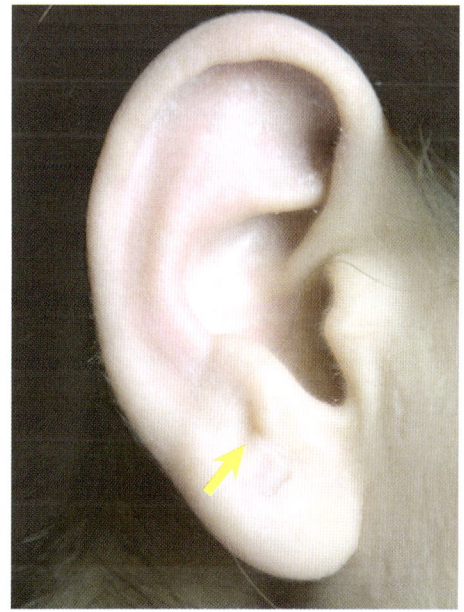

目2：条状隆起

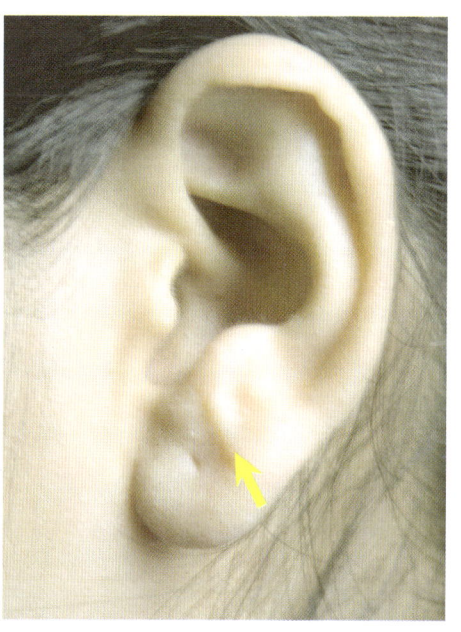

目2：条状隆起

散 光

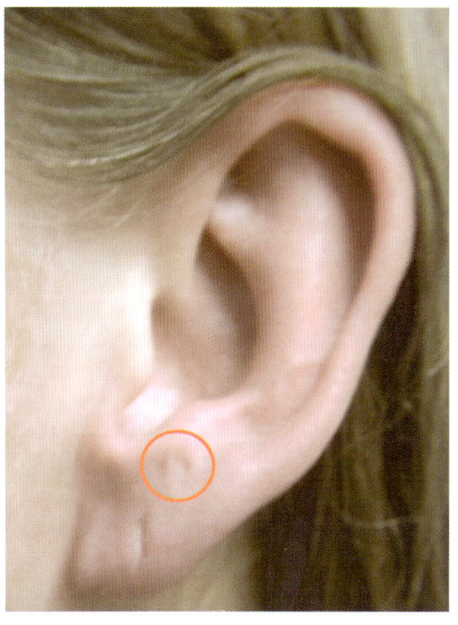

目2：点状凹陷

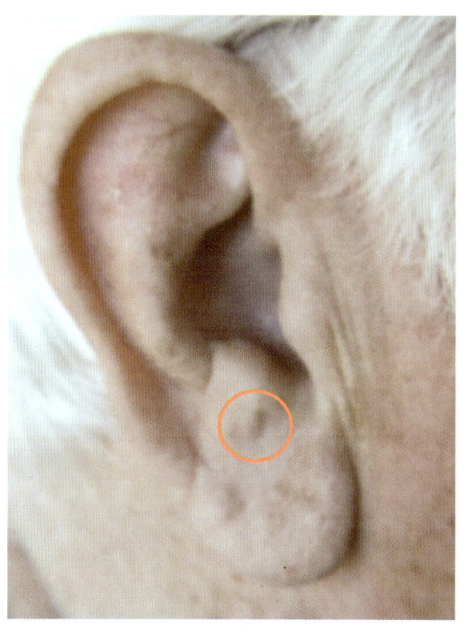

目2：片状凹陷

近视加散光

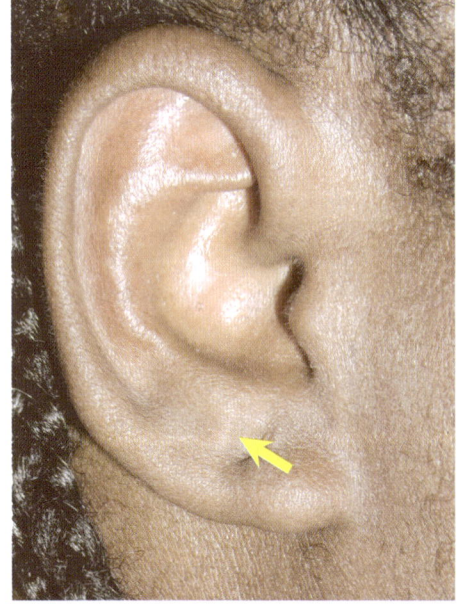

目2：点状凹陷伴有不规则隆起

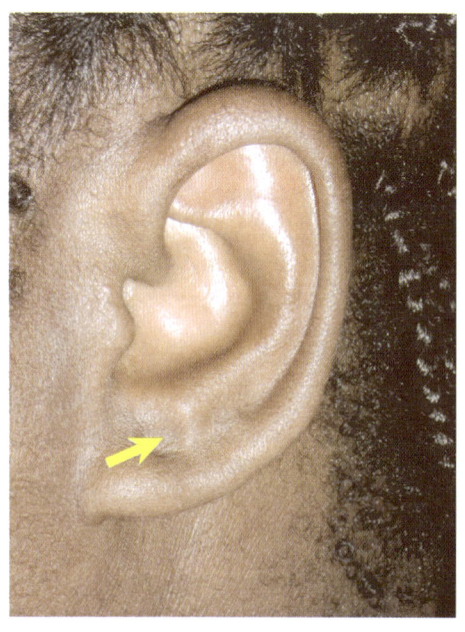

目2：点状凹陷伴有不规则条状隆起

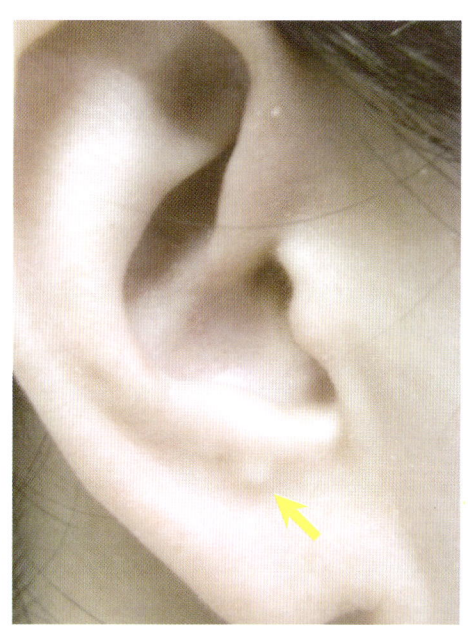
目2:点状凹陷伴有不规则隆起

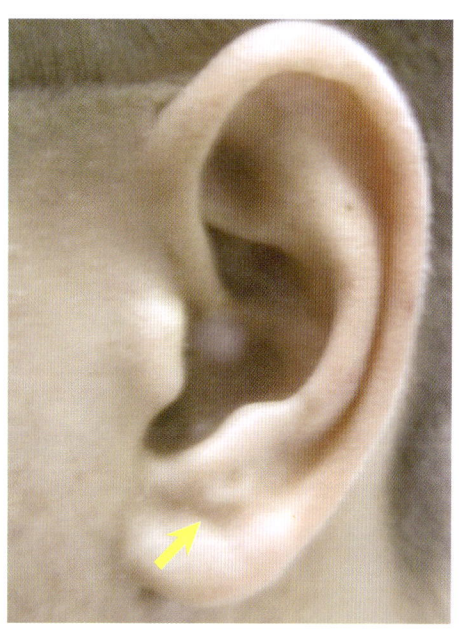
目2:点状凹陷伴有不规则隆起

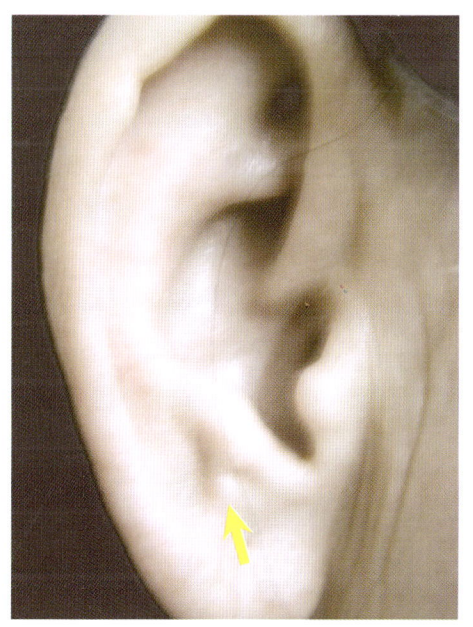
目2:点状凹陷伴有不规则隆起

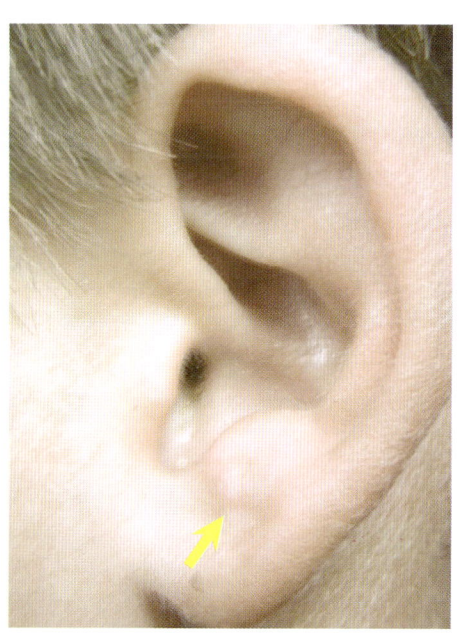
目2:点状凹陷伴有不规则隆起

远视加散光

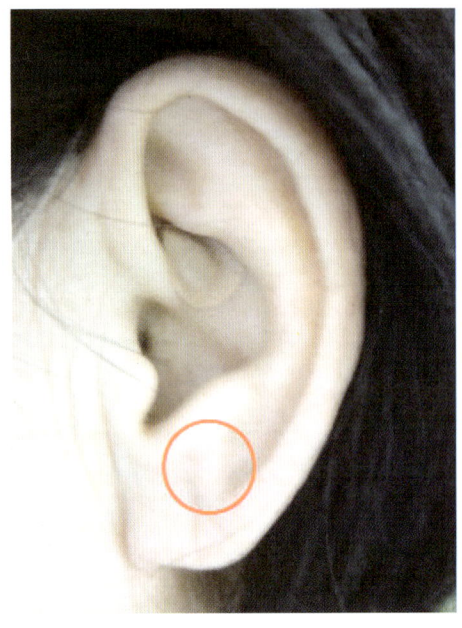
目2：条状隆起、两侧伴点状凹陷

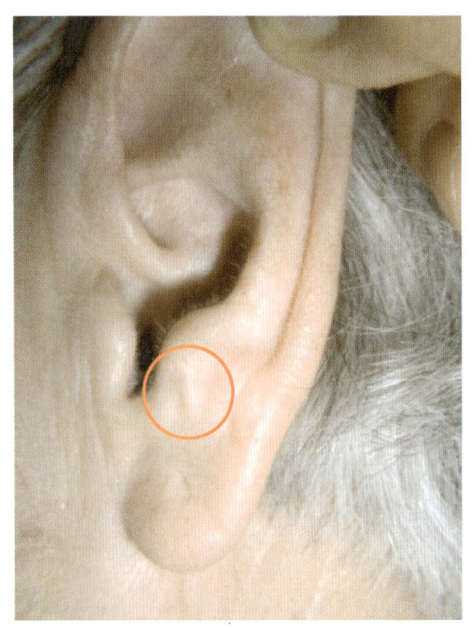
目2：条状隆起、两侧伴点状凹陷

眼睑过敏

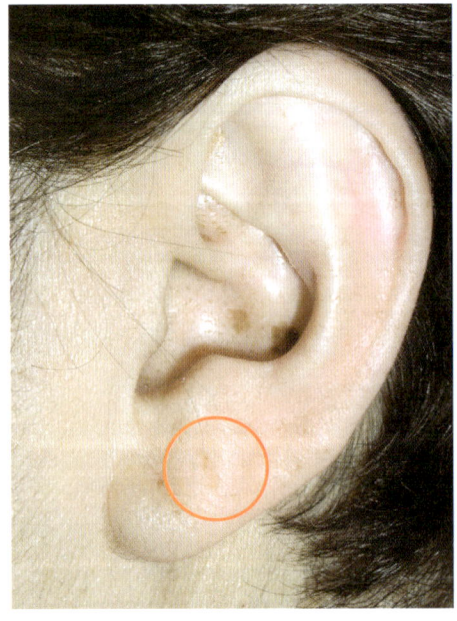
眼区：水肿，有压痕

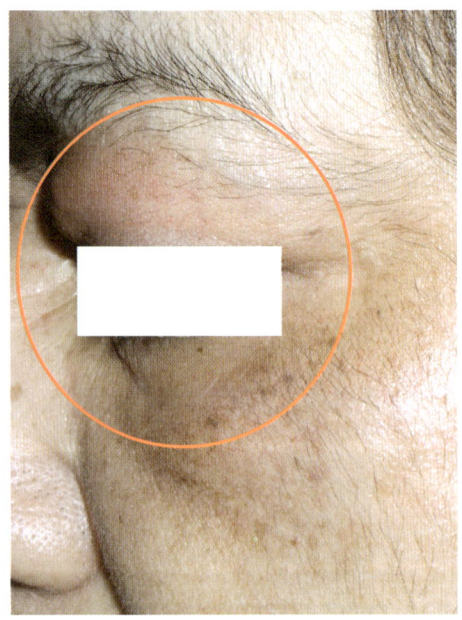
眼睑红肿

突眼症

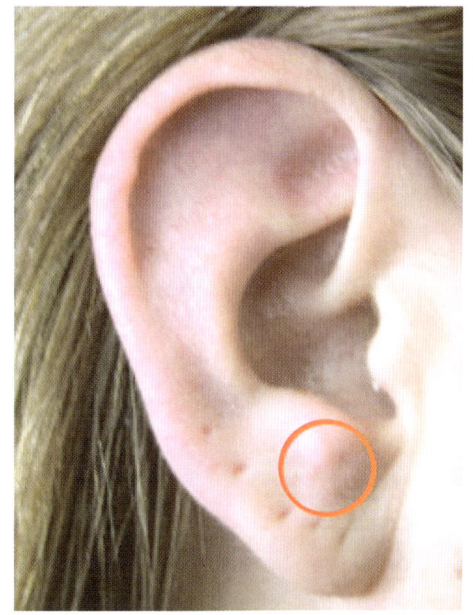 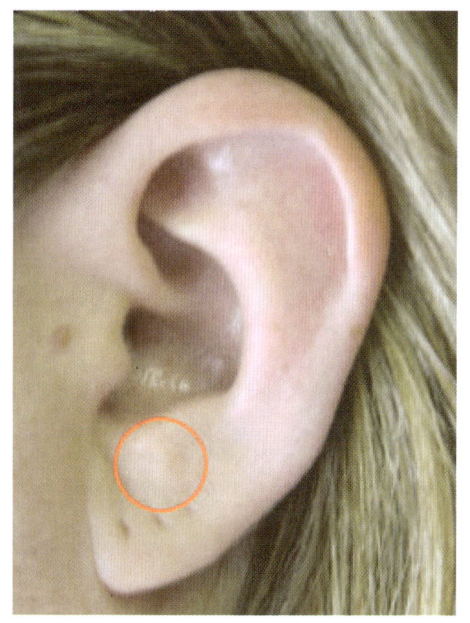

目2：圆形片状隆起中有点状凹陷　　目2：圆形片状隆起中有点状凹陷

鼻　炎

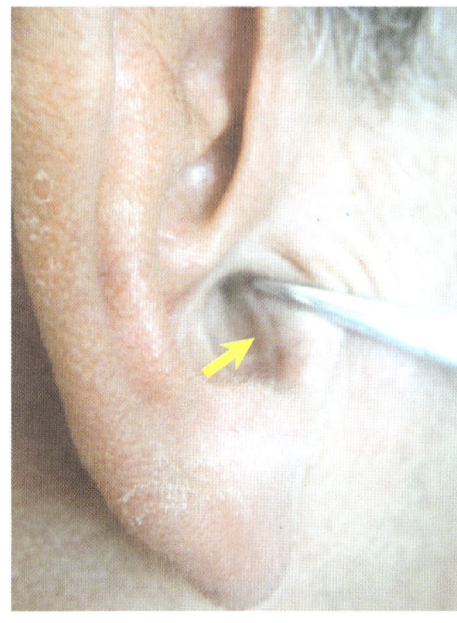 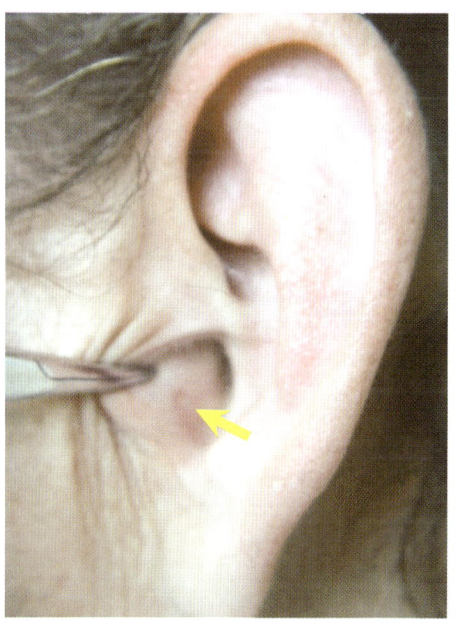

内鼻穴：水肿压痕　　内鼻穴：水肿压痕

过敏性鼻炎

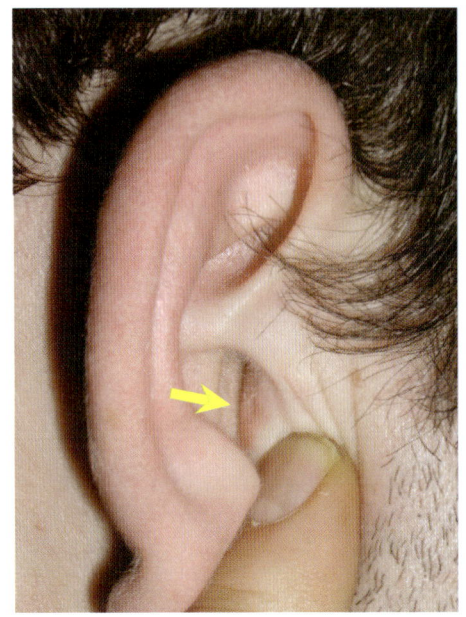

内鼻穴：片状水肿、压痕

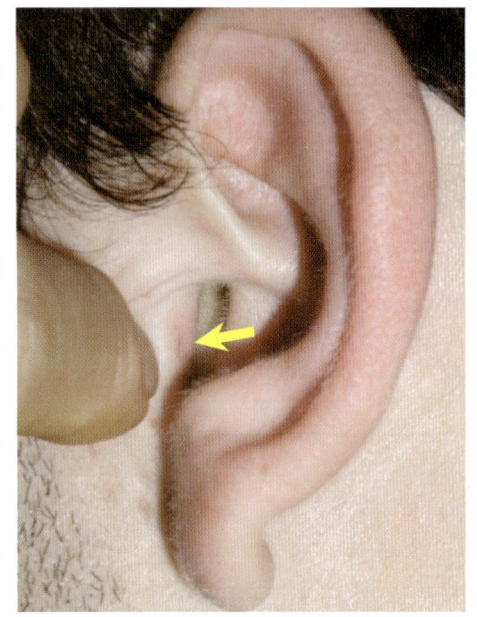

内鼻穴：片状水肿、压痕

肥大性鼻炎

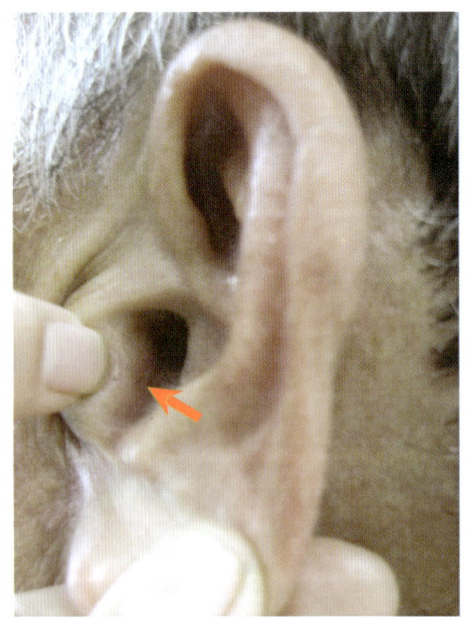

内鼻穴：片状隆起伴水肿压痕

副鼻窦炎

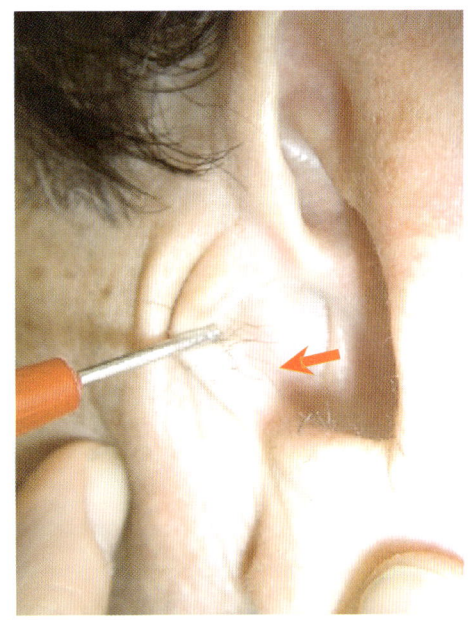

内鼻穴：肿胀变形

咽喉炎

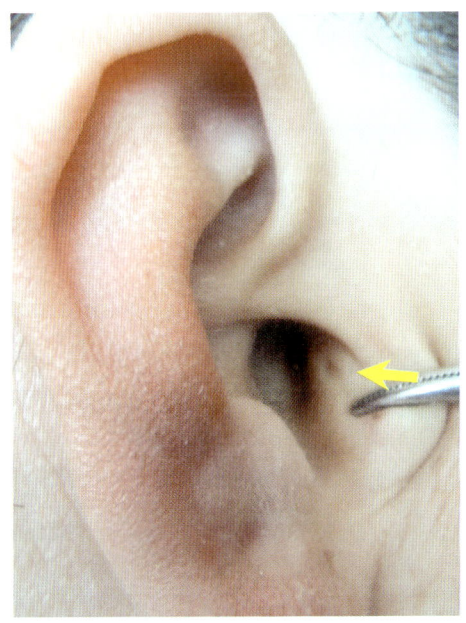

咽喉穴：肿胀压痕

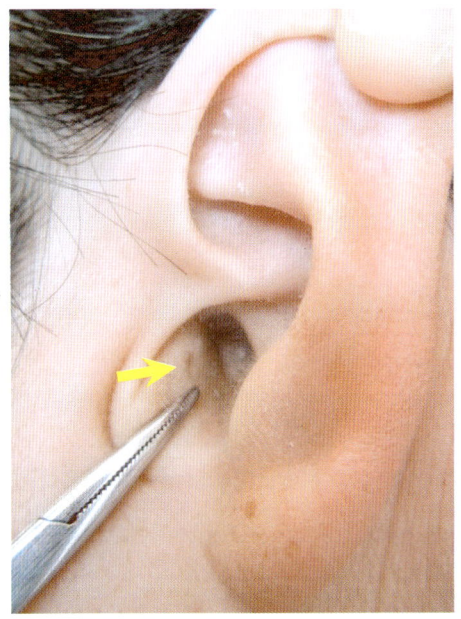

咽喉穴：肿胀压痕

喉切除

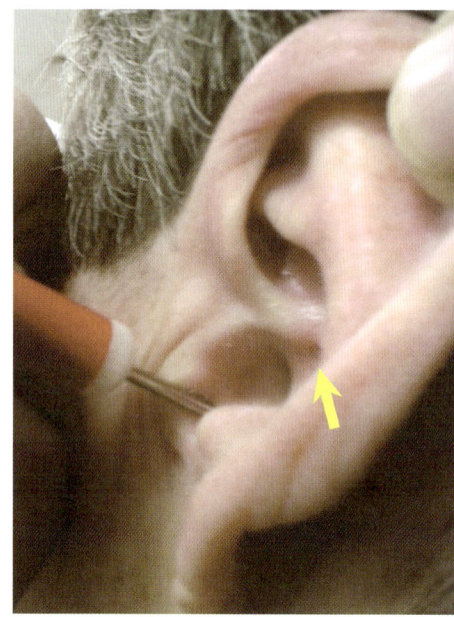

口区：深凹陷

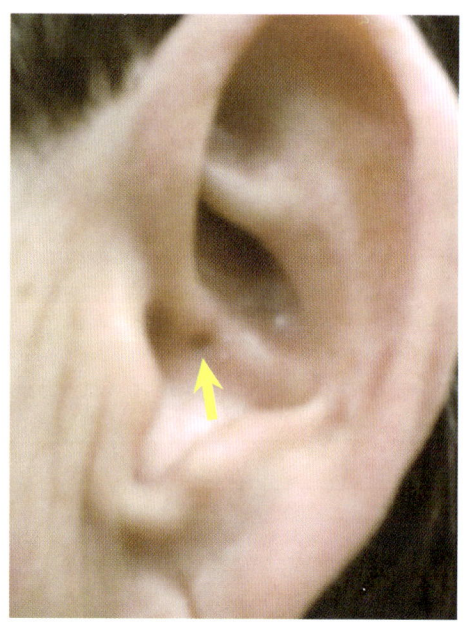

口区：深凹陷

鼓膜内陷

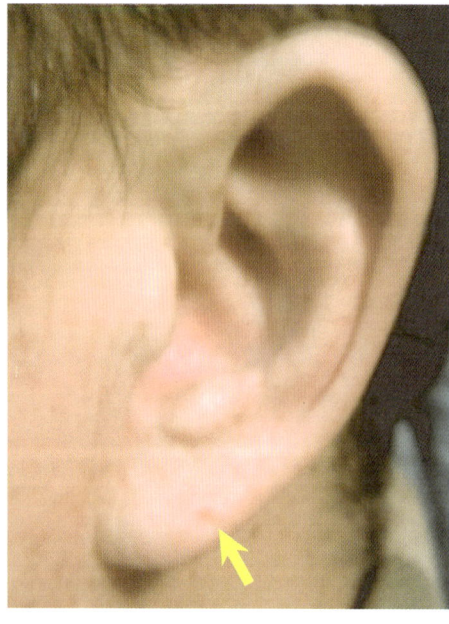

内耳穴：深压痕

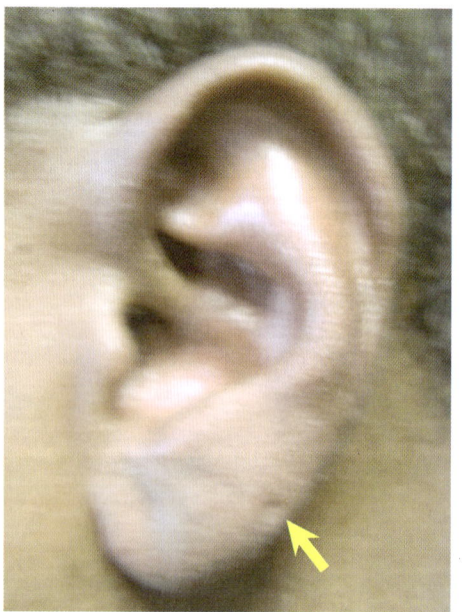

内耳穴：深压痕

中耳炎

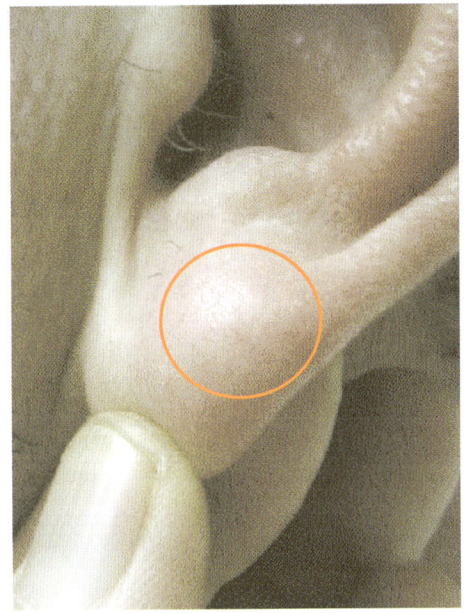

内耳穴：片状红肿

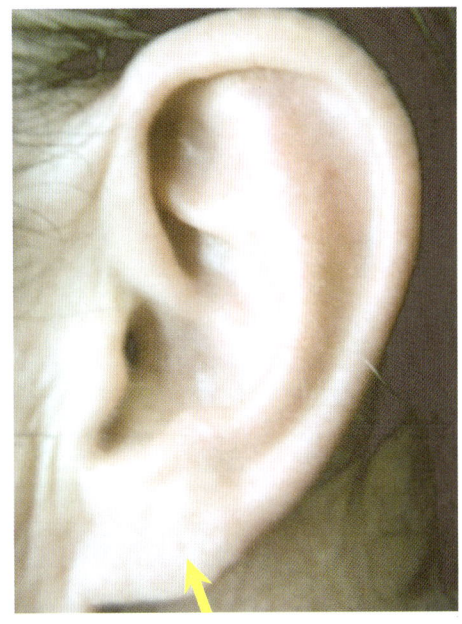

内耳穴：色白及疤痕状改变

听力减退

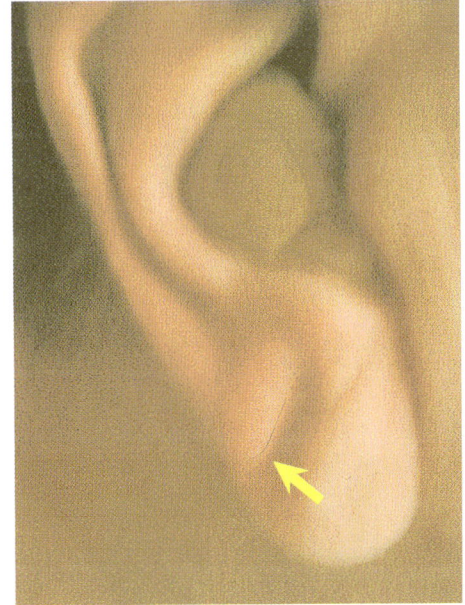

内耳：凹陷

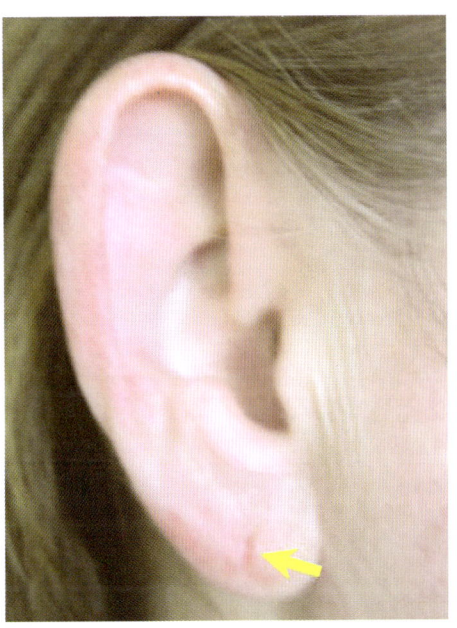

内耳：凹陷

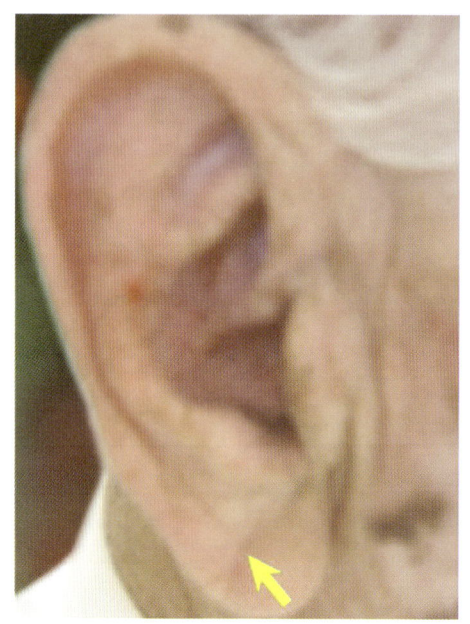

耳鸣沟深凹陷

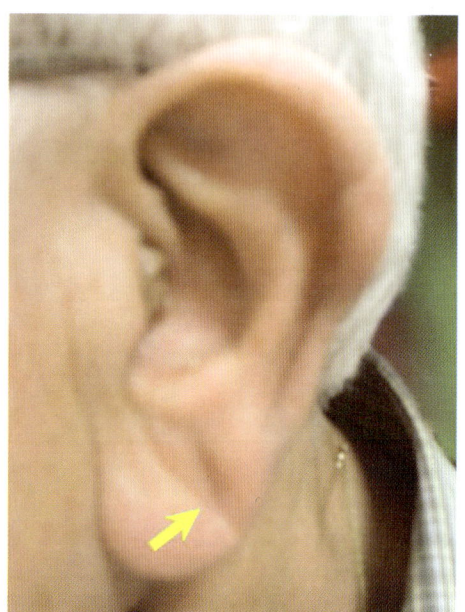

耳鸣沟深凹陷

耳鸣 / 听力减退

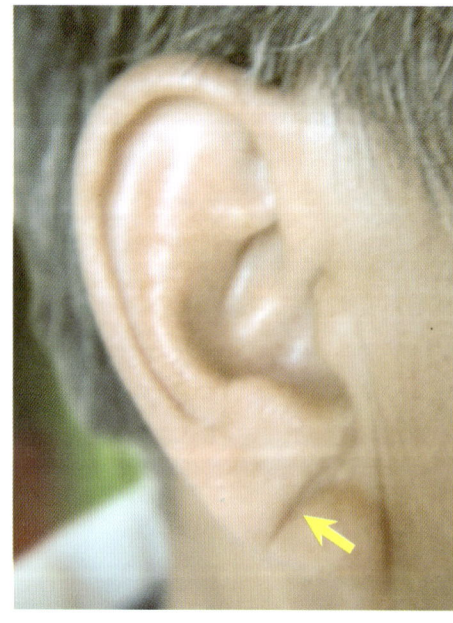

深耳鸣沟

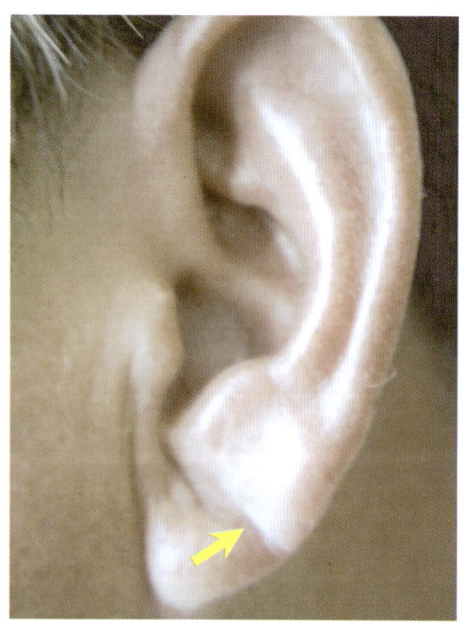

深耳鸣沟

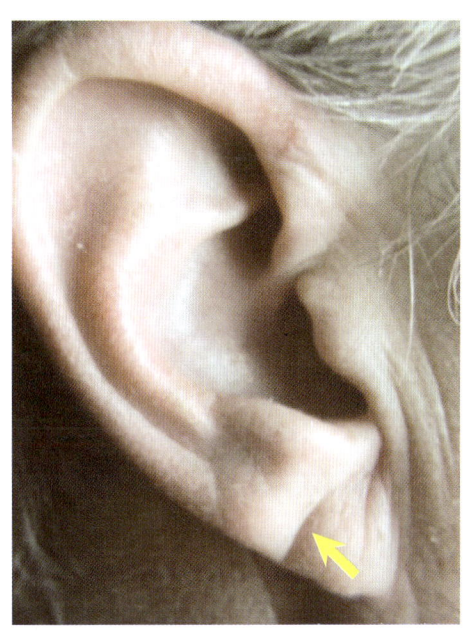 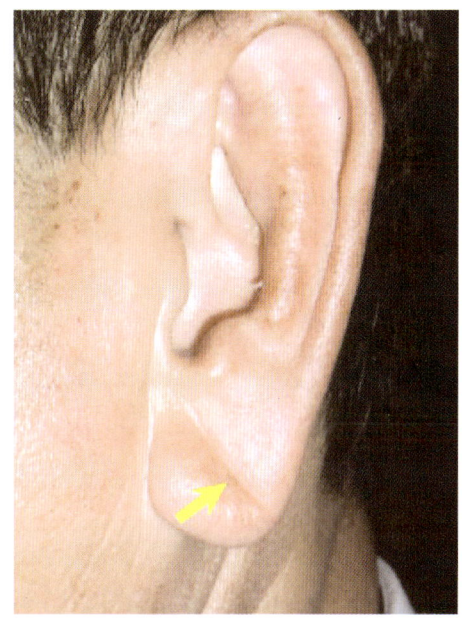

深耳鸣沟　　　　　　　　　深耳鸣沟

口腔炎

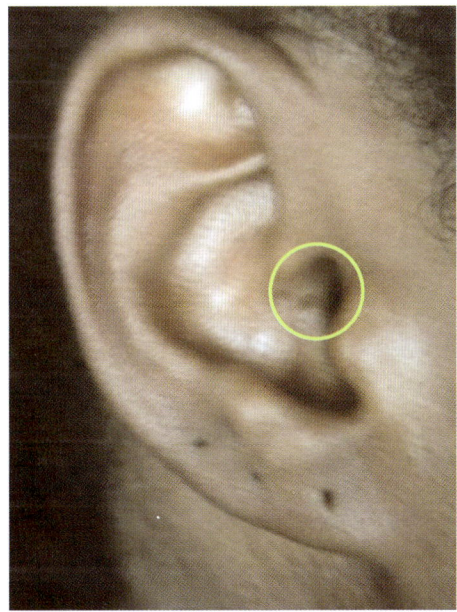 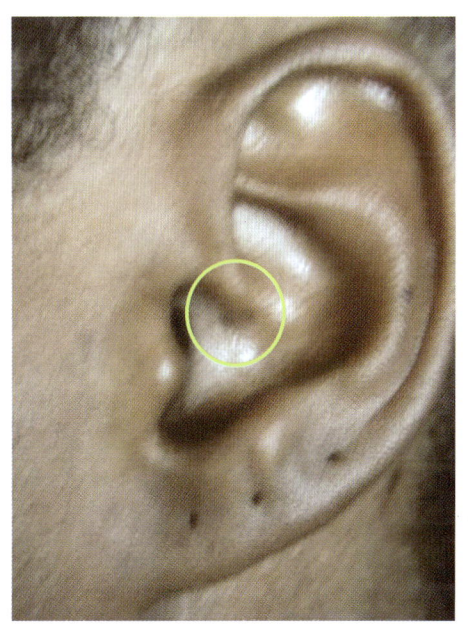

口腔区：水肿压痕　　　　　口腔区：水肿压痕

口腔溃疡

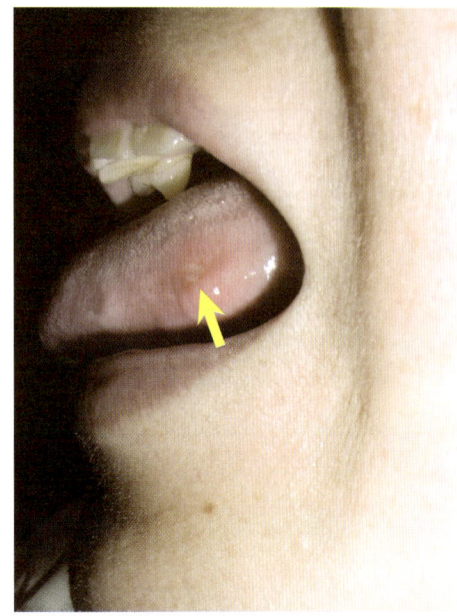

舌部溃疡

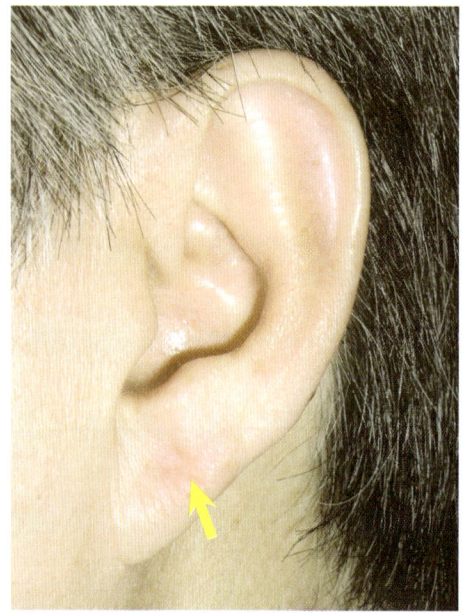

舌穴：红肿压痕

急性牙周炎

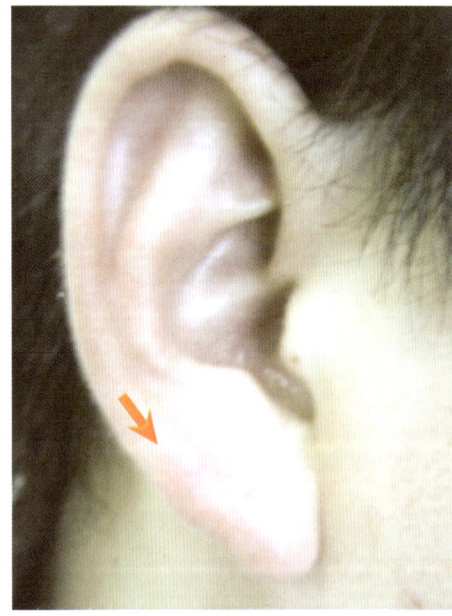

下颌区：红肿

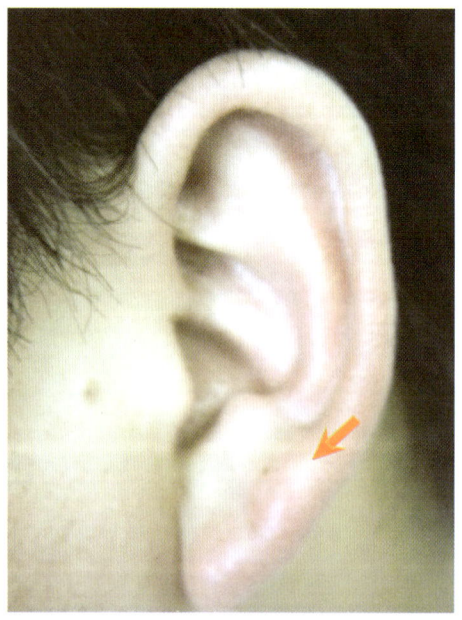

下颌区：红肿

急性牙周病

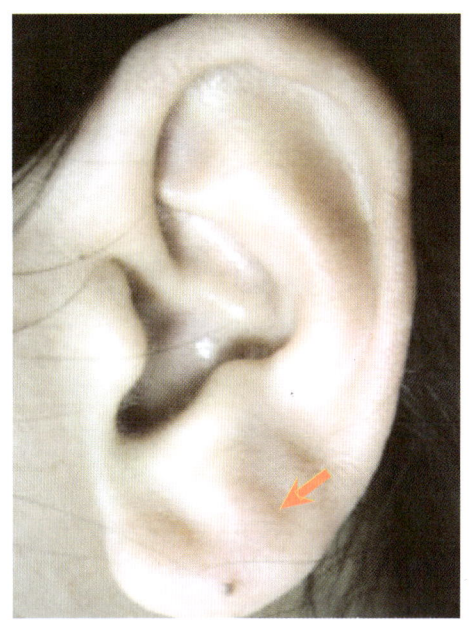

上下颌区：隆起红润

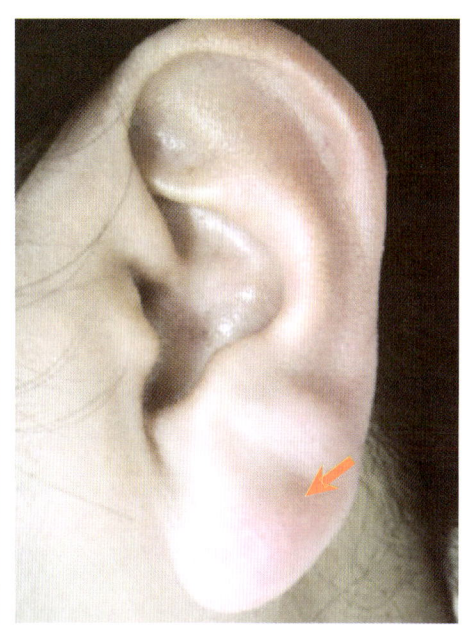

上下颌区：隆起红润

牙周病

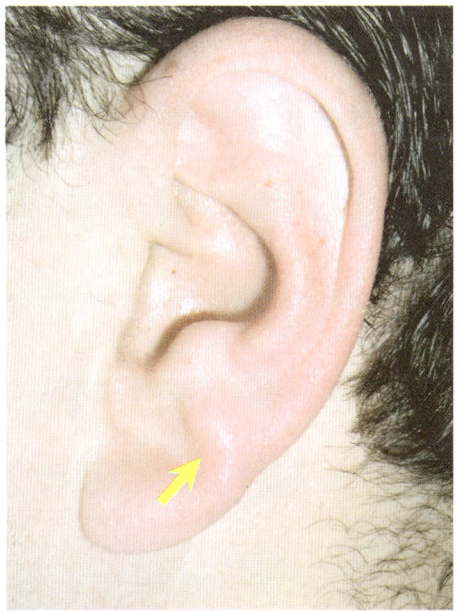

下颌区：红肿

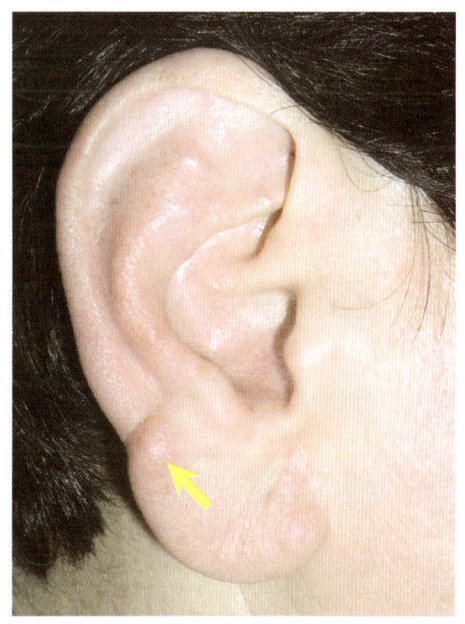

下颌区：红肿

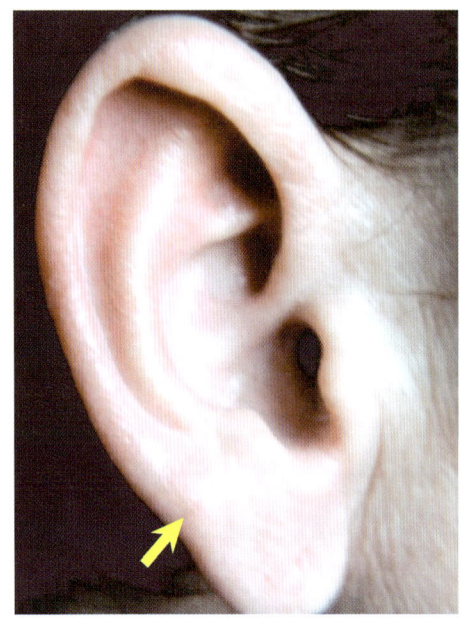
下颌：白色片状隆起

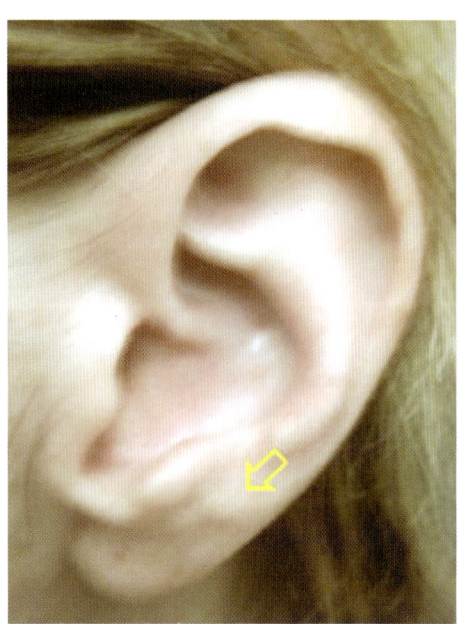
下颌：白色片状隆起

○ 牙周炎

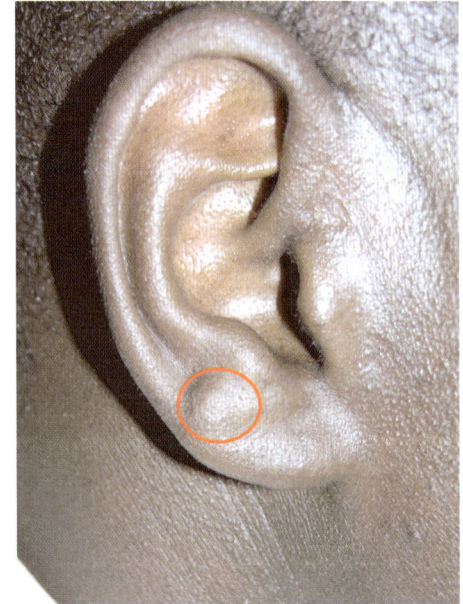
上下颌区：片状隆起

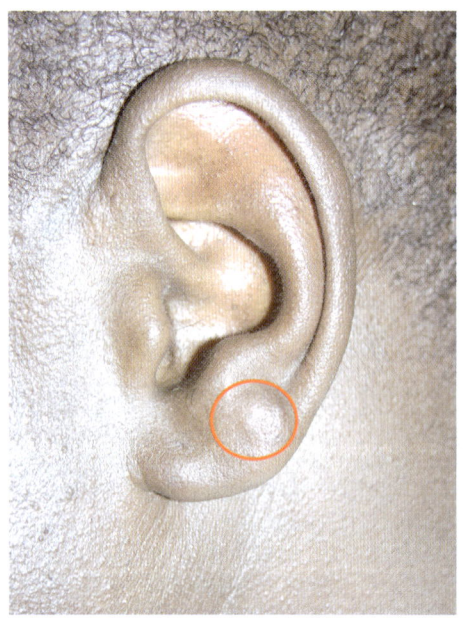
上下颌区：片状隆起

五官科疾病

颞下颌关节综合征

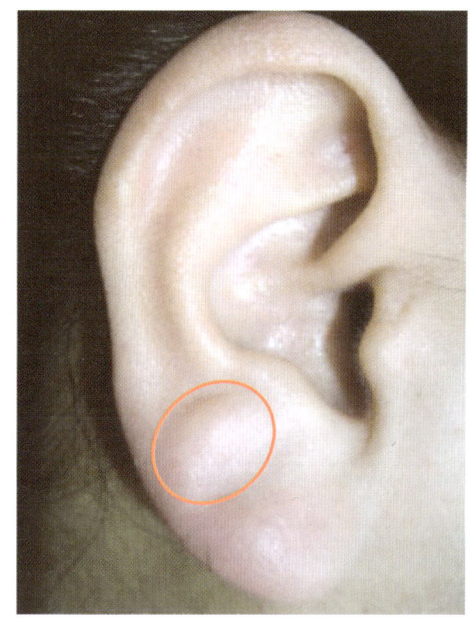
颞颌关节：片状肿胀

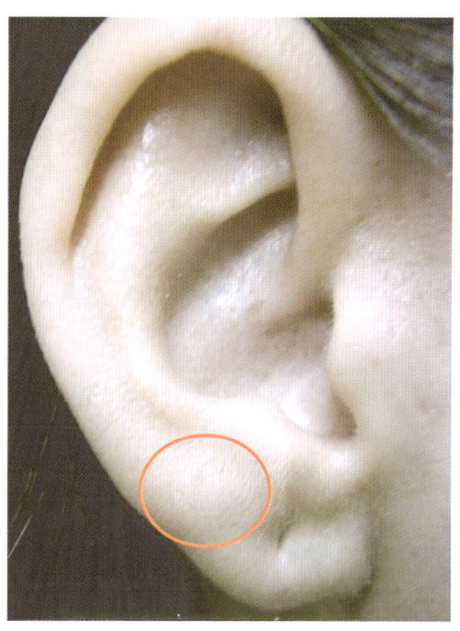
颞颌穴：肿胀

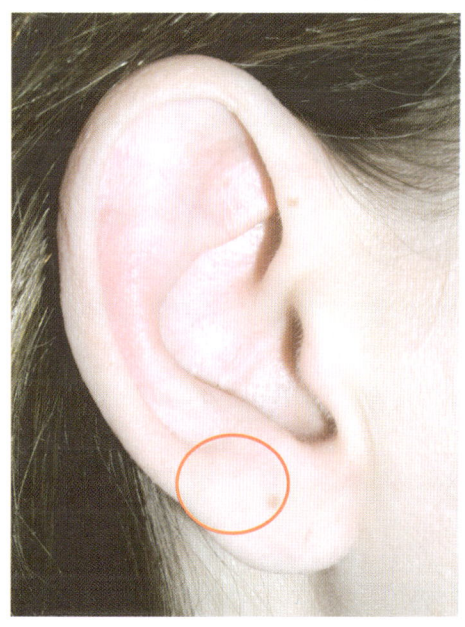
颞颌穴：肿胀

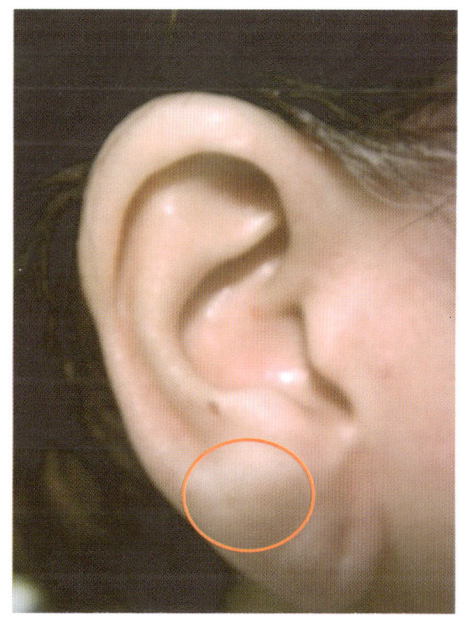
颞颌穴：肿胀

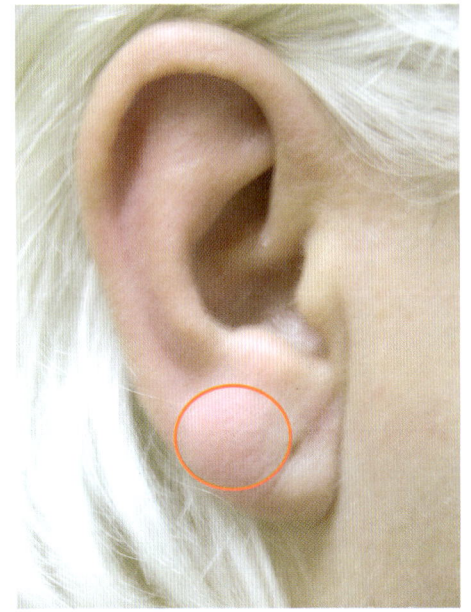
颞颌穴：肿胀

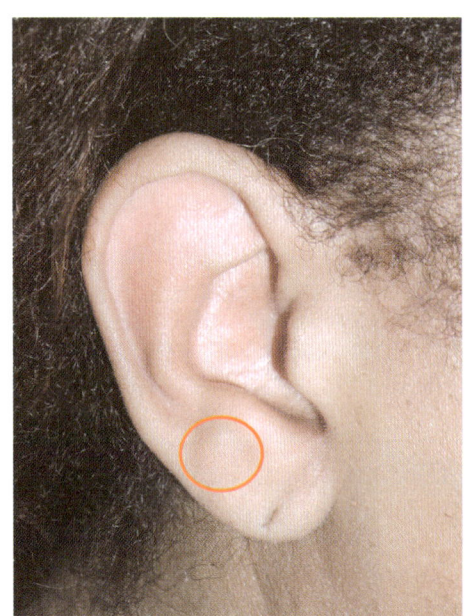
颞颌穴：肿胀

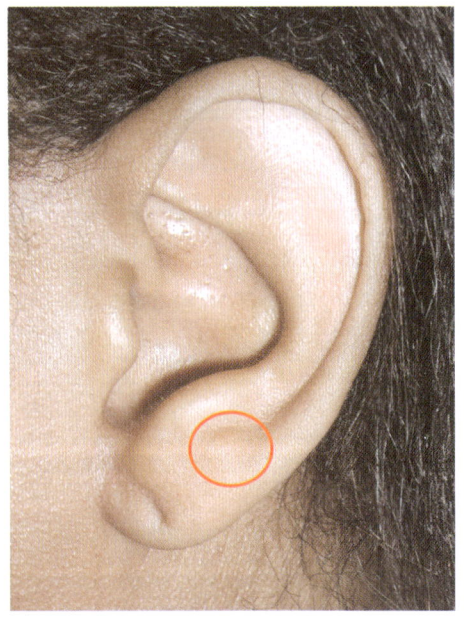
颞颌穴：肿胀

颌面部外伤史

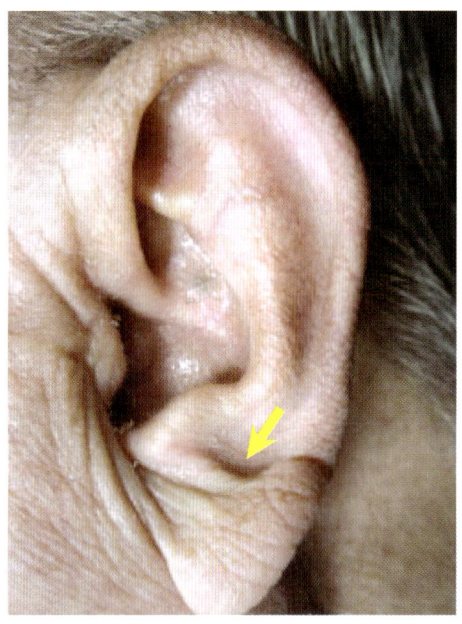

上下颌区：呈不规则变形

缺 齿

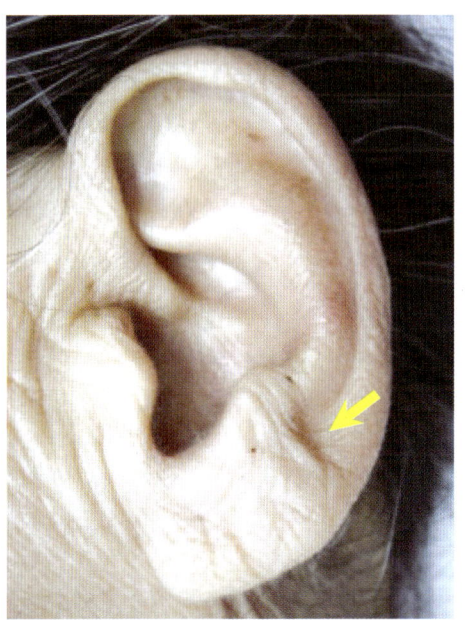

下颌：片状深凹陷

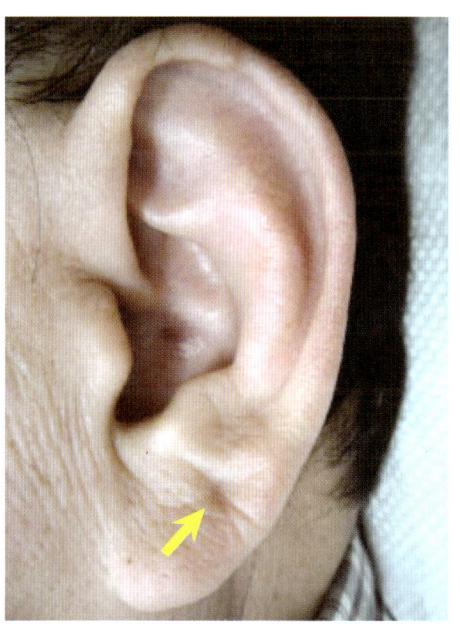

下颌：片状深凹陷

缺下齿沟

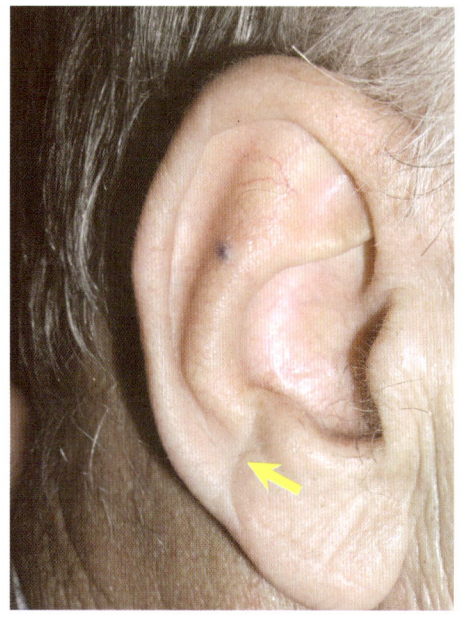

脑干到智齿线形凹陷、为缺下齿沟

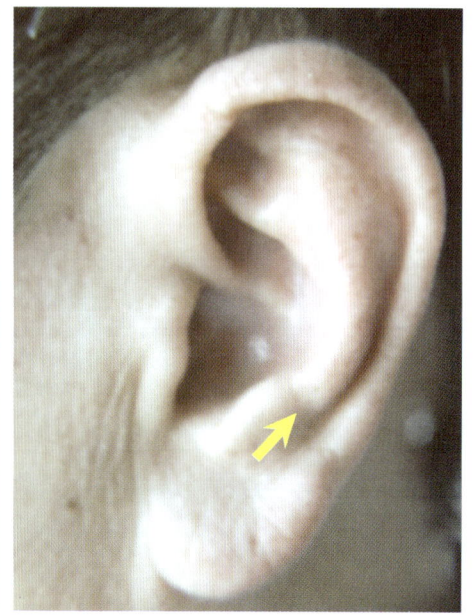

脑干到智齿线形凹陷、为缺下齿沟

缺上、下齿沟

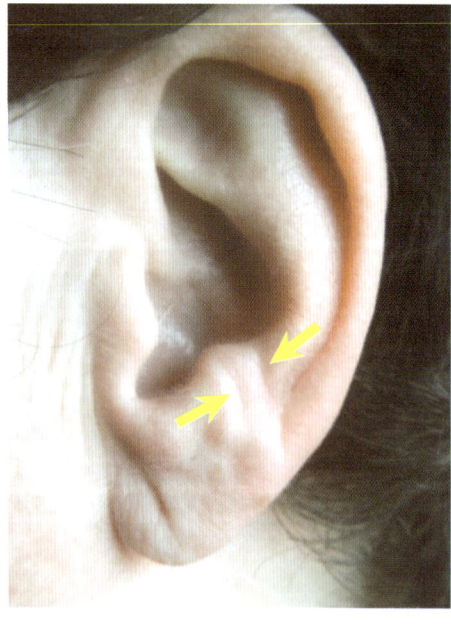

脑干到智齿线形凹陷及脑垂体到上颌呈线形凹陷

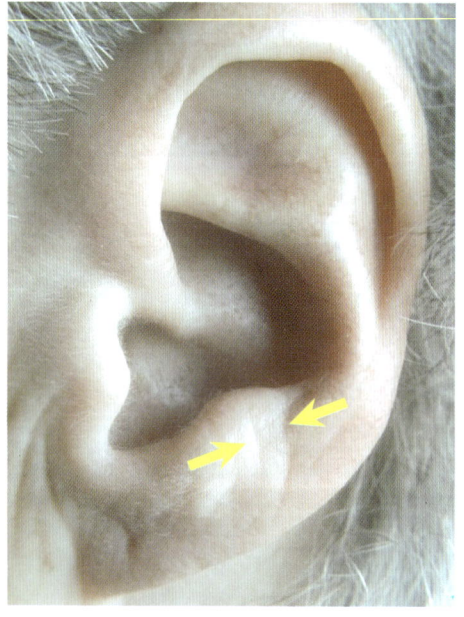

脑干到智齿线形凹陷及脑垂体到上颌呈线形凹陷

缺上齿沟

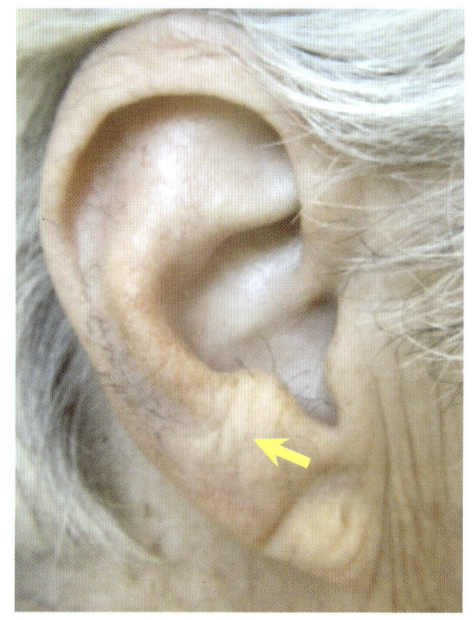

从对耳屏上缘向下走形的沟

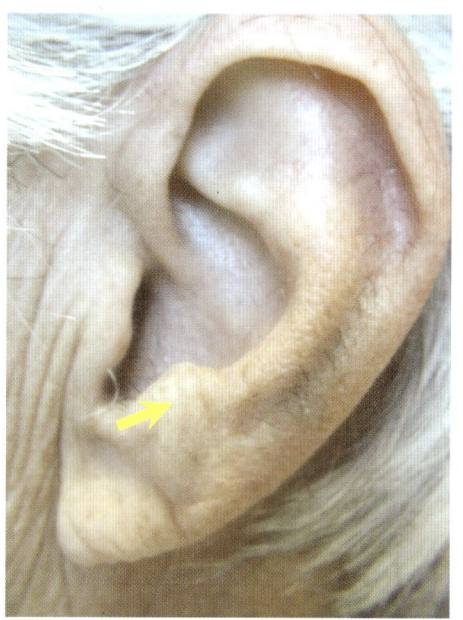

从对耳屏上缘向下走形的沟

腮腺肿瘤

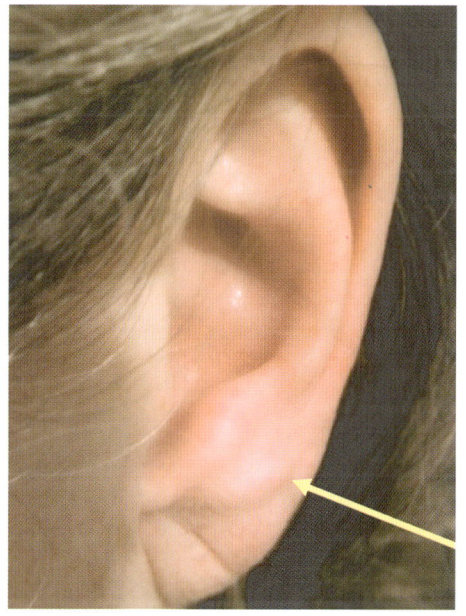

面颊区：片状隆起变形

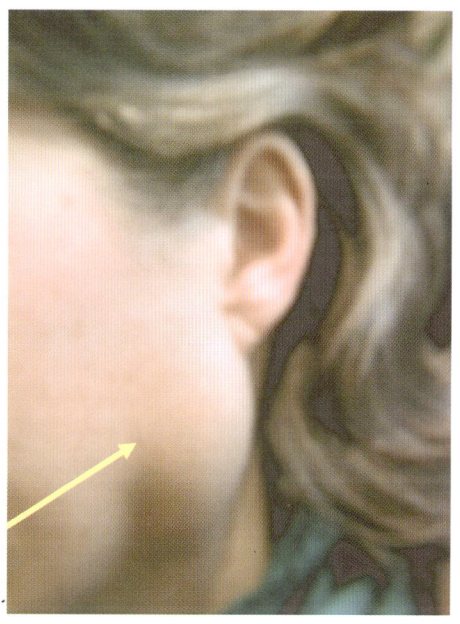

下颌腮腺肿大，耳面颊区变形隆起

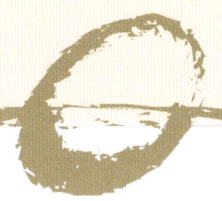

耳廓形态与变异

三角形耳垂	耳轮脚延长与对耳轮融合	耳轮与对耳轮融合
方形耳垂	双三角窝	耳甲腔不正常隆起
圆厚耳垂	耳轮脚延长	非特异性耳轮软骨膜炎
圆薄耳垂	耳屏双峰	漏管
小耳垂	耳屏单峰	痣
畸形耳垂	耳屏双峰（上小、下大）	血管痣
耳甲艇分隔	无耳轮结节	色素痣
耳轮棘	耳轮结节	疣
耳甲艇畸形	双耳轮结节	耳柱
耳甲腔畸形	耳廓外伤	

三角形耳垂

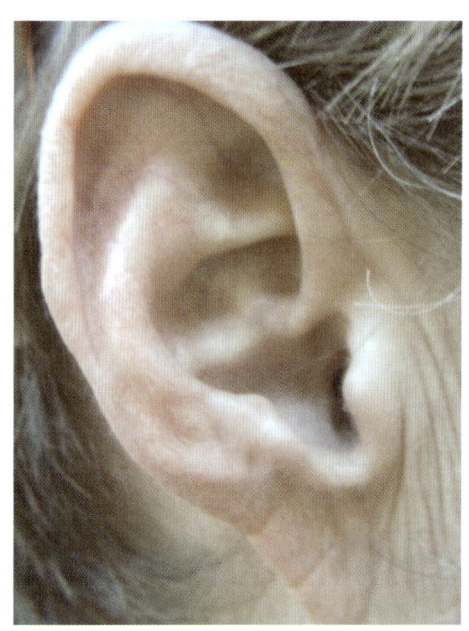
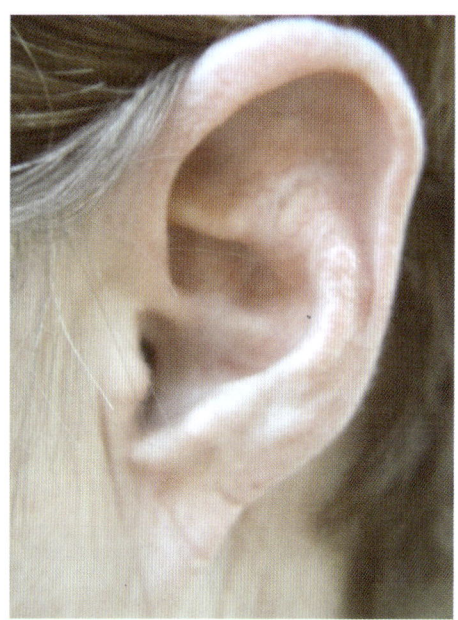

方形耳垂

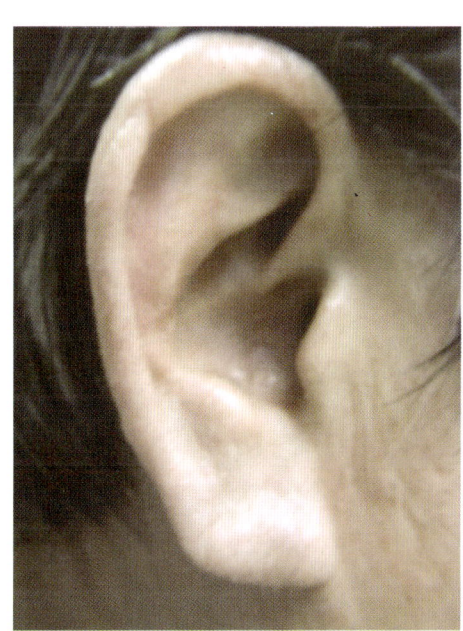
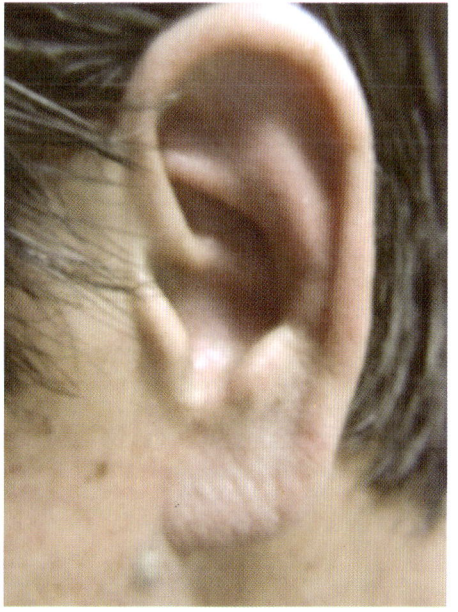

圆厚耳垂

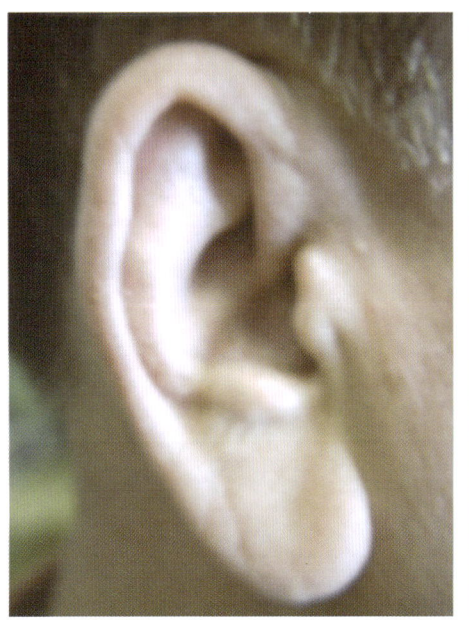
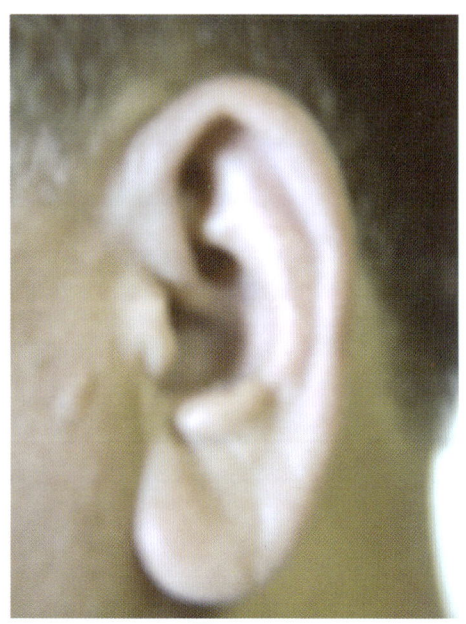

圆薄耳垂

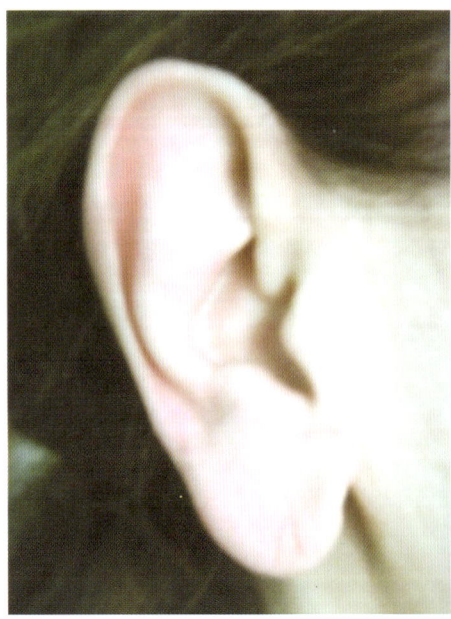
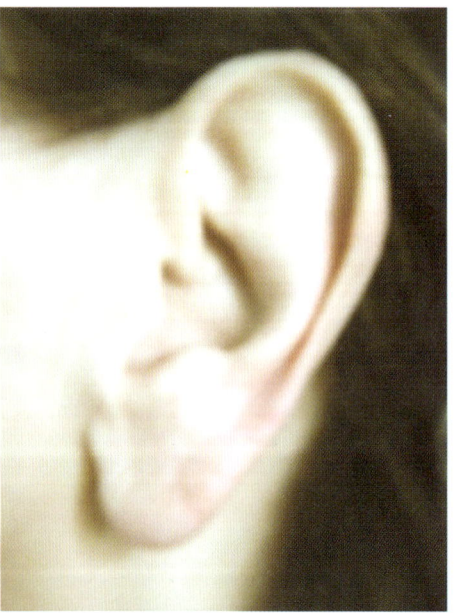

小耳垂

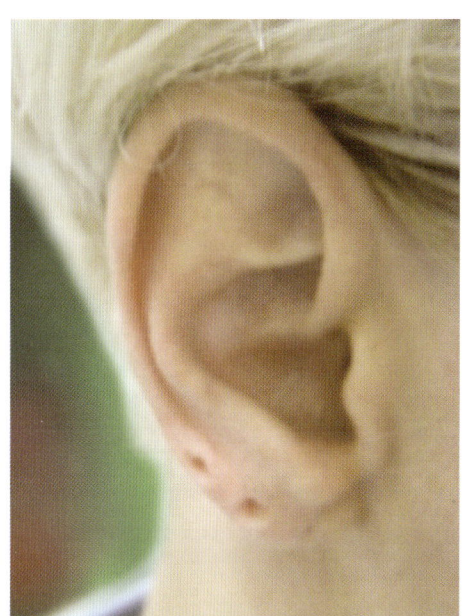
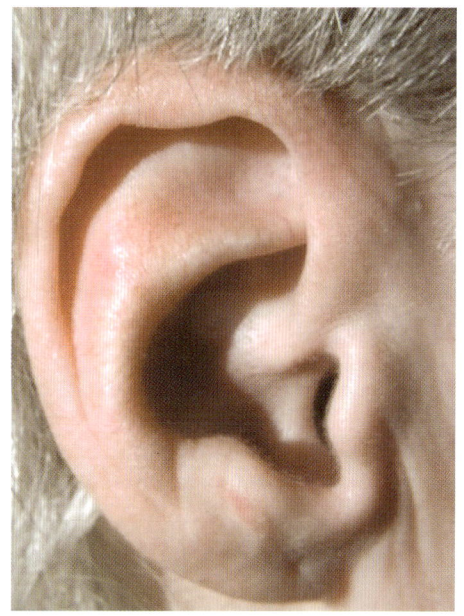

畸形耳垂

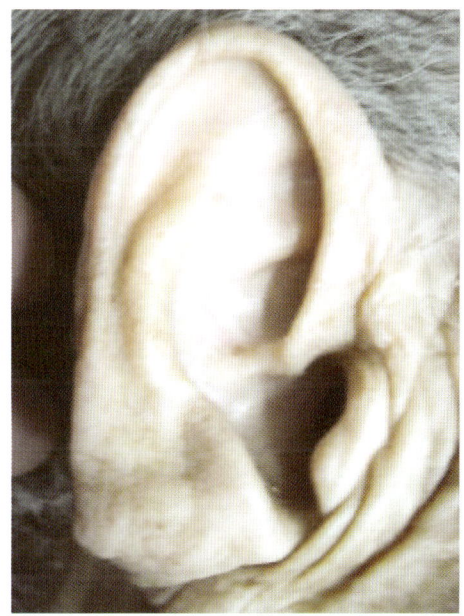
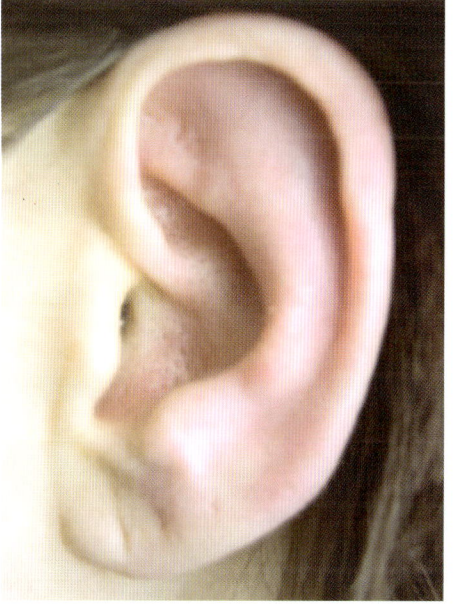

耳甲艇分隔

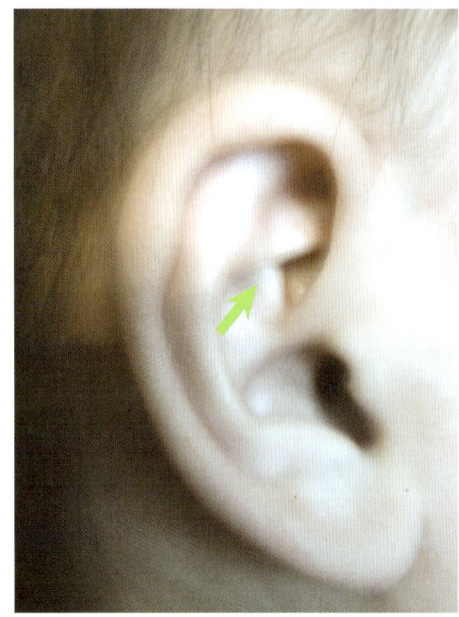
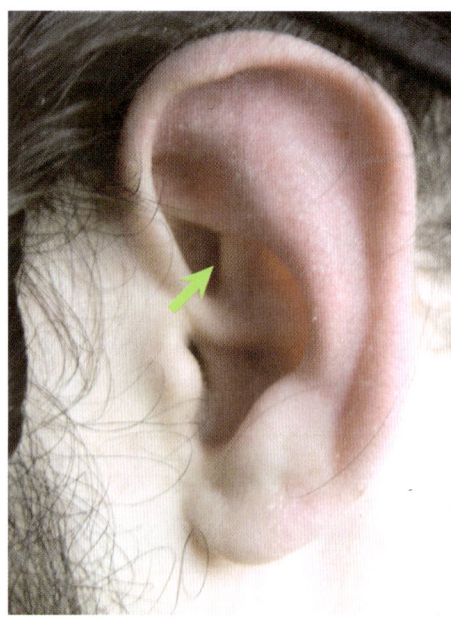

耳轮棘

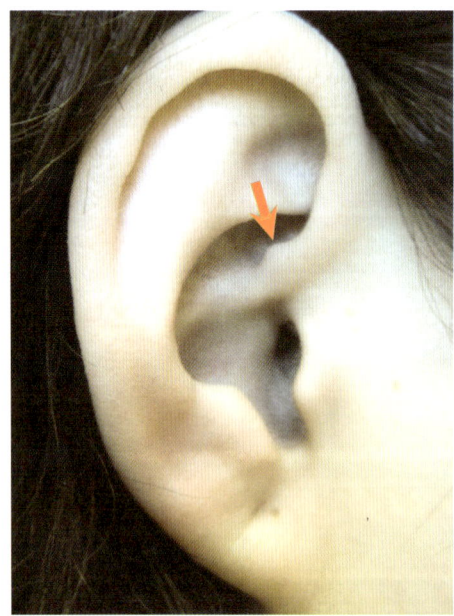
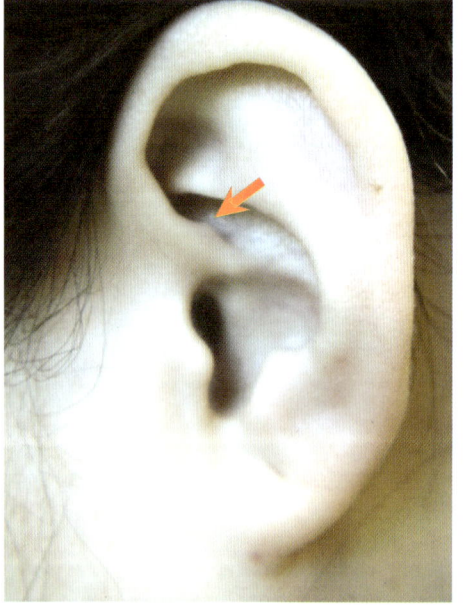

耳甲艇畸形

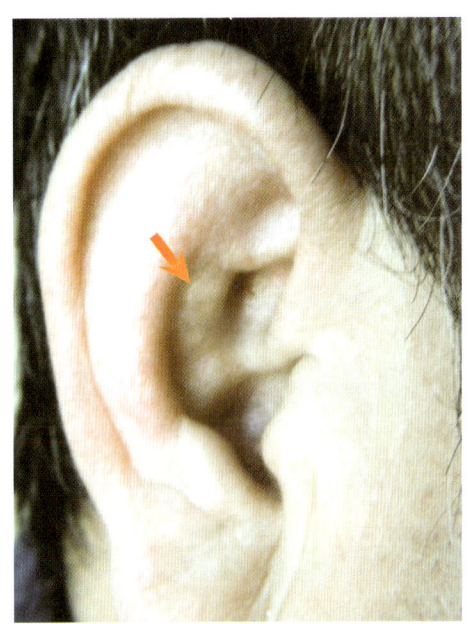 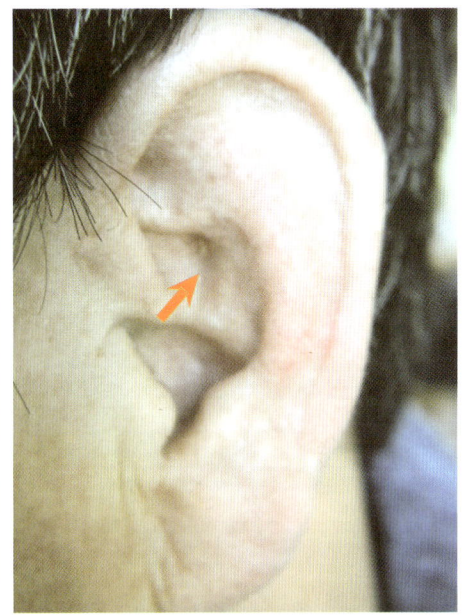

耳甲腔畸形

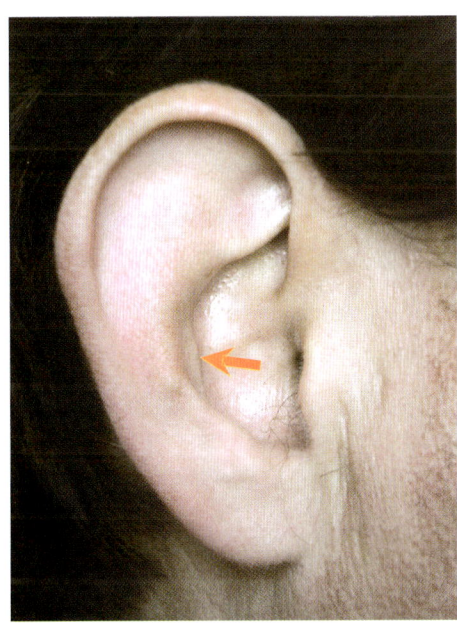 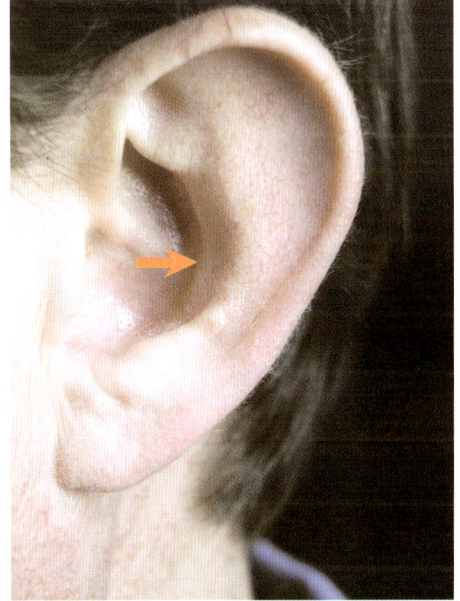

耳轮脚延长与对耳轮融合

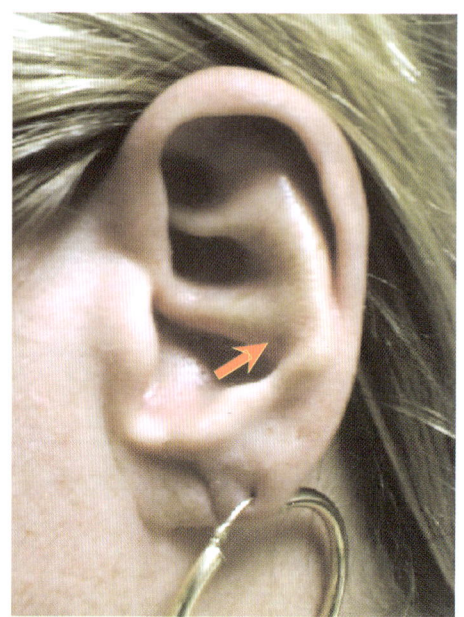
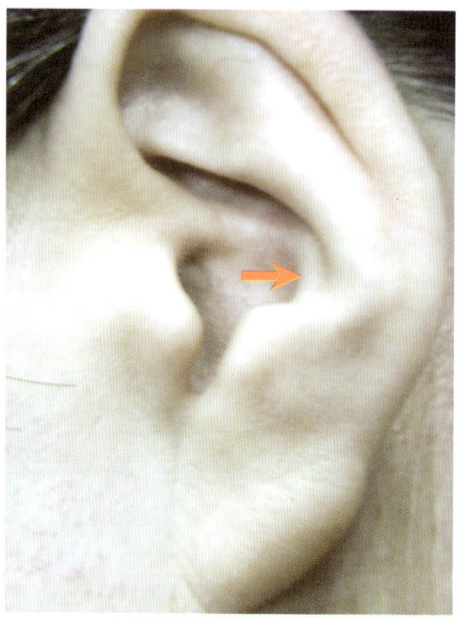

双三角窝

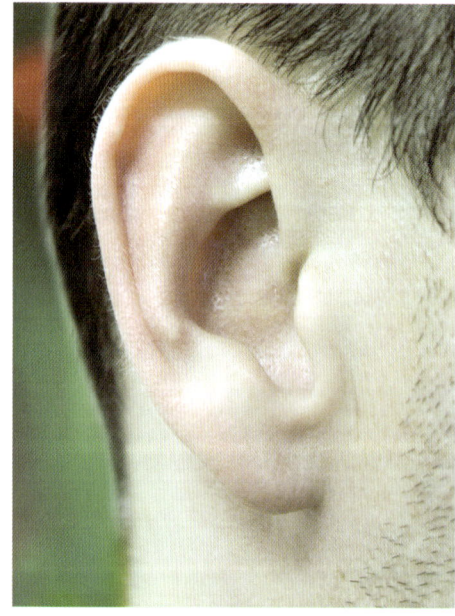
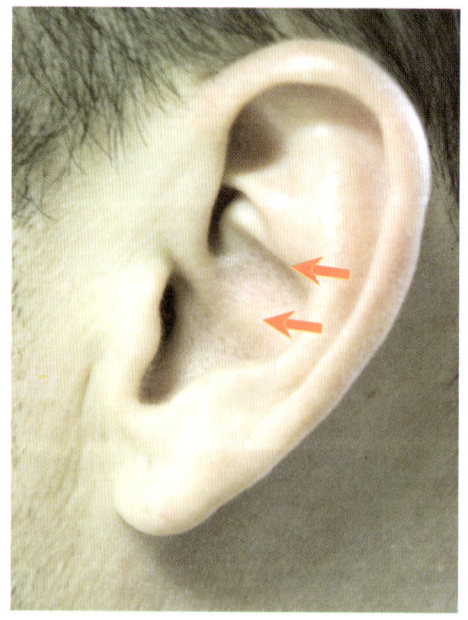

右耳正常　　　　　　　　　　　　　左耳双三角窝

耳轮脚延长

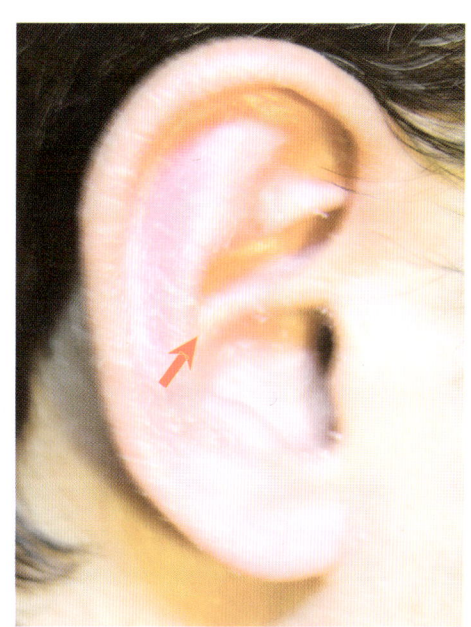
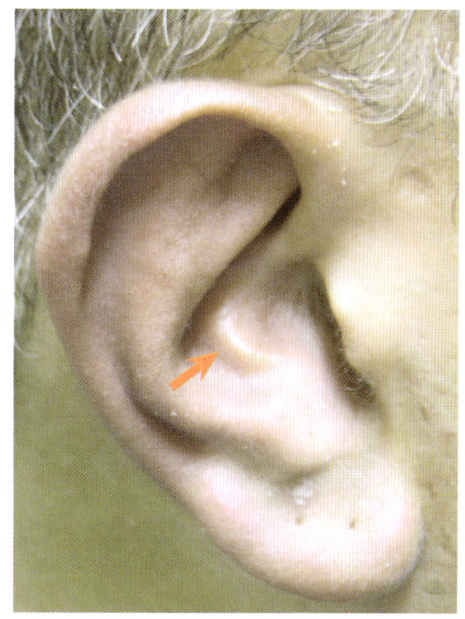

耳屏双峰

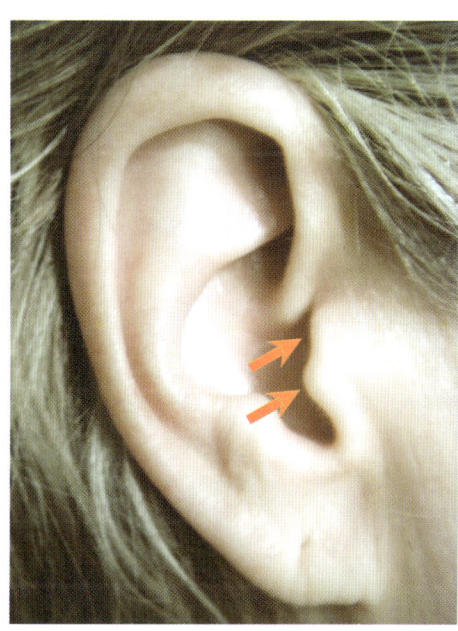
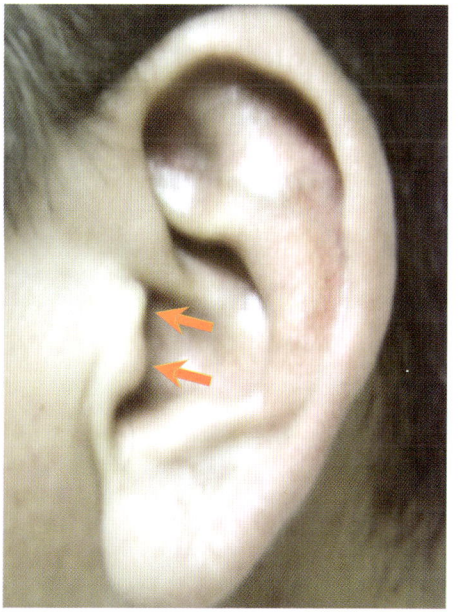

耳屏单峰

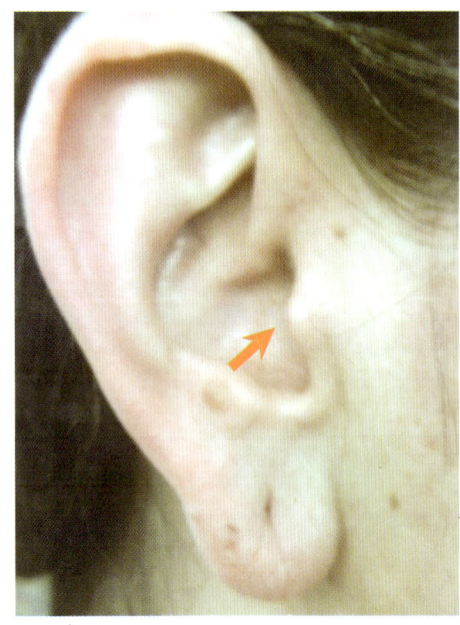
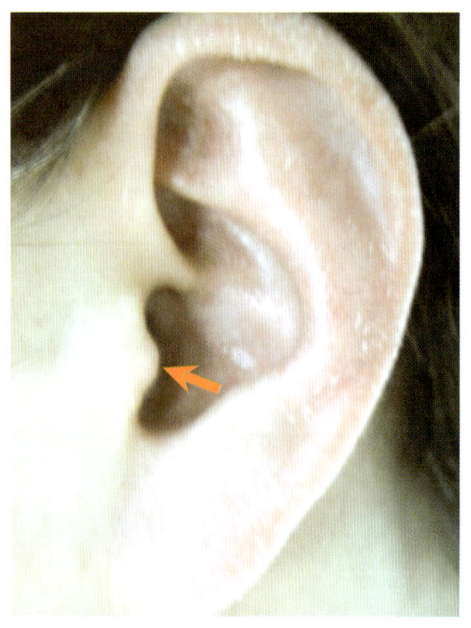

耳屏双峰（上小、下大）

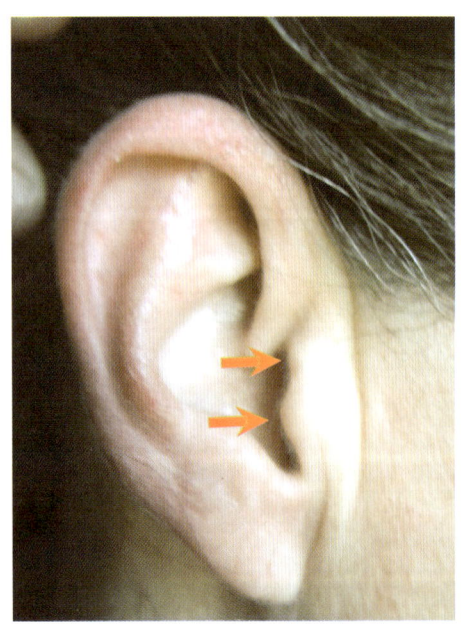
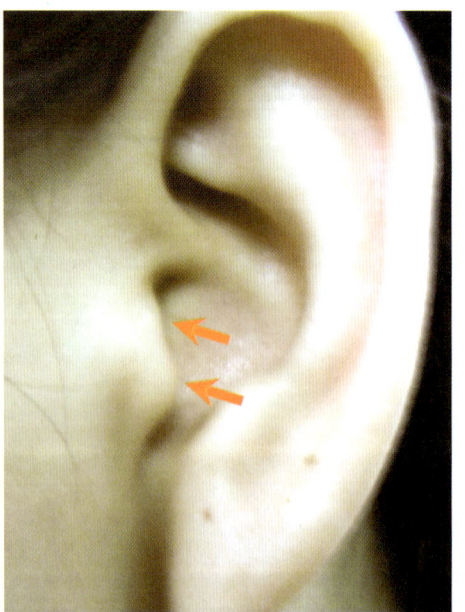

无耳轮结节

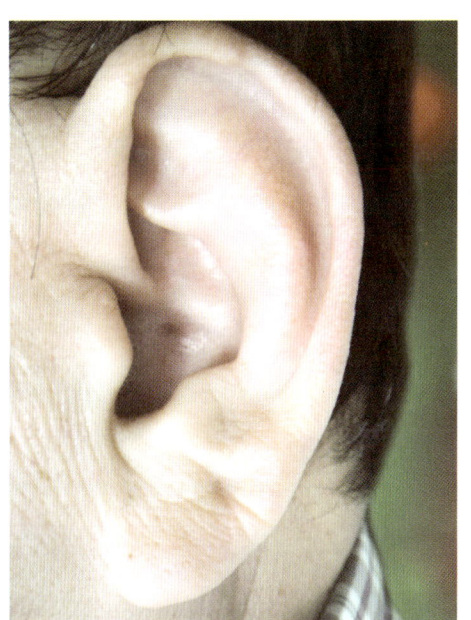 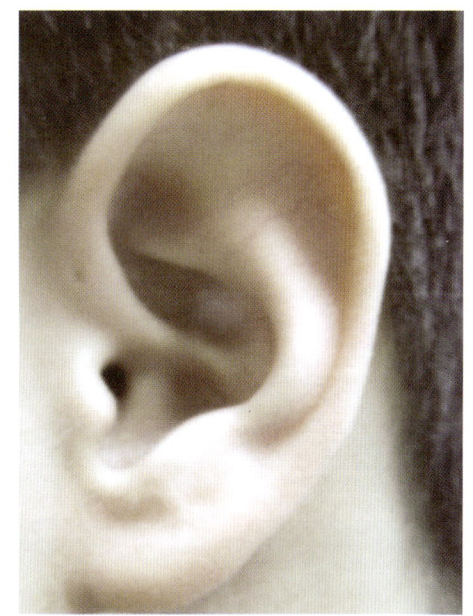

耳轮结节

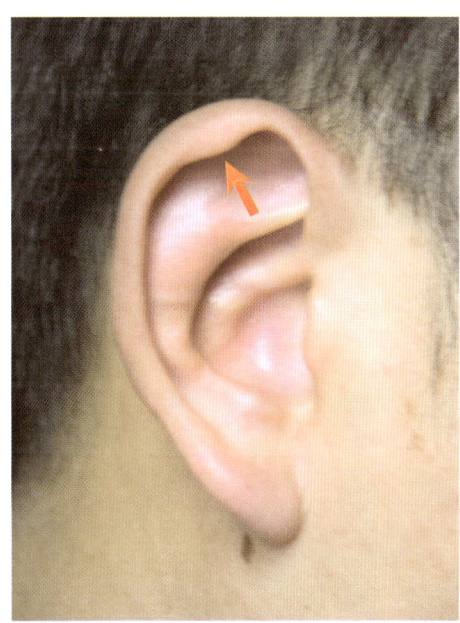 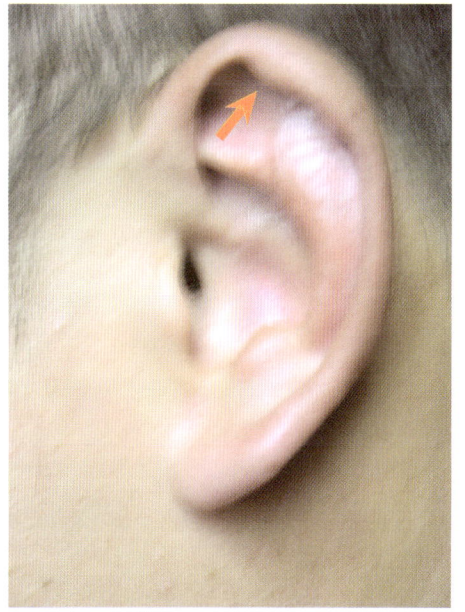

双耳轮结节

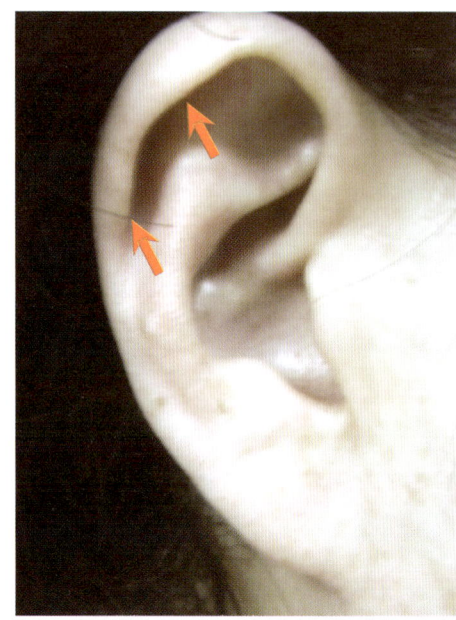
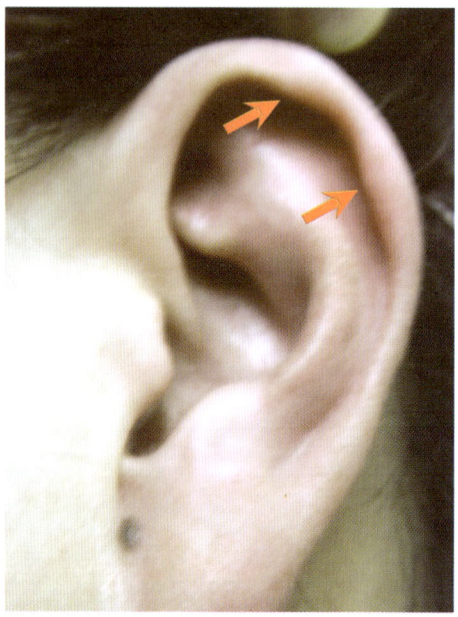

耳廓外伤

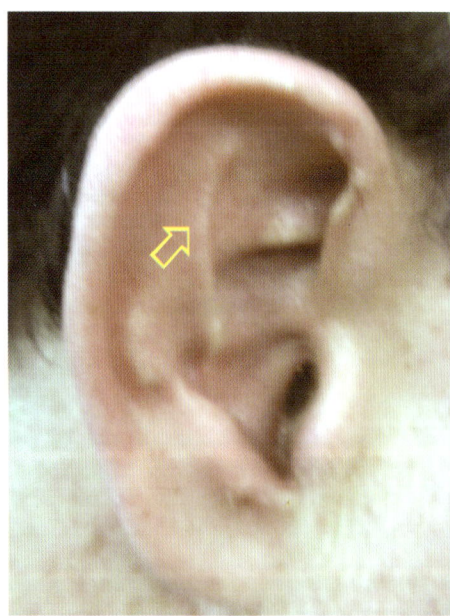
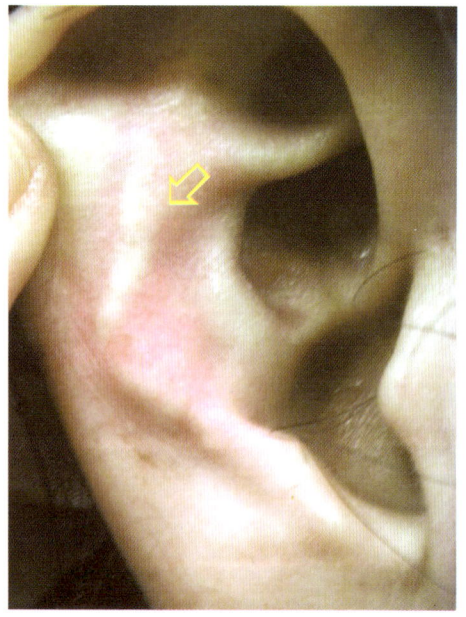

耳轮与对耳轮融合

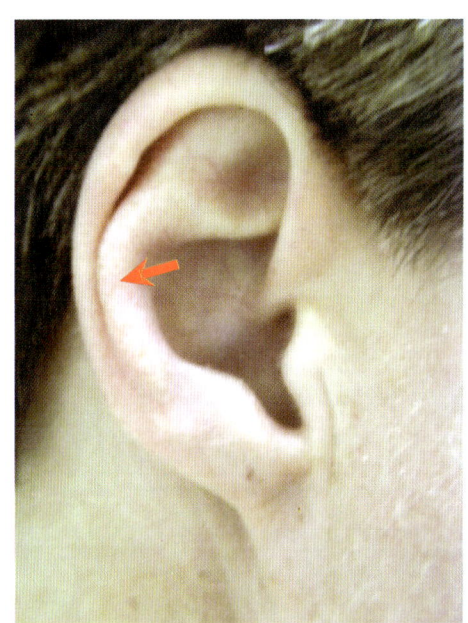
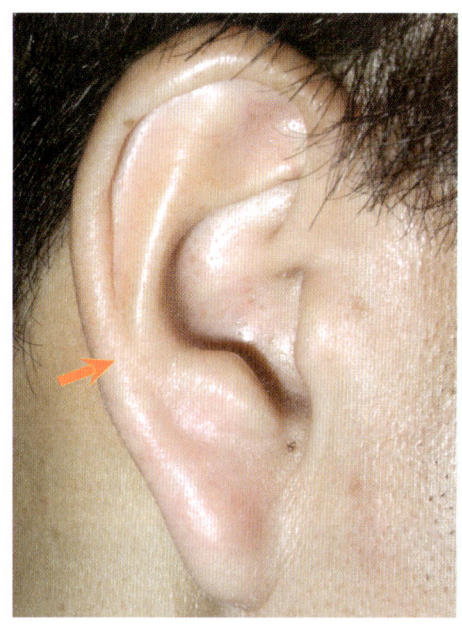

耳甲腔不正常隆起

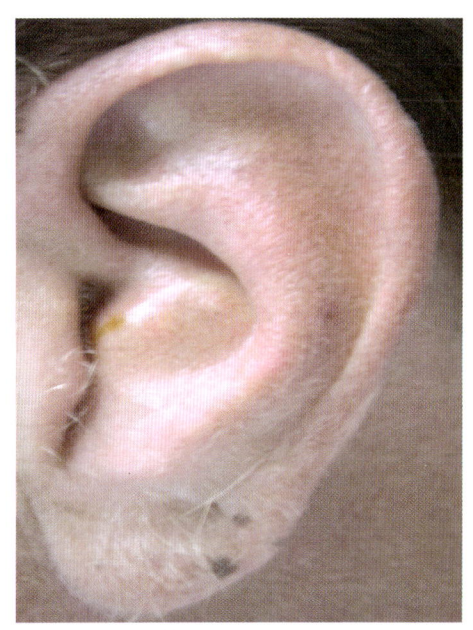

非特异性耳轮软骨膜炎

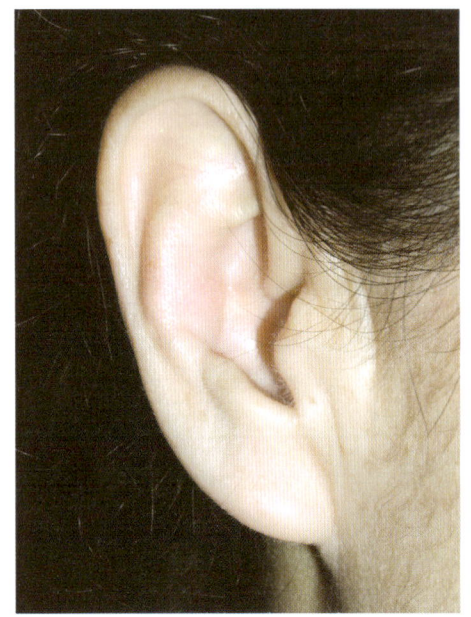

急性耳轮软骨膜炎

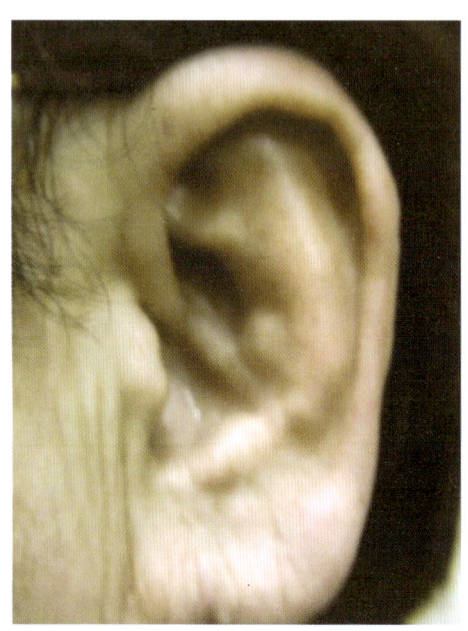

慢性耳轮软骨膜炎

漏 管

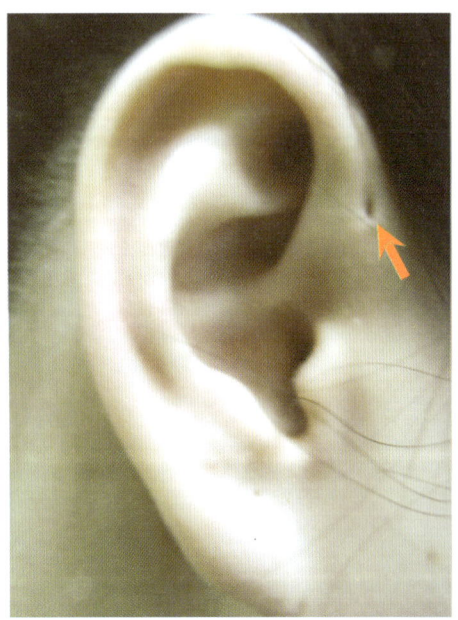

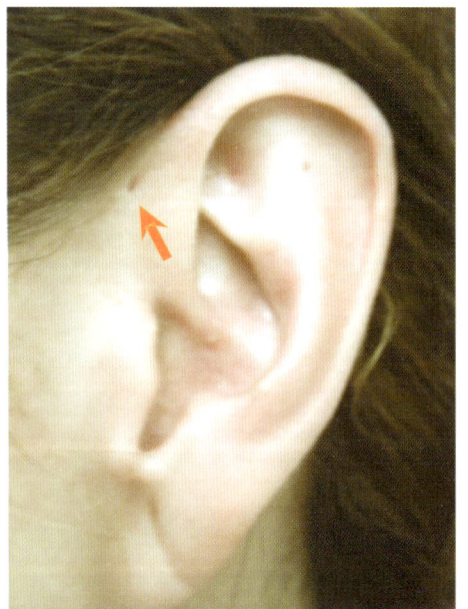

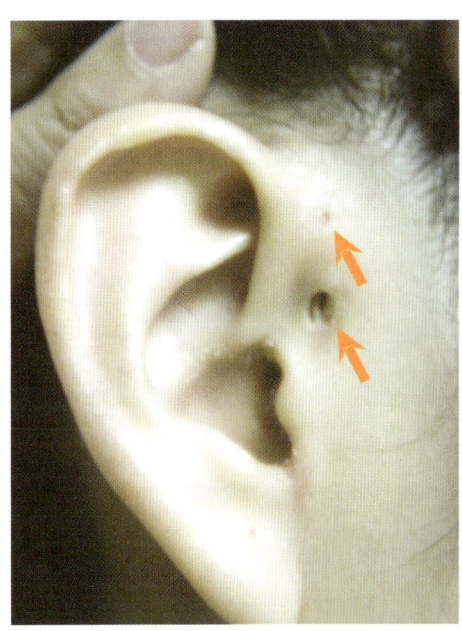
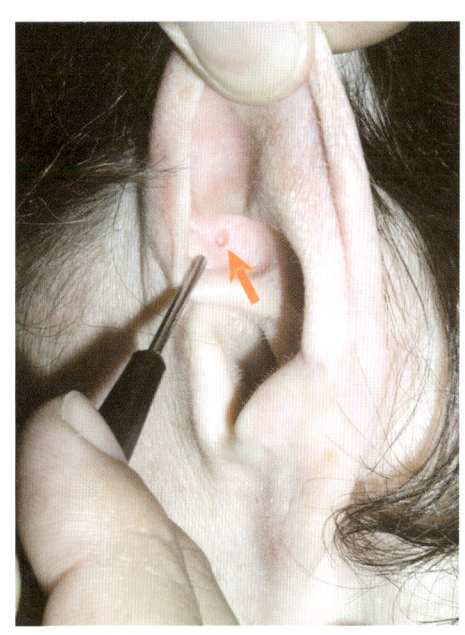

痣

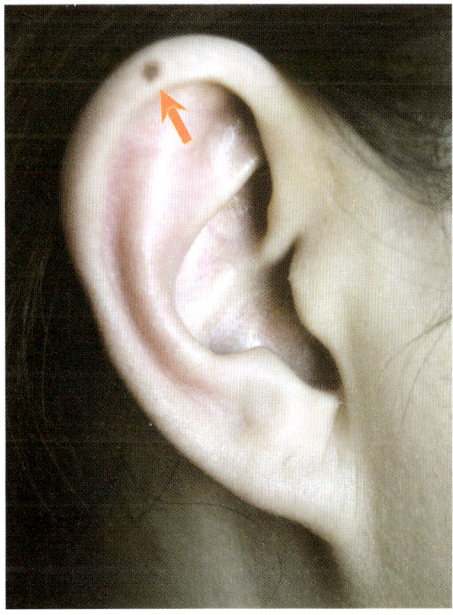
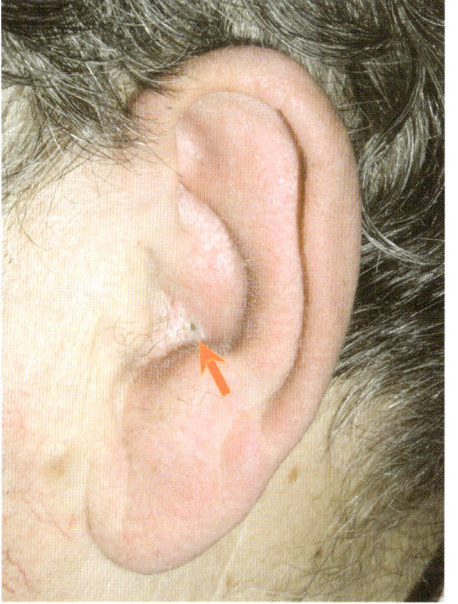

血管痣

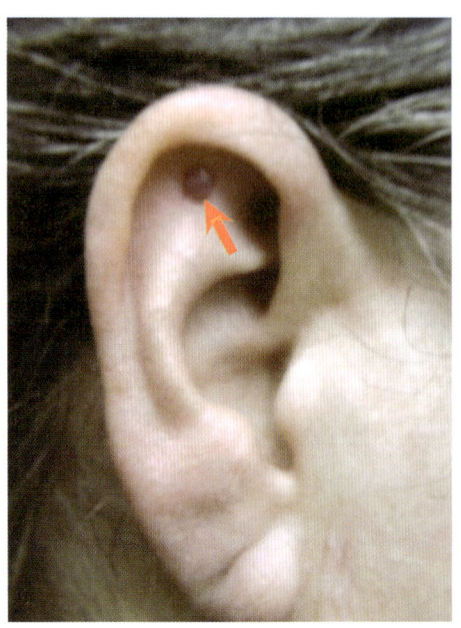
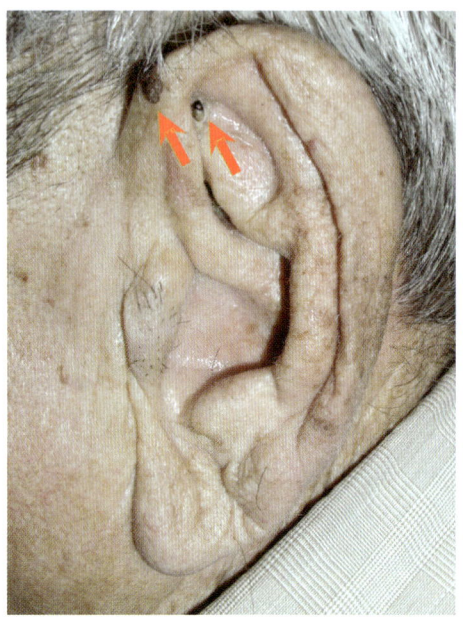

色素痣

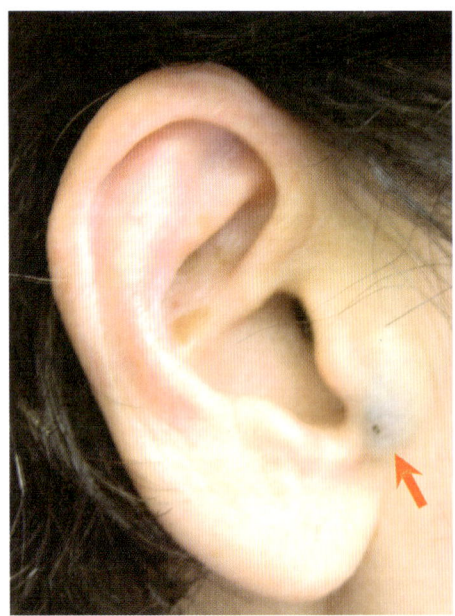
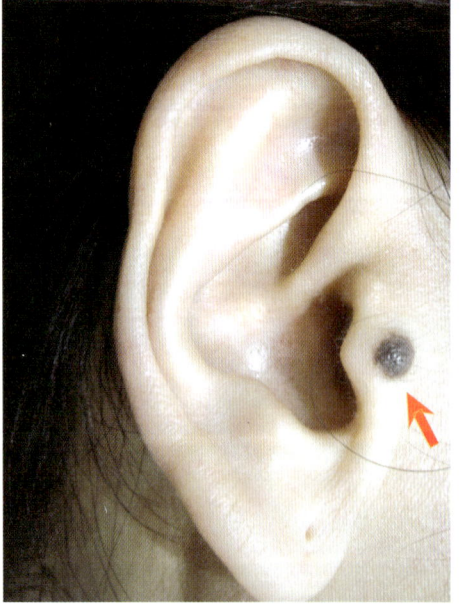

疣

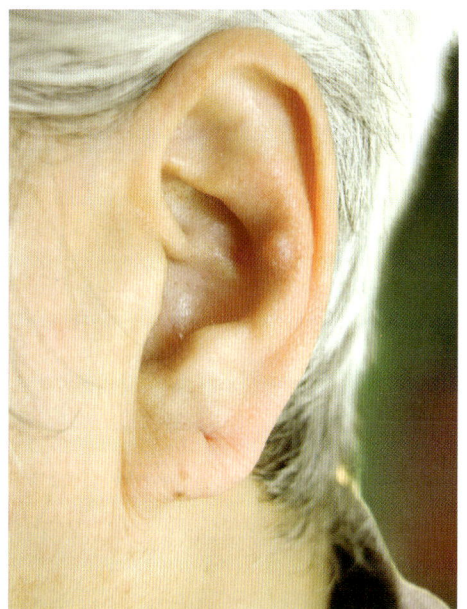
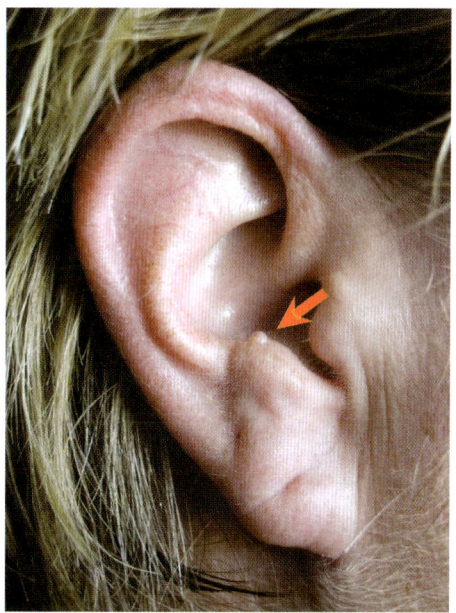

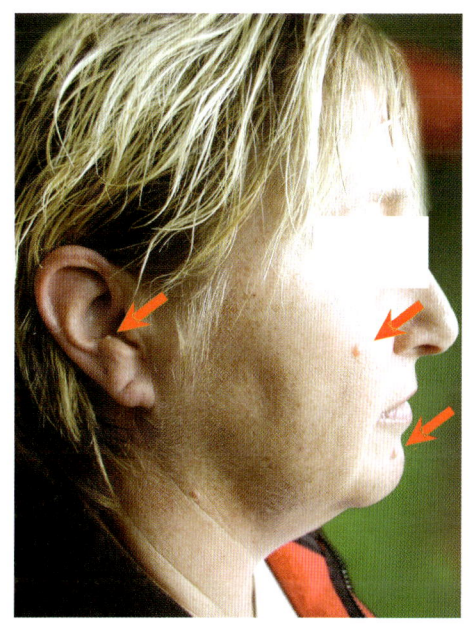

耳 柱

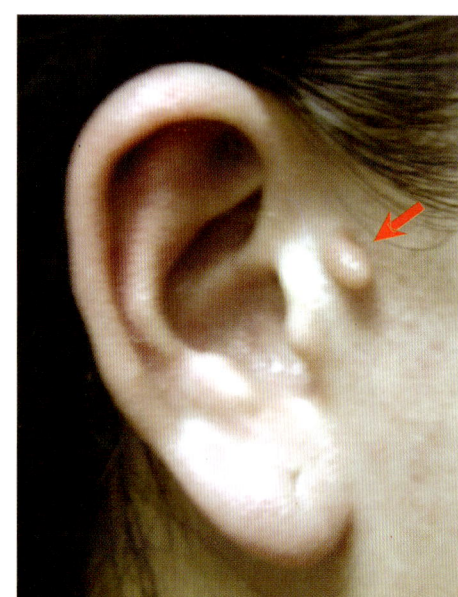
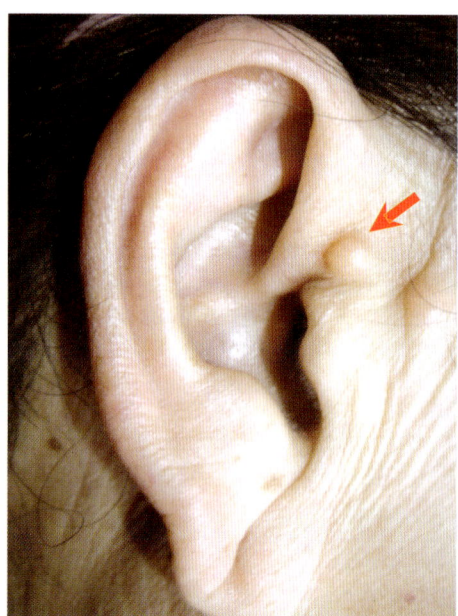

附录：
耳穴的分布规律

小小的耳廓布满了密密麻麻的耳穴点，乍看起来耳穴是杂乱无章的，很难学习和记忆，而实际上耳穴在耳廓上的分布是有规律的，它在耳前外侧面的排列像一个在子宫内倒置的胎儿，头部朝下，臀部及下肢朝上，胸部及躯干在中间。内脏器官在耳廓代表区的形态与器官自身的形态颇为相似，往往呈"投影"的对应关系。耳前控制人体的前面、五脏六腑、组织器官和五官七窍，耳背控制人体的背面、神经系统、肌肉骨骼等运动系统。左耳控制人体的左半身组织器官。右耳控制人体的右半身组织器官。

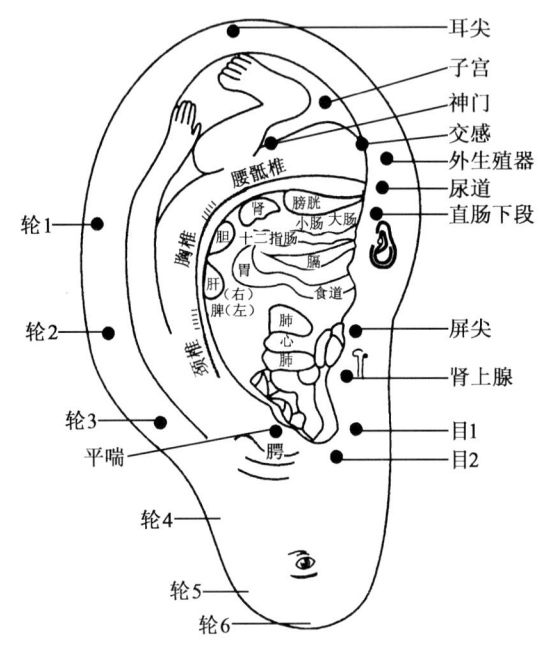

图1　耳穴形象示意图

耳穴分布与人体的对应规律：

1. 耳垂　相当于头、面部。
2. 对耳屏　相当于头、脑部和神经系统。
3. 轮屏切迹　相当于脑干。
4. 耳屏　相当于咽喉、内鼻和鼻咽部。
5. 屏上切迹　相当于外耳。
6. 对耳轮　相当于躯干、运动系统。
7. 对耳轮下脚　相当于臀部、坐骨神经。
8. 对耳轮上脚　相当于下肢。
9. 耳舟　相当于上肢。
10. 三角窝　相当于盆腔、内生殖器。

11. **耳轮脚** 相当于膈肌。
12. **耳轮脚周围** 相当于消化道。
13. **耳甲艇** 相当于腹腔。
14. **耳甲腔** 相当于胸腔。
15. **屏间切迹** 相当于内分泌系统。

耳穴分布与人体相对应的规律，掌握这种规律可便于定位取穴治疗，然而有的耳穴的分布又不完全在耳廓解剖相应部位上，如肾上腺穴、卵巢穴、睾丸穴。因此在临床取穴治疗中，仍需注意穴位特殊性的分布。

一、耳垂

相当于人体的头面部。为了准确性定位，将耳垂分成九区：即从屏间切迹软骨下缘至耳垂下缘划三条等距离水平线，再在第二条水平线上引两条垂直线，由内向外，由上而下把耳垂分成1、2、3、4、5、6、7、8、9个区：

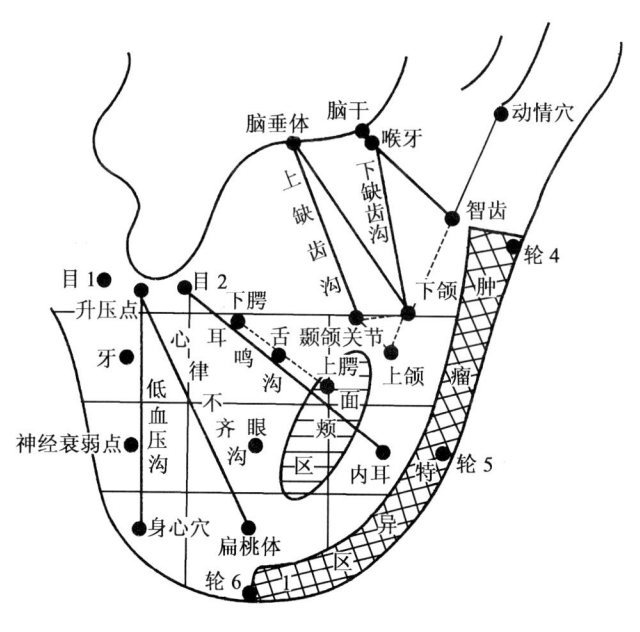

图2 耳垂穴位图

1. **牙** 在1区中点。
2. **下腭** 在2区上线，将其分成三等份，在中、内1/3交界处。
3. **上腭** 在2区外线，将其分成四等份，在下1/4与上3/4交界处。
4. **舌** 在上、下腭连线的中点。

5．下颌　在3区上线的中点。

6．上颌　在3区中点。

7．神经衰弱点　在4区中点。

8．眼　在5区中点。

9．内耳　在6区中点。

10．扁桃体　在8区中点。

11．面颊区　在3、5、6区交界周围。

12．冠心沟　亦称心律不齐沟，自屏间切迹下至扁桃体。

13．耳鸣沟　自屏间切迹外侧目2穴至内耳。

14．缺齿沟　自轮屏切迹至智齿或下颌为下缺齿沟，自脑垂体至下颌或上颌为上缺齿沟。

15．肿瘤特异区1　在耳轮尾至耳垂8区，呈弧形条状区域。

16．低血压沟　自屏间切迹下至耳垂7区为低血压沟。

17．身心穴　在7区中点。

18．智齿　在耳轮尾与下颌连线中点。

19．颞颌关节　在与上颌、下颌内侧构成的三角点。

二、对耳屏

相当于人体的头部。为定位确定方便起见，由对耳屏屏尖向内侧面与外侧面画一条线，将对耳屏内外两侧分成四等份。

1．腮腺　对耳屏尖端。

2．平喘　腮腺穴向外下0.2厘米处。

3．颞　对耳屏外侧下缘的中点。在枕、额之间，颞曾称太阳穴。

4．额　对耳屏外侧面前下方下缘中点。

5．枕　对耳屏外侧面外上方下缘中点。

6．脑垂体　对耳屏外上方上缘中点，即对耳屏屏尖与轮屏切迹之间。

7．顶　枕穴垂直向下0.15厘米处。

8．晕区　对耳屏外侧面外上方，在脑垂体与枕两穴之间连线取中点，此点与脑垂体、脑干之间即晕区。

9．神经衰弱区　颈椎与枕、顶两穴之间。

10．脑　对耳屏内侧面后上方。

11．睾丸　在对耳屏内侧面、腮腺穴向下0.2厘米处，称精穴。

12．丘脑　在对耳屏内侧面中线下端。

13．兴奋点　在睾丸与丘脑之间。

14．皮质下　在对耳屏内侧面前下方，将其分为三区。

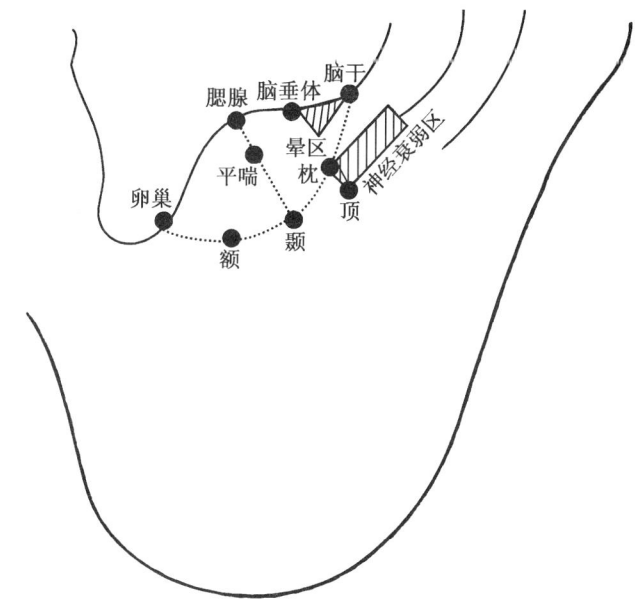

图 3 对耳屏外侧面穴位

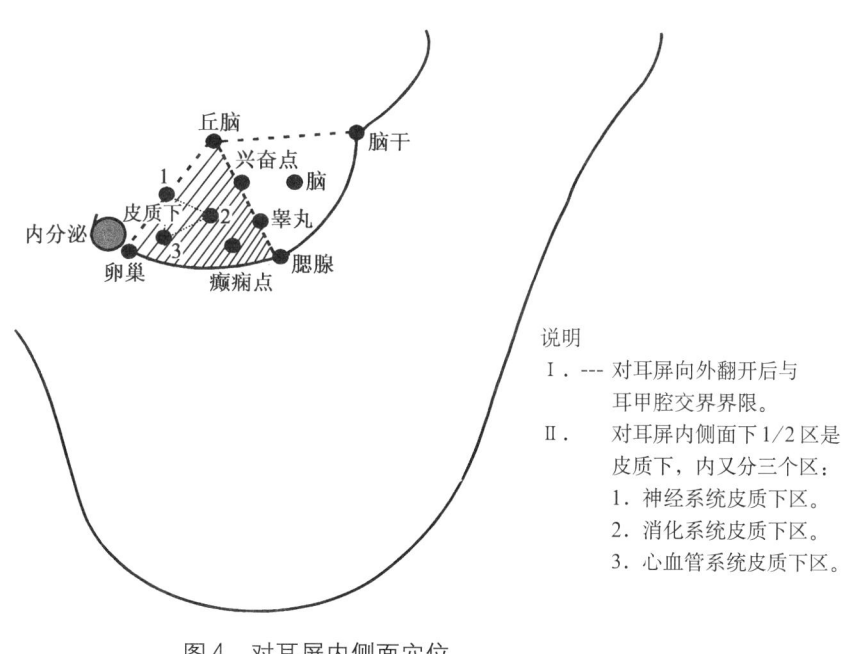

说明
Ⅰ. --- 对耳屏向外翻开后与耳甲腔交界界限。
Ⅱ. 对耳屏内侧面下 1/2 区是皮质下，内又分三个区：
1. 神经系统皮质下区。
2. 消化系统皮质下区。
3. 心血管系统皮质下区。

图 4 对耳屏内侧面穴位

神经系统皮质下区：在对耳屏内侧前下方下缘中点。

消化系统皮质下区：在对耳屏内侧面前下方中点。

心血管系统皮质下区：在对耳屏内侧前下方，与神经系统皮质下，消化系统皮质下呈等边三角形。

15．癫痫点　在对耳屏内侧面下1/2处。消化系统皮质下与对耳屏内侧中线相平行的睾丸穴的内侧缘。

三、轮屏切迹

相当于人体脑干。

1．脑干　在轮屏切迹处。

2．喉牙穴　在轮屏切迹外下缘脑干穴下方0.2厘米。

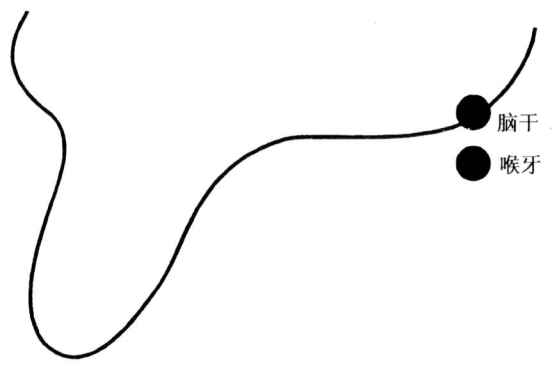

图5　轮屏切迹穴位定位图

四、耳屏

相当于人体的咽喉、内鼻鼻咽、肾上腺。将耳屏内外侧均分成上、下两等份。

1．屏尖　耳屏外侧面上1/2隆起平面的中点。

2．肾上腺　耳屏外侧面下1/2隆起平面的中点。

3．外鼻　耳屏外侧面与屏尖、肾上腺呈等边三角形。

4．饥点　外鼻与肾上腺连线中点。

5．渴点　外鼻与屏尖连线中点。

6．降率穴　渴点与外耳连线中点。

7．声门　在耳屏内侧面最上方。

8．咽　耳屏内侧面上1/2的中点。

9．喉　在声门与咽穴之间。

10．内鼻　耳屏内侧面下1/2的中点。

11．鼻咽　在外耳道口与内鼻连线中点。

12．耳颞神经点　耳屏内侧面，在咽喉与内鼻向内，与之形成等边三角形。

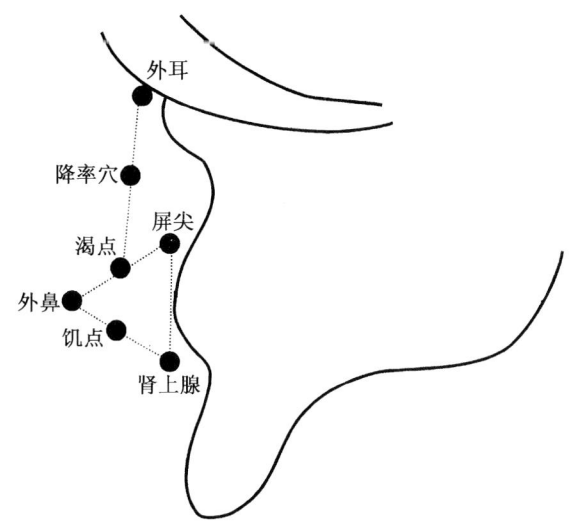

图 6　耳屏外侧面穴位定位图

五、屏上切迹

相当于外耳。

外耳　屏上切迹近耳轮缘凹陷处。

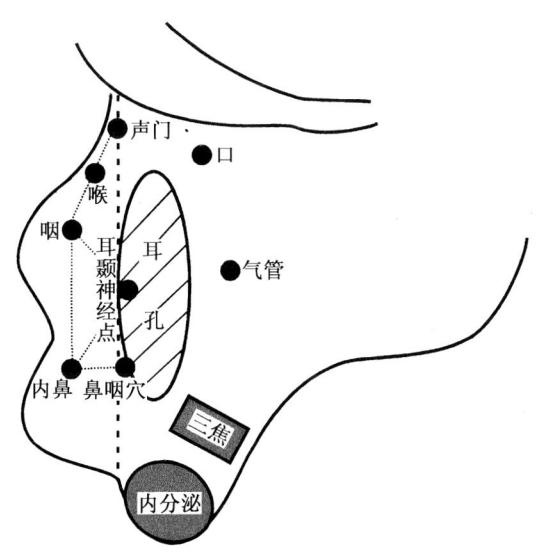

图 7　耳屏内侧面穴位定位图

六、对耳轮

相当于人体的躯干。对耳轮中线相当于脊柱,从对耳轮中线起始处至对耳轮上、下脚分叉处,共分五等份,分别为颈椎、胸椎、腰椎、骶椎和尾椎。

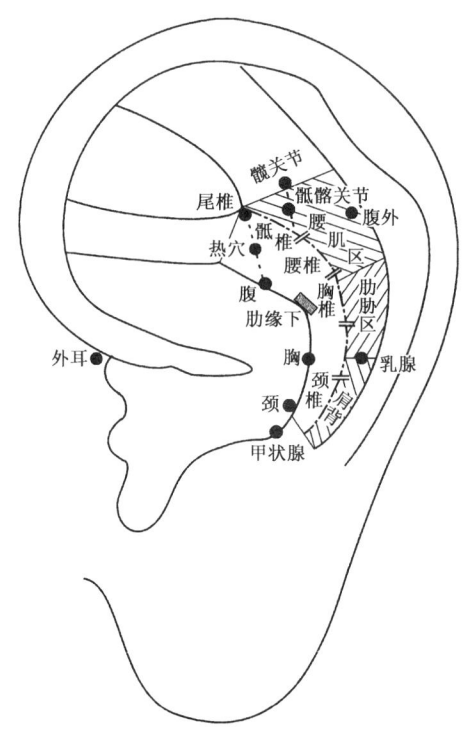

图 8 对耳轮穴位定位图

1. 颈椎　对耳轮下 1/5 处。

2. 胸椎　对耳轮下 2/5 及 3/5 处。

3. 腰椎　对耳轮上 2/5 处。

4. 骶椎　对耳轮上 1/5 处。

5. 尾椎　对耳轮上下脚分叉处,三角窝顶角的外缘。

6. 颈　颈椎穴内侧中点近耳腔缘。

7. 胸　胸椎穴内侧中点近耳腔缘,此穴与屏上切迹相平行。

8. 腹　腰、骶椎内侧中点近耳腔缘。

9. 肩背　颈椎穴外侧缘近耳舟处。

10. 肋胁　胸椎穴外侧缘近耳舟处。

11. 腰肌　腰骶椎穴外侧缘近耳舟处。

12. 骶髂关节　骶椎与髋关节连线的中点。
13. 热穴　尾椎与腹连线的中点。
14. 乳腺　胸椎与肋胁连线中点。
15. 肋缘下　在对耳轮内侧缘，胸、腹两穴中点，即肝穴外侧的耳腔缘。
16. 腹外　在腰肌穴区外侧缘中点。
17. 甲状腺　在颈与脑干穴之间。

七、对耳轮下脚

相当于人体的臀部。将对耳轮下脚分成三等份。
1. 臀　对耳轮下脚外1/3处。
2. 坐骨神经　对耳轮下脚中1/3处。
3. 交感　对耳轮下脚内1/3的内上方处。

八、对耳轮上脚

相当于人体下肢。
1. 趾　对耳轮上脚的外上角。
2. 跟　对耳轮上脚的内上角。
3. 距小腿关节　跟、膝关节两穴连线之中点。
4. 髋关节　对耳轮上脚起始部中点。

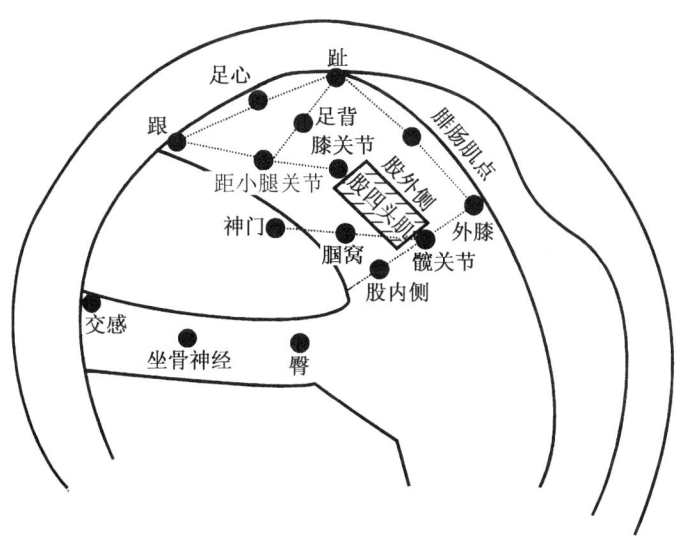

图9　对耳轮上脚、对耳轮下脚穴位定位图

5. 膝关节　对耳轮上脚的中点。

6. 外膝　对耳轮上脚起始部外缘。

7. 腘窝　髋关节、神门两穴连线之中点。

8. 腓肠肌点　趾、膝两穴连线之中点。

9. 足心　在趾、跟穴连线中点。

10. 股四头肌　在膝关节与髋关节之间。

11. 足背　在趾和踝连线的中点。

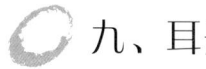 九、耳舟

相当于人体上肢。

1. 指　耳舟上方的顶端。

2. 锁骨　与轮屏切迹同水平的耳舟部，与心穴相平行。

3. 腕　将指与锁骨之间的耳舟部分为五等份，自上而下第一等份上方为指，第二等份上方中点为腕。

4. 肘　第三等份上方中点。

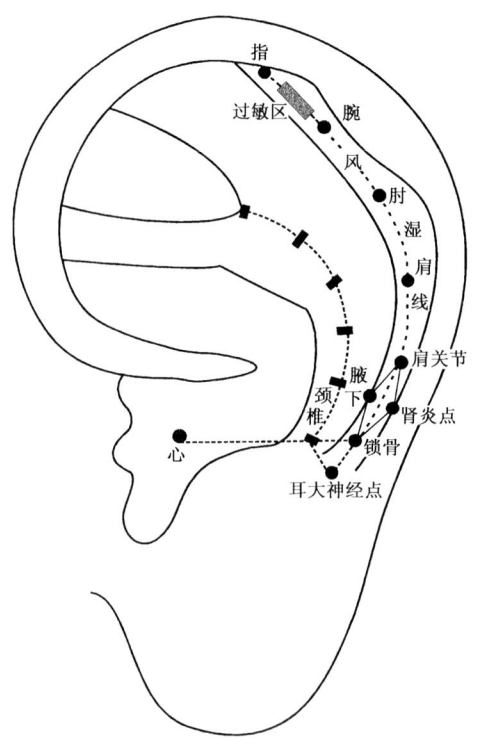

图10　耳舟穴位定位图

5. 肩　第四等份上方中点。

6. 肩关节　肩与锁骨两穴之间。

7. 过敏区　指、腕两穴区间。

8. 风湿线　指、锁骨两穴的连线。

9. 肾炎点　肩关节、锁骨两穴外缘中点。

10. 腋下　肩关节、锁骨两穴内缘中点。

11. 耳大神经点　在与颈椎、锁骨形成的等边三角形的下方。

十、三角窝

相当于人体的内生殖器官。

1. 降压点　三角窝内的外上角。

2. 盆腔　对耳轮上、下脚分叉处的内缘。

3. 神门　降压点与盆腔穴连线的中、下1/3交界处，称神穴。

4. 肝炎点　降压点与盆腔穴连线的中、上1/3交界处。

5. 子宫（男性：内生殖器）　三角窝凹陷处前缘。

6. 附件　子宫与盆腔连线的中、后1/3交界处。

7. 宫颈　子宫与盆腔穴连线的中、前1/3交界处。

8. 腹股沟　与臀、坐骨神经呈等边三角形的对耳轮下脚的上缘处。

9. 便秘点　与坐骨神经、交感呈等边三角形的对耳轮下脚的上缘处。

10. 输卵管　在子宫、宫颈、降压点、耳肝点四穴之间。

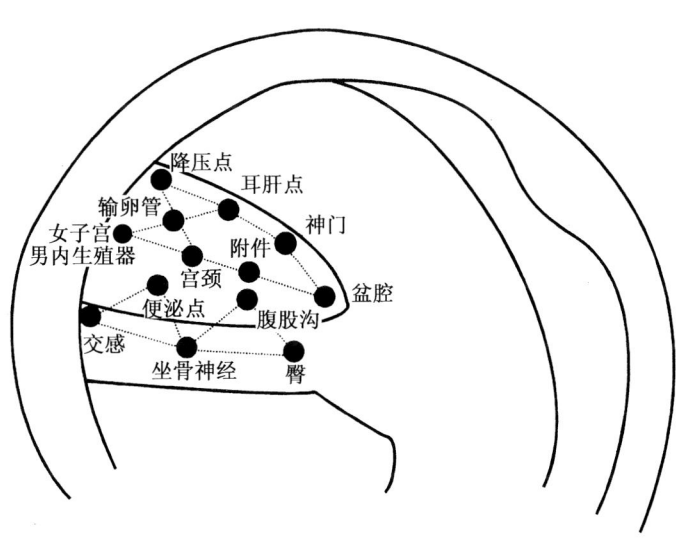

图11　三角窝穴位定位图

十一、耳轮脚

相当于人体膈肌。

1. 耳中　耳轮脚中点的下缘处，称支点。亦称为零点。此穴由于有迷走神经分支发出，分布于耳甲腔、耳甲艇。故此点又称迷走神经刺激点。

2. 膈　与外耳道孔垂直向上方的耳轮脚起始部中点。

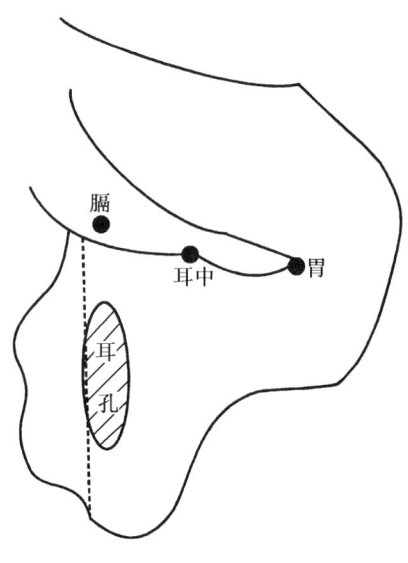

图 12　耳轮脚穴位图

十二、耳轮脚周围

相当于人体消化道。

1. 口　外耳道口上方外侧缘与耳轮脚起始处连线中点。
2. 食道　耳轮脚下方中 1/3 处。
3. 贲门　耳轮脚下方外 1/3 处。
4. 胃　耳轮脚消失处周围。
5. 十二指肠　耳轮脚上方的外 1/3 处。
6. 小肠　耳轮脚上方的中 1/3 处。
7. 大肠　耳轮脚上方的内 1/3 处。
8. 阑尾　右耳大肠、小肠两穴之间。
9. 乙状结肠　左耳大肠、小肠两穴之间。

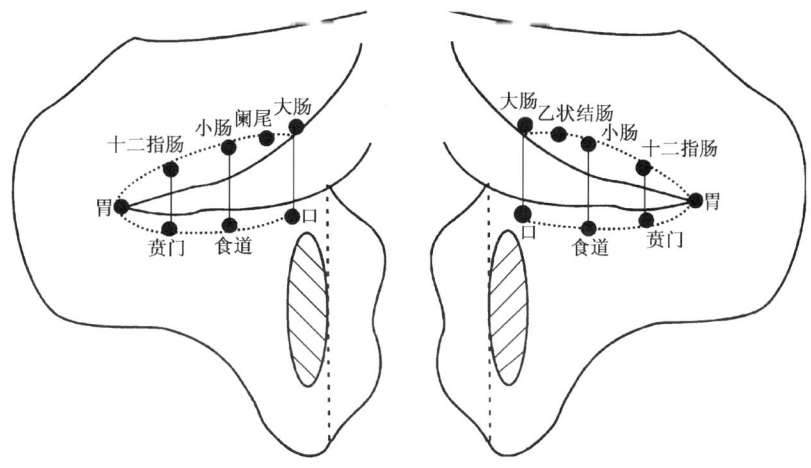

图13　右耳轮脚周围穴位定位图　　图14　左耳轮脚周围穴位定位图

十三、耳甲艇

相当于人体腹腔。

1. 肾　对耳轮上、下分叉处直下方的耳甲艇处。
2. 前列腺、内尿道（女）　耳甲艇前上角。

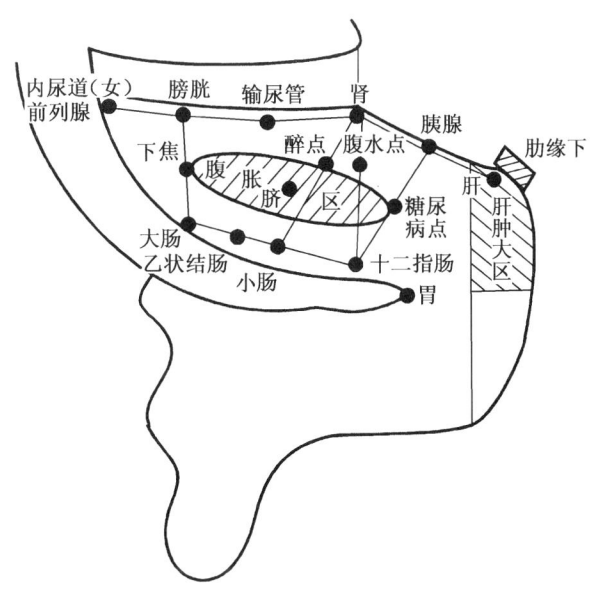

图15　左耳甲艇穴位定位图

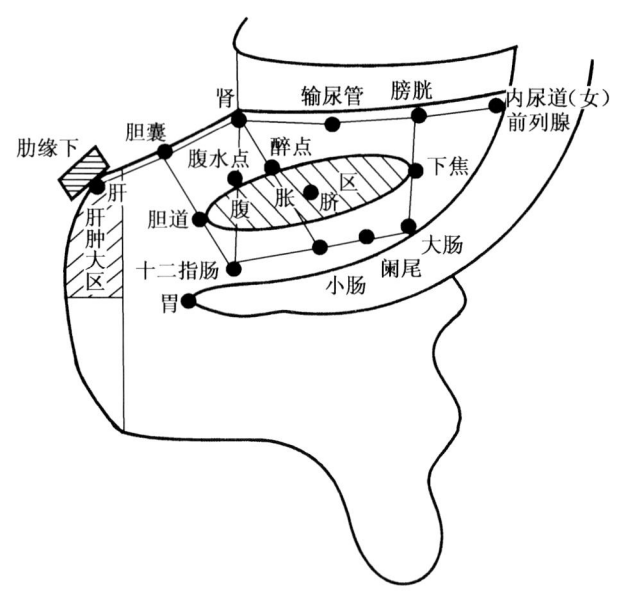

图 16　右耳甲艇穴位定位图

3．输尿管　肾、前列腺连线的中后 1/3 交界处。

4．膀胱　肾、前列腺连线的中前 1/3 交界处。

5．肝　耳甲艇的后下方。

6．胆囊　在右耳肝、肾两穴之间。

7．胰　在左耳肝、肾两穴之间。

8．脐周　耳甲艇中央。

9．胆道　胆与十二指肠穴之间。

10．糖尿病点　胰与十二指肠穴之间。

11．腹水点　在肾与十二指肠两穴连线的中上 1/3 交界处。

12．肝肿大区　在肋缘下内侧、胃区外侧和脾肿大区处之间。

13．腹胀区　在肾、输尿管、膀胱、十二指肠、小肠、阑尾、大肠穴区处。

14．醉点　在肾与小肠连线中上 1/3 交界处。

15．下焦　在膀胱与大肠两穴之间。

十四、耳甲腔

相当于人体的胸腔。

1．心　耳甲腔中心凹陷处。

2．肺　心区的下方。下方为同侧肺，临床上多用下肺。

3．气管　外耳道口与心穴之间。

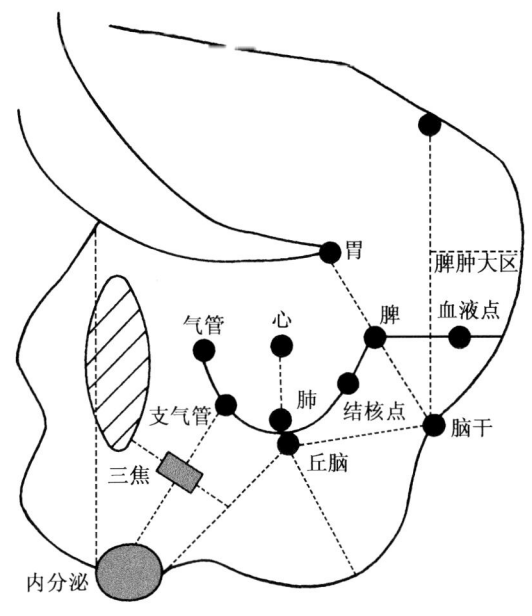

图17 耳甲腔穴位定位图

4. 支气管 气管与下肺连线的中点。

5. 脾 耳甲腔外上方，在耳轮脚消失处与轮屏切迹连线的中点。

6. 三焦 外耳道孔后下方与对耳屏内侧下1/2连线中点。此点由于有舌咽神经、面神经、迷走神经混合支发出，分布于耳甲腔等部位，此点又称舌咽神经、面神经、迷走神经混合支刺激点，又称气穴。

7. 结核点 心与下肺外侧三穴形成等边三角形。

8. 脾肿大区 在耳轮脚消失处与对耳轮内侧缘划一并行线，取之中点，由此点向脾穴划一垂直线，脾肿大区在并行线、垂直线与对耳轮内侧缘所构成的区域内。

9. 血液点 在脾与颈穴连线之并行线中点。

十五、屏间切迹

相当于人体的内分泌。

1. 内分泌 耳甲腔底部，屏间切迹内0.5厘米处。

2. 目1 屏间切迹前下方，称青光穴。

3. 目2 屏间切迹后下方，称屈光不正、散光穴。

4. 升压点 屏间切迹下方中点。

5. 卵巢 屏间切迹外缘与对耳屏内侧缘之间；在男性称精穴。

6. 促性腺激素点 在卵巢与目2连线之中点。

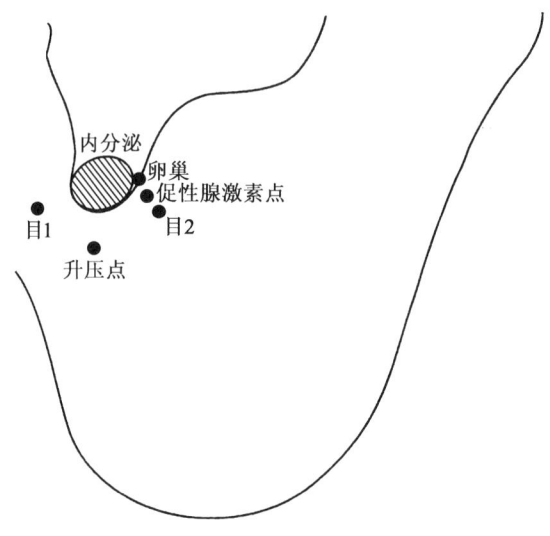

图 18　屏间切迹穴位定位图

十六、耳轮

1．耳尖　耳轮顶端。将耳廓从中耳背向前反折，耳轮最高部位，再把耳轮分成前、中、后三等份，耳尖在中、后 1/3 交界处。

2．肛门　在对耳轮上脚前缘相对的耳轮上。

3．外生殖器　与对耳轮下脚上缘同水平的耳轮处。

4．尿道　与对耳轮下脚下缘同水平的耳轮处。

5．直肠　对耳轮起始部，接近屏上切迹处，与大肠穴同水平。

6．肝阳　耳轮结节处。

7．轮 1～轮 6　自耳轮结节下缘至耳垂下缘中点划为五等份，由上而下依次为轮 1、轮 2、轮 3、轮 4、轮 5、轮 6。

8．枕小神经点　耳轮结节起始部内侧缘。

9．肿瘤特异区 1　在耳垂外侧缘，轮 4 到轮 6。

10．肿瘤特异区 2　在耳轮的外上方，耳轮结节的上、下缘。

11．外交感　与交感、外生殖器同水平的耳轮与头面部相交处。

12．动情穴　在耳轮尾消失处。

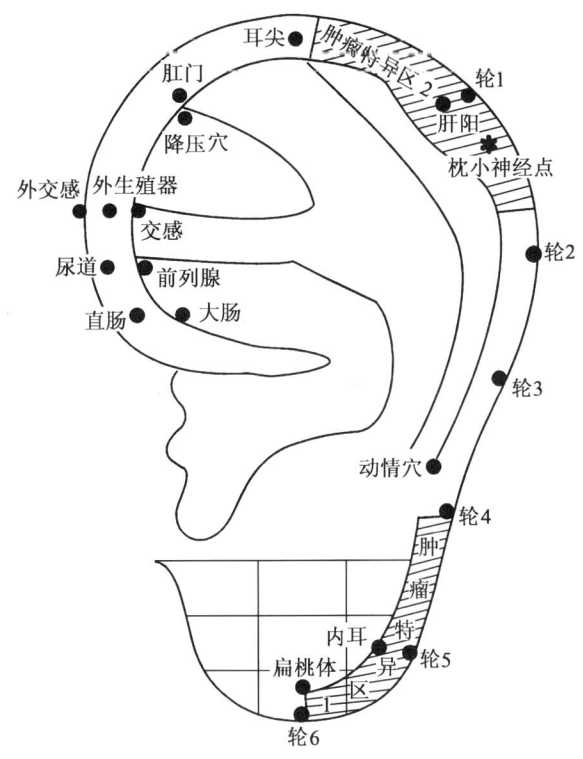

图 19　耳轮穴位定位图

十七、耳背穴

1. 下肢后沟　在对耳轮上脚凹陷处。
2. 坐骨神经后沟　在耳背对耳轮下脚凹陷处。
3. 脊柱沟　在对耳轮的耳背处。
4. 胃肠沟　在耳轮脚的耳背处。
5. 脑后沟　在对耳屏的耳背处。
6. 耳背尾椎　在与尾椎相对的耳背部。
7. 耳背骶椎　在与骶椎相应的耳背部。
8. 耳背腰椎　在与腰椎相应的耳背部。
9. 耳背胸椎　在与胸椎相应的耳背部。
10. 耳背颈椎　在与颈椎相应的耳背部。
11. 颈椎$_{3、4}$　在与颈椎下 1/3 相对应的耳背部。
12. 颈椎$_{6、7}$　在与颈椎上 1/3 相对应的耳背部。
13. 耳背耳大神经点　在与耳大神经点相对应的耳背部。

14. 颈后三角区　是由颈椎$_{3、4}$、颈椎$_{6、7}$与耳大神经三个穴位构成的等边三角形。
15. 耳背腘窝　在与腘窝相对的耳背处。
16. 耳背坐骨神经　在与坐骨神经相对的耳背处。
17. 坐骨神经三角区　是由耳背坐骨神经、耳背腘窝及腰骶椎构成的三角区。
18. 胆囊区　在与胆相对的耳背部。
19. 十二指肠球结节区　在与十二指肠相对应的耳背部。
20. 多梦区　在与神经衰弱区、枕、顶穴三穴相对应的耳背部。
21. 聪明点　在与额相对应的耳背部。
22. 睡眠深沉穴　在与神经衰弱点相对应的耳背部。
23. 快活点　在与身心穴相对应的耳背部。
24. 网球肘　在与肘相对应的耳背部。
25. 肩三点1　在与锁骨相对应的耳背部。
26. 肩三点2　在与肩关节相对应的耳背部。
27. 肩三点3　在与肩相对应的耳背部。
28. 上耳根　在耳廓最上缘与头皮相交处。
29. 中耳根　耳背与乳突交界的根部，耳轮脚对应处，又称耳迷根。
30. 下耳根　在耳背耳垂与面颊交界处。
31. 耳背肿瘤特异区1　在与肿瘤特异区1相对应的耳垂背部。

向您推荐我社部分优秀畅销书

针灸、推拿类

耳穴诊断学	118.00
耳穴诊断治疗学	28.00
耳穴治疗学	45.00
实用耳穴区位挂图	8.00
美容疗法保健	13.00
头面部按摩保健	15.00
拔罐疗法保健	14.00
腰背部按摩保健	12.00
胸腹部按摩保健	12.00
手足部按摩保健	12.00

注:邮费按书款总价另加 20%

图书在版编目（CIP）数据

耳穴诊断彩色图鉴 / 黄丽春编著. —北京：科学技术文献出版社，2008.1
（2025.11重印）
ISBN 978-7-5023-5879-2

Ⅰ.耳… Ⅱ.黄… Ⅲ.耳—穴位—望诊（中医）—图谱 Ⅳ.R241.2-64

中国版本图书馆CIP数据核字（2007）第181040号

耳穴诊断彩色图鉴

策划编辑：李 静 付秋玲　　责任编辑：付秋玲　　责任校对：赵文珍　　责任出版：张志平

出　版　者	科学技术文献出版社
地　　　址	北京市复兴路15号　　邮编 100038
编　务　部	（010）58882938，58882087（传真）
发　行　部	（010）58882868，58882870（传真）
邮　购　部	（010）58882873
官方网址	www.stdp.com.cn
发　行　者	科学技术文献出版社发行　全国各地新华书店经销
印　刷　者	北京时尚印佳彩色印刷有限公司
版　　　次	2008年1月第1版　2025年11月第17次印刷
开　　　本	787×1092　1/16
字　　　数	314千
印　　　张	15.75
书　　　号	ISBN 978-7-5023-5879-2
定　　　价	95.00元

版权所有　违法必究

购买本社图书，凡字迹不清、缺页、倒页、脱页者，本社发行部负责调换